Begemann/Begemann-Deppe Leben mit Leukämie

Dr. med. Michael Begemann
Dr. med. Dr. phil. Monika Begemann-Deppe

Leben mit Leukämie

Ratgeber für Patienten und Angehörige

TRIAS THIEME HIPPOKRATES ENKE

Anschrift der Autoren:

Dr. med. Michael Begemann
Dr. med. Dr. phil. Monika Begemann-Deppe
Isestraße 125
20149 Hamburg

Umschlaggestaltung und Konzeption der Typographie:
B. und H. P. Willberg, Eppstein/Ts.

Umschlag- und Textzeichnungen:
Friedrich Hartmann, Nagold

Die Deutsche Bibliothek – CIP-Einheitsaufnahme

Begemann, Michael:
Leben mit Leukämie : Ratgeber für Patienten und Angehörige / Michael Begemann ; Monika Begemann-Deppe. – Stuttgart : TRIAS – Thieme Hippokrates Enke, 1994
NE: Begemann-Deppe, Monika:

Wichtiger Hinweis:

Wie jede Wissenschaft ist die Medizin ständigen Entwicklungen unterworfen. Forschung und klinische Erfahrung erweitern unsere Erkenntnisse, insbesondere was Behandlung und medikamentöse Therapie anbelangt. Soweit in diesem Werk eine Dosierung oder eine Applikation erwähnt wird, darf der Leser zwar darauf vertrauen, daß Autoren, Herausgeber und Verlag große Sorgfalt darauf verwandt haben, daß diese Angabe dem Wissensstand bei Fertigstellung des Werkes entspricht.

Für Angaben über Dosierungsanweisungen und Applikationsformen kann vom Verlag jedoch keine Gewähr übernommen werden. Jeder Benutzer ist angehalten, durch sorgfältige Prüfung der Beipackzettel der verwendeten Präparate und gegebenenfalls nach Konsultation eines Spezialisten festzustellen, ob die dort gegebene Empfehlung für Dosierungen oder die Beachtung von Kontraindikationen gegenüber der Angabe in diesem Buch abweicht. Eine solche Prüfung ist besonders wichtig bei selten verwendeten Präparaten oder solchen, die neu auf den Markt gebracht worden sind. Jede Dosierung oder Applikation erfolgt auf eigene Gefahr des Benutzers. Autoren und Verlag appellieren an jeden Benutzer, ihm etwa auffallende Ungenauigkeiten dem Verlag mitzuteilen.

Satz und Druck:
Druckhaus Götz GmbH,
71636 Ludwigsburg
(CCS Textline – Linotron 630)

ISBN 3-89373-269-1 1 2 3 4 5 6

Zu diesem Buch

»Leukämie« gilt im allgemeinen Sprachgebrauch als bösartige Krankheit schlechthin und wird daher oft auch als »Blutkrebs« bezeichnet. Die Diagnose »Leukämie« wird häufig als ein Todesurteil, das alsbald oder in absehbarer Zeit vollstreckt wird, erlebt. Diese Einschätzung trifft jedoch nicht die Realität und beruht zumeist auf mangelnder Informiertheit. Mit dem Ziel im Auge, diese Vorurteile und die mit ihnen verbundenen irrationalen Ängste (im Gegensatz zu berechtigten rationalen Ängsten) beseitigen zu helfen, ist das vorliegende Buch unter das Motto »Leukämie ist nicht gleich Leukämie« gestellt.

Dieses Motto kann in zweierlei Hinsicht verstanden und interpretiert werden: Zum einen soll es sagen, daß die verschiedenen Leukämien sehr unterschiedliche Erkrankungen sind, eine chronische Leukämie also keine akute und eine myeloische Leukämie keine lymphatische ist. In diesem Sinne müßte das Motto gewissermaßen mathematisch »Leukämie ≠ Leukämie« geschrieben werden. Zum anderen weist es darauf hin, daß die Diagnose »Leukämie« nicht gleich als Todesurteil »Leukämie« mißverstanden werden darf, da sich hinter der Diagnose »Leukämie« eine Vielzahl sehr verschiedener Erkrankungen mit sehr unterschiedlichen Verläufen und Prognosen verbirgt. Sicherlich gibt es Leukämie-Kranke, die die Diagnosestellung nicht lange überleben. Jedoch lebt die Mehrzahl der Patienten über eine lange Zeit, mitunter viele Jahre, mit der Diagnose »Leukämie«. Daher lautet der Titel des vorliegenden Buches auch: **Leben mit Leukämie.**

Dieses Buch entstand aus dem nahezu täglichen Umgang mit Leukämie-Kranken. In ihm werden die gängigen Fragen und Ängste direkt und indirekt Betroffener zum Thema gemacht. Diese Fragen zu beantworten und damit Ängste abzubauen, ist seine Absicht. Es soll ein möglichst fundiertes Grundwissen für das Gespräch mit den behandelnden Ärzten vermitteln. Die Anfangskapitel enthalten Informationen über die Zusammensetzung und die Funktion des Blutes sowie allgemeinen Darstellungen über diagnostische und therapeutische Möglichkeiten. Ausführliche Darstellungen über einige allgemeine Themen, die für den Laien zum Verständnis des Textes notwendig sind, etwa über Aufbau und Funktion der Zelle oder des Immunsystems, und Erklärungen häufig gebrauchter Fremdwörter finden sich in einer Art Nachschlagewerk am Ende des Buches. Darauf aufbauend werden die Leukämien im einzelnen besprochen. Dieses Kapitel ist teilweise recht ausführlich und geht darüber hinaus, was einen Nichtbetroffenen interessieren könnte; andererseits soll es aber gerade die Betroffenen über ihre Leukämie so umfassend informieren, daß sie mit ihrer Krankheit vertraut werden und mit ihrem Wissen rational umgehen können. Mit anderen

Worten: Sie müssen nicht alle diese Ausführungen lesen, sondern Sie sollten sich die Teile auswählen, die mit Ihnen zu tun haben. Daran anschließend finden Sie ein Kapitel über die psychischen Reaktionsweisen und psychosozialen Probleme, die mit der Diagnosestellung verbunden sind sowie allgemeine Vorschläge für den Umgang mit Ängsten, Depressionen und, wie Sie sich selbst bei der Verarbeitung der Diagnose und der Krankheit helfen können. Letztlich ist dieses das zentrale Kapitel des Buches, denn auch alle vorhergehenden, die über die medizinischen Fakten der Krankheiten informierten, dienen – wenn auch auf anderem Wege – der Vorbeugung und Bewältigung von Ängsten. Quelle von Ängsten ist oft ein Defizit an Information und Ängste lassen sich leichter bewältigen, wenn man sich die Realitäten bewußt macht – das gilt auch für so ernste Erkrankungen wie die Leukämien. Schließlich wird in einem fünften Kapitel auf das soziale Umfeld des Patienten eingegangen, auf Familie, Freunde und Arbeitsleben. Dort finden Sie auch Vorschläge zur Lebensführung »im Schatten der Krankheit«. Nach dem schon erwähnten »Nachschlagewerk« finden Sie schließlich nützliche Adressen, über die Sie sich weitere Informationen, beispielsweise über Selbsthilfegruppen, besorgen können.

Dieses Buch hätte für die Autoren seinen Sinn und Zweck erfüllt, wenn es Ihnen dabei helfen könnte, durch mehr Wissen über Ihre Krankheit (oder die Ihres Angehörigen) irrationale Ängste zu überwinden, zusammen mit Ihren behandelnden Ärzten und dem weiteren medizinischen und pflegerischen Team die Entwicklung Ihrer Leukämie mit zu beeinflussen und **mit** Ihrer Leukämie zu leben.

Leukämie ist nicht gleich Leukämie

Die medizinischen Grundlagen

Nach der Art der bei einer Leukämie im Blut vorherrschenden weißen Blutkörperchen unterscheidet man lymphatische von myeloischen und chronische von akuten Leukämien. Das erkrankte Organ bei den lymphatischen Leukämien ist das lymphatische System, bei den myeloischen Leukämien das Knochenmark. Den chronischen Leukämien liegt eine *Proliferationsstörung* – die Zellen vermehren sich ungehemmt und ohne »Sinn« –, den akuten Leukämien eine Ausreifungsstörung zugrunde. Doch, um das zu verstehen muß man mehr über die Zusammensetzung und die Funktion des Blutes und seiner Bestandteile wissen.

Das Blut und seine Bestandteile

Das Blut ist ein flüssiges Organ. Beim erwachsenen Menschen beträgt seine Gesamtmenge etwa 6 bis 8% des Körpergewichts, das sind bei 70 kg 4,8 bis 5,6 l. Es besteht etwa zur Hälfte (bei Frauen 40–48%, bei Männern 47 –53%) aus Zellen, den **Blutkörperchen.** Der Rest ist die Blutflüssigkeit, das **Blutplasma** (Abb. 1).

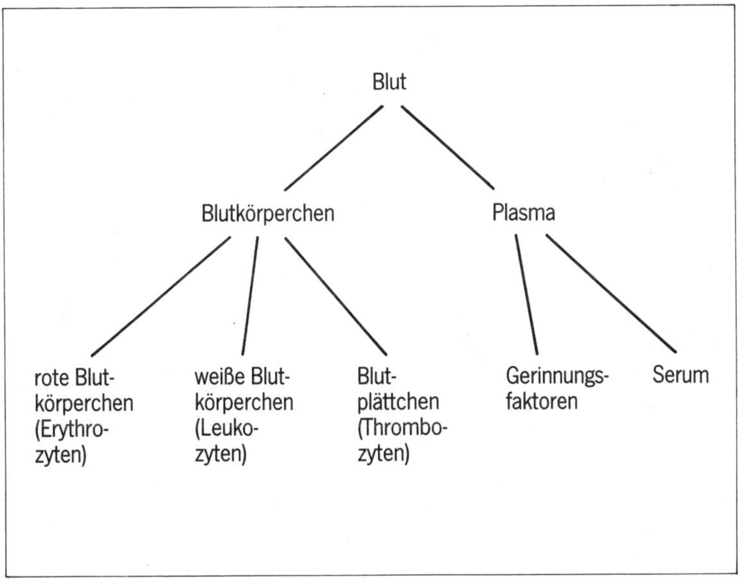

Abb. 1

Die Blutflüssigkeit – das Blutplasma

Das **Blutplasma** – oder kurz **Plasma** – besteht zu über 90% aus Wasser und aus Eiweißen, dem **Serumalbumin** (kurz: **Albumin**) und den **Serumglobulinen** (kurz: **Globulinen**). Läßt man das Blut nach der Blutentnahme im Röhrchen gerinnen, wie es für die meisten Blutuntersuchungen geschieht, bezeichnet man die Blutflüssigkeit als **Blutserum** oder kurz als **Serum.** Das Serum ist also das Plasma ohne die zur Blutgerinnung benötigten Bestandteile, die **Gerinnungsfaktoren.**

Der Eiweißgehalt des Plasmas bzw. des Serums (7 bis 9%), besonders der Albumingehalt, ist neben den Salzen (s. u.) wichtig bei der Aufrechterhaltung des *osmotischen Drucks,* den diese Eiweiße ausüben und durch den Wasser in der Blutbahn gehalten wird. Sinkt der osmotische Druck durch Eiweißverlust (z. B. bei Leber- oder Nierenerkrankungen oder bei Unterernährung) ab, tritt eiweißfreie Flüssigkeit aus den Blutgefäßen in die Gewebe, wo es zu Wasseransammlungen (Ödemen) kommt. Eine weitere wichtige Aufgabe der Bluteiweiße liegt darin, daß sie Träger der Abwehreigenschaft des Blutes sind: Die Abwehrstoffe – **Antikörper** –, die das Immunsystem (s. S. 171 ff) gegen **Antigene** – »Eindringlinge« in den Körper, zum Beispiel Krankheitserreger (Bakterien und Viren) – bildet, finden sich in einer bestimmten Globulinfraktion, den Gamma- (oder γ-)Globulinen. Sie heißen daher auch **Immunglobuline.** Schließlich gehören auch die Gerinnungsfaktoren zu den Bluteiweißen.

In der eiweißfreien Flüssigkeit des Bluts kommen vor allem Salzen wichtige Funktionen bei der Aufrechterhaltung der physikalisch-chemischen Eigenschaften des Blutes zu. Den Hauptbestandteil mit ca. 75% davon macht das Kochsalz (Natriumchlorid: NaCl) aus. Daneben sind in geringerer Menge Kalium-, Kalzium- und Magnesiumsalze vorhanden. Vor allem dem Kochsalz verdankt das Blut seinen während des ganzen Lebens konstant gehaltenen *osmotischen Druck,* der den der Eiweiße bei weitem übertrifft und durch den Wasser in der Blutbahn gehalten wird. Kalium- und Kalziumsalze sind – wenn auch nur in kleinen Mengen vorhanden – zur Aufrechterhaltung von Lebensfunktionen der Zellen und Gewebe, wie zum Beispiel bei der Erregung von Nerven oder der Bewegung von Muskeln notwendig. An Kohlensäure- und Phosphorsäurereste gebunden fungieren diese Salze in der Form von Bikarbonaten und Phosphaten als Puffer und halten den Säuregrad (pH-Wert) des Blutes in einem leicht alkalischen Bereich (pH 7,38 bis 7,44).

Und schließlich werden im Blutplasma Nährstoffe wie vor allem Zucker und Aminosäuren – die Bausteine der Eiweiße –, aber auch Vitami-

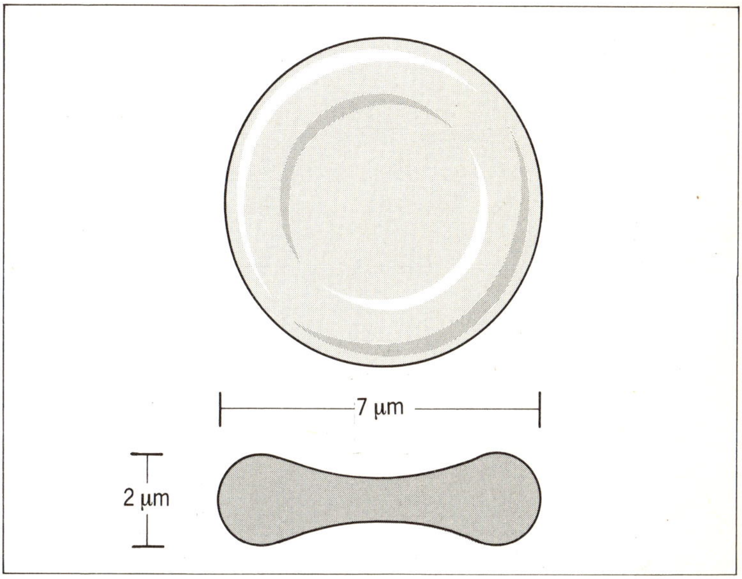

Abb. 2 Ein Erythrozyt

ne zu den Körperzellen und Abfall- und Schlackenstoffe wie Kohlensäure, Harnstoff, Harnsäure usw. zu den Ausscheidungsorganen (Lunge, Nieren und Leber) transportiert.

Die Blutkörperchen

Blutkörperchen sind die zellulären Bestandteile des Blutes. Man unterscheidet rote und weiße Blutkörperchen und Blutplättchen.

Die roten Blutkörperchen (Erythrozyten)

Die Erythrozyten machen den Großteil der zellulären Blutbestandteile aus. Frauen haben in einem Kubikmillimeter (mm^3 oder µl: 1 µl = $^1/_{1000}$ ml) 4,1 bis 5,4 Millionen, Männer 4,5 bis 6,0 Millionen Erythrozyten. Sie sind kleine, flache Scheibchen von ca. 7,5 µm (1 µm = $^1/_{1000}$ mm) Durchmesser und einer Dicke von ca. 2 µm. An ihrer Ober- und Unterseite sind sie zur Vergrößerung der Oberfläche eingedellt (Abb. 2). Die Erythrozyten wer-

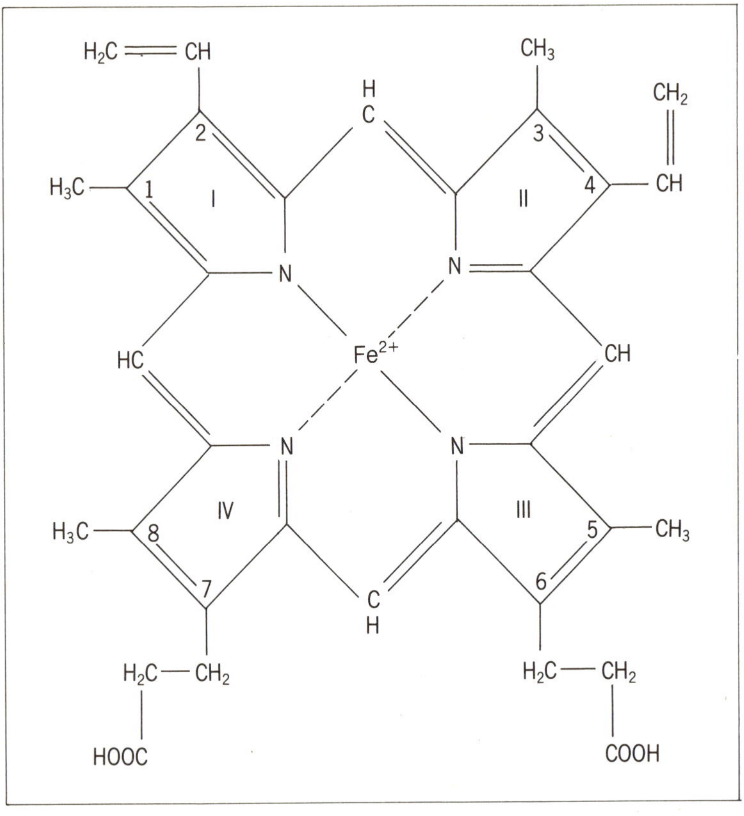

Abb. 3 Die Strukturformel des Häm

den im Knochenmark gebildet (s. S. 20) und haben im Blut keinen Zellkern mehr: Dort haben sie beim Gesunden eine Lebenserwartung von ungefähr 120 Tagen.

Die Erythrozyten sind mit **Hämoglobin** »vollgestopft«. Hämoglobin (kurz: Hb) setzt sich aus einem Eiweißanteil, dem **Globin,** und dem **Häm,** einem Farbstoff von chemisch komplizierter Ringstruktur aus vier fünfeckigen Ringen zusammen, die in ihrer Mitte ein Eisenmolekül gebunden haben (Abb. 3). In einem Erythrozyten sind 28 bis 32 pg (Picogramm $= 10^{-12}$ g) Hb. Der Hämoglobingehalt des einzelnen Erythrozyten wird als HB_E oder als MCH (= **M**ean **C**orpuscular **H**emoglobin) bezeichnet. Der Hämoglobingehalt im Blut ist eine wichtige Meßgröße, die angegeben in g/dl (Deciliter $= \frac{1}{10}$ l) oder g% (Gramm-Prozent = Gramm pro 100 ml Blut) darüber Auskunft gibt, ob bei einem Patienten eine Anämie (Blutarmut) oder gar eine *Polyglobulie* oder *Polyzythämie* (»zuviel Blutzellen«) vorliegt. Normalerweise haben Frauen 12 bis 16 g/dl, bei Männer 14 bis 18 g/dl Hämoglobin im Blut.

Die Funktion des Hämoglobins und damit auch der Erythrozyten ist der Transport von Sauerstoff (O_2), der in den Lungen aufgenommen wird, durch die Blutgefäße in die Gewebe. Daher fließt in den Arterien (Schlagadern) sauerstoffreiches hellrotes, in den Venen sauerstoffarmes dunkelrotes Blut.

Die Membran (Zellhaut) der Erythrozyten trägt die verschiedenen **Blutgruppen**merkmale, von denen bei Bluttransfusionen vorwiegend das AB0-System (Blutgruppen A, B, AB und 0) und das Rhesus-System (Rhesus-positiv oder -negativ, abgekürzt Rh+ oder rh–) von Bedeutung sind.

Die weißen Blutkörperchen (Leukozyten)

Sehr viel komplizierter als bei den Erythrozyten verhält es sich bei den *Leukozyten.* Es sind in Form und Funktion sehr unterschiedliche, kernhaltige Zellen. Ihre Zahl im peripheren Blut schwankt zwischen 4000 und 10 000/µl. Eine Vermehrung der Leukozyten über 10 000/µl wird als *Leukozytose,* eine Verminderung unter 4000/µl als *Leukozytopenie* (oft vereinfacht als Leukopenie) bezeichnet.

Die Leukozyten haben mit der Abwehr von Krankheitserregern zu tun und werden deshalb auch häufig als »Körperpolizei« bezeichnet. Da sie jedoch auch durch den Zerfall von Körperzellen anfallende Trümmer beseitigen, ist ihre Funktion zwischen den Aufgaben von Militär und Müllabfuhr zu sehen.

Nach ihrem Aussehen unterscheidet man mikroskopisch verschiedene Leukozytenarten. Ihre Auflistung wird als **Differentialblutbild** bezeichnet (s. S. 32). Im »normalen« Differentialblutbild können drei große Gruppen von Leukozyten unterschieden werden: Die Granulozyten, die Monozyten und die Lymphozyten.

Die Granulozyten

Sie sind zahlenmäßig im Blutbild des Gesunden mit 55 bis 75% die stärkste Fraktion der weißen Blutkörperchen. Ihren Namen haben sie von in ihrem Zytoplasma vorhandenen Körnchen (latein.: *Granula*). Nach dem Farbstoff, mit dem diese im Differentialblutbild angefärbt sind, lassen sich die Granulozyten in drei Gruppen einteilen: die *neutrophilen, eosinophilen* und *basophilen* Granulozyten (s. Farbtafel).

Nur etwa $^1/_{15}$ der gesamten Granulozyten befindet sich im Blut. Davon zirkuliert die eine Hälfte im Blutstrom, während die übrigen an den Blutgefäßwänden angelagert sind. Sie halten sich im Durchschnitt 6 bis 8 Stunden im Blut auf, bevor sie die Blutbahn verlassen und in die Gewebe einwandern. Dort leben sie noch zwei bis drei Tage. Die Granulozyten sind demnach vielmehr Gewebs- als Blutzellen.

Die neutrophilen Granulozyten (kurz die *Neutrophilen*) haben feine, rötliche Granula in einem hellgrauen Zytoplasma. Nach ihrer Kernform lassen sich noch unreifere *stabkernige* von reifen *segmentkernigen* Neutrophilen unterscheiden. Normalerweise finden sich im Differentialblutbild 3 bis 5% Stabkernige und 50 bis 70% Segmentkernige bezogen auf alle Leukozyten (= 100%). Die Stabkernigen haben einen stab- oder bandförmigen, gebogenen, rötlich-violetten Zellkern, der sich mit zunehmender Reifung in zwei bis fünf, miteinander durch schmale Brücken verbundene Segmente aufteilt, wie er typisch für die reifen segmentkernigen Granulozyten ist.

Die Neutrophilen haben einen Durchmesser von 10 bis 15 µm. Sie besitzen die Fähigkeit, zellfremde flüssige und feste Substanzen (z. B. Bakterien oder Teile von zerfallenen oder zerstörten Körperzellen) aufzunehmen. Diesen Vorgang nennt man *Pinozytose* oder *Phagozytose*. Diesen Funktionen gehen die Zellen aber nicht in den Blutgefäßen nach, sondern fast ausschließlich in den Geweben. Dort phagozytieren und »entsorgen« sie Bakterien und Zelltrümmer, indem sie diese »verdauen« und deren Stoffwechselprodukte zur Wiederverwendung freisetzen. Oft gehen die Zellen selbst dabei zugrunde. Größere Ansammlungen von Neutrophilen kennen wir alle als »Eiter«. Er entsteht dort, wo durch viele in das Gewebe eingedrungene Bakterien massenhaft Neutrophile angelockt wurden, wobei Zytokine (s. S. 69 und 171 ff) eine wichtige Rolle spielen.

Bei bakteriellen Entzündungen, bei Verbrennungen, verschiedenen rheumatischen Erkrankungen, aber auch bei emotionalen Ereignissen wie Angst und Wut, aber auch – last not least – bei starken Rauchern findet sich eine Vermehrung der Neutrophilen im Blut, die als *Neutrophilie* bezeichnet wird. Dabei sind in der Regel auch die Stabkernigen als Ausdruck einer gesteigerten Zellbildung vermehrt.

Die eosinophilen Granulozyten oder kurz die *Eosinophilen* haben grobe, mit dem Farbstoff Eosin rötlich angefärbte Granula. Der Kern ist typisch zweigeteilt mit einer schmalen Verbindung zwischen den einzelnen Segmenten: Dadurch sieht er aus wie eine verbogene Hantel oder wie ein

»Kneifer«. Die reifen Eosinophilen sind mit 12 bis 17 μm Durchmesser etwas größer als die Neutrophilen. Normalerweise machen sie 2 bis 4% der Gesamtleukozyten aus und sind vor allem bei allergischen Reaktionen (Asthma bronchiale, Arzneimittelreaktionen u. a.), bei parasitären Infektionen (z. B. Wurmbefall), bei einigen bösartigen Erkrankungen, wie dem Morbus Hodgkin (s. S. 124), bei bestimmten Hormonstörungen und nach der Einnahme verschiedener Medikamente vermehrt zu finden.

Die basophilen Granulozyten oder kurz die *Basophilen* haben grobe, tiefdunkelblau angefärbte Granula, die so dunkel sind, daß man den in der reifen Zelle vielfach gelappten Kern oft kaum erkennt. Die Basophilen sind etwas kleiner als die Neutrophilen und machen weniger als 1% der Leukozytenzahl aus. Vermehrt findet man sie beispielsweise im Blut von Kranken mit chronischer myeloischer Leukämie, chronischen Allergien oder Autoimmunkrankheiten wie der Colitis ulcerosa oder der rheumatoiden Arthritis.

Die Monozyten

Die Monozyten sind mit 10 bis 24 μm Durchmesser die größten im Blutausstrich sichtbaren Zellen. Ihr oft unregelmäßig begrenztes Zytoplasma zeigt eine charakteristische graublaue Färbung. Ein Teil der Zellen zeigt ganz feine rote Granula, sog. Azurgranula. Der Zellkern der Monozyten ist meist stark eingebuchtet, bohnenförmig bis gelappt mit einer eigenartig aufgelockerten Kernstruktur. Normalerweise finden sich 2 bis 6% Monozyten im Differentialblutbild.

Die Monozyten bilden zusammen mit den »Freßzellen« der Gewebe das *Monozyten-Makrophagen-System,* ein phylogenetisch uraltes Abwehrsystem, das sich schon bei sehr niederen Tieren findet. Die Phagozytosefähigkeit der Monozyten bzw. Makrophagen, wie die aus der Blutbahn in die Gewebe gewanderten Monozyten genannt werden, übertrifft die der Granulozyten weit. Dabei kann die Aufnahme von Fremdmaterial für die Zelle schädigend oder gar tödlich sein. Derart zugrunde gegangene Zellen können ihrerseits dann wieder von anderen Makrophagen aufgenommen werden (»Makrophagenkannibalismus«), was diese Zellen dann aber zumeist unbeschadet überstehen. Phagozytiertes Material wird von den Makrophagen zerkleinert und als Antigen an spezielle Lymphozyten weitergegeben. Diese »Antigenpräsentation« – es gibt auch noch andere antigenpräsentierende Zellen im Organismus – ist ein wichtiger Schritt bei der Stimulation des lymphatischen Systems (s. S. 173).

Die Lymphozyten

Lymphozyten haben zumeist ein ungranuliertes, hell- bis dunkelblaues Zytoplasma, gelegentlich finden sich wie bei den Monozyten feine rote bis violette Azurgranula. Die Zellkerne sind – je nach Aktivitätszustand der Zelle – unterschiedlich groß, meist rund, gelegentlich mit Einkerbungen. Die kleinen Zellkerne haben eine kompaktere, dunklere Kernstruktur, die großen sind lockerer und heller. Ebenfalls abhängig vom Aktivitätsgrad der Zelle variiert die Zellgröße zwischen 5 und 12 µm Durchmesser; die aktivierten Lymphozyten sind größer und haben einen lockereren, oft entrundeten und eingebuchteten Zellkern, so daß sie manchmal den Monozyten zum Verwechseln ähnlich sehen.

Im Blut von Erwachsenen machen die Lymphozyten 20 bis 40% der weißen Blutkörperchen aus, bei Kindern sind es mehr. Man schätzt, daß sich im Blut nur etwa 4% der Gesamtlymphozyten befinden, ca. 70% befinden sich in den lymphatischen Organen (s. S. 24), ungefähr 10% im Knochenmark und der Rest in den übrigen Geweben. Die Gesamtzahl aller Lymphozyten im Organismus wird auf etwa 460×10^9 entsprechend etwa 300 g geschätzt. Damit sind Lymphozyten – wie auch Granulozyten und Monozyten – weniger Blut- als Gewebezellen.

Die Aufgabe der Lymphozyten im Organismus ist es, – im Gegensatz zu Granulozyten und Monozyten – »gezielt« zu reagieren, also *spezifische Antikörper* gegen lösliches oder zelluläres Fremdantigen, bzw. *»Killerzellen«* gegen fremde Zellen und Gewebe (z. B. nach einer Organ- oder Knochenmarktransplantation) zu bilden. Auf diese sehr komplizierten Vorgänge wird auf S. 171 ff eingegangen.

Die Blutplättchen (Thrombozyten)

Die Thrombozyten sind die kleinsten Blutkörperchen, wenn man sie überhaupt als solche bezeichnen will, da sie im Knochenmark aus dem Zytoplasma von Knochenmarksriesenzellen – Megakaryozyten – entstehen, also – im strengen Sinne – niemals eigene Zellen waren, wie die ebenfalls kernlosen Erythrozyten (weiteres dazu im Kapitel über das Knochenmark ab S. 20). Es sind zumeist glatte scheibenförmige Gebilde mit einem Durchmesser von etwa 2 µm und einer Dicke von 0.8 bis 1.2 µm. Einige Thrombozyten sind abgerundet und haben, abhängig von ihrem Funktionszustand mehr oder weniger ausgeprägte Fortsätze (Pseudopodien). Die normale Thrombozytenzahl im Blut liegt bei 150 000 bis 350 000 pro µl. Ihre mittlere Lebensdauer beträgt 7 bis 10 Tage.

Die Blutplättchen haben einige wichtige Funktionen bei der Blutgerinnung und damit auch, die Blutgefäße dicht zu halten: Thrombozyten lagern sich innerhalb kürzester Zeit an Defekten der Gefäßinnenhaut (Endothel) tapetenartig an und dichten diese Stelle ab. Nach der Verletzung eines Blutgefäßes bilden sich im Bereich der Wunde Plättchenpfropfen, welche die primäre Blutstillung übernehmen. Durch Zerfall der Plättchen an diesen Stellen werden dann Substanzen freigesetzt, die die Gerinnungsfaktoren des Blutplasmas aktivieren, wodurch letztendlich Fibrinogen in Fibrin umgewandelt wird, daß durch Vernetzung einen stabilen Thrombus (»Blutpfropf«) bildet und die defekte Stelle definitiv verschließt.

Tab. 1 **Normalwerte der Blutbestandteile**

Rotes Blutbild			
Erythrozyten	Männer	4,5–6,0 Mill./µl	$4{,}5–6{,}0 \times 10^{12}$/l
	Frauen	4,1–5,4 Mill./µl	$4{,}1–5{,}4 \times 10^{12}$/l
Hämoglobin (Hb)	Männer	14–18 g/100 ml	140–180 g/l
	Frauen	12–16 g/100 ml	120–160 g/l
Hämatokrit (Hk)	Männer	47–53 %	0,47–0,53 l/l
	Frauen	40–48 %	0,40–0,48 l/l
Weißes Blutbild			
Leukozyten		4000–9000/µ/l	$4–9 \times 10^9$/l
davon Neutrophile		55–70%	
Stabkernige		3– 5%	
Segmentkernige		50–70%	
Eosinophile		2– 4%	
Basophile		0– 1%	
Monozyten		2– 6%	
Lymphozyten		25–40%	
Thrombozyten		150000–350000/µl	$150–350 \times 10^9$/l

Das Knochenmark

Die Blutkörperchen werden abgesehen von einem Teil der Lymphozyten im Knochenmark gebildet. Im Prinzip steht dazu das gesamte Innere aller Knochen zur Verfügung, wie das unmittelbar nach der Geburt noch der Fall ist. Beim Erwachsenen findet man nur noch in flachen Knochen (vor allem in Schädelknochen, Wirbelkörper, Rippen, Brustbein und Becken) blutbildendes *rotes Knochenmark,* in den Röhrenknochen dagegen gelbes *Fettmark,* das als Reserve dient und im Bedarfsfall, beispielsweise nach größerem Blutverlust oder im Verlauf einer pathologischen Hämolyse (Zerfall von Erythrozyten in der Blutbahn), aber auch durch den großen Bedarf an weißen Blutkörperchen bei Leukämiekranken innerhalb weniger Tage wieder in aktives, blutbildendes Mark umgewandelt werden kann. Mit dem Ende der Wachstumsphase beträgt das quantitative Verhältnis von rotem, blutbildendem Mark zu Fettmark knapp 1 : 1, mit zunehmendem Alter nimmt das blutbildende Mark ab. Diese Gesamtmenge des als ein Organ zu betrachtenden Knochenmarks liegt bei 1600 bis 3700 g, davon sind etwa ein Drittel blutbildende Zellen.

Im blutbildenden Knochenmark können drei sich teilende und reifende Gruppen von Zellen unterschieden werden (Farbtafel 1 u. 2): Die Zellen der Erythrozytopoese, der Granulozytopoese und der Thrombozytopoese. Als Endstufen dieser Entwicklungsstränge verlassen Erythrozyten, Granulozyten und Thrombozyten das Knochenmark und treten als Blutkörperchen im Blut auf. Am Beginn dieser Zellstränge steht die *Knochenmarkstammzelle,* die auch die Mutterzelle der Lymphozyten ist. Die Monozyten entwickeln sich zunächst zusammen mit den Granulozyten, bis sich in einer frühen Phase der Entwicklung deren Wege trennen. Die in der Entwicklung frühen Zellen der Hämatopoese haben den Zusatz *-blast,* die späteren und reifen Zellen *-zyt.* Außerdem finden sich im Knochenmark *Stromazellen,* die als dreidimensionales Netz das harte Bindegewebe der Knochenspongiosa, der lockeren Knochenstruktur, bilden.

Die größten und unreifsten Zellen, die im Knochenmarkspräparat der **Erythrozytopoese** zugeordnet werden können, sind die *Proerythroblasten.* Aus ihnen entwickeln sich durch Zellteilung *(Proliferation)* und Ausreifung *(Differenzierung)* nacheinander *basophile, polychromatische* und *orthochromatische Erythroblasten,* wobei mit zunehmender Ausreifung immer mehr Hämoglobin im Zytoplasma gebildet wird, sodaß das zunächst dunkelblaue (basophile) Zytoplasma zunehmend rötlicher wird, bis es schließlich in den orthochromatischen Erythroblasten die Farbe der reifen Erythrozyten hat. Gleichzeitig werden die Zellkerne zunehmend kleiner, dichter und dunkler und aus den Zellen vor deren Übertritt aus dem Knochenmark in das Blut ausgestoßen. Die kernlosen, jugendlichen Erythrozyten werden *Retikulozyten* genannt, da sich in ihrem Zytoplasma mit bestimmten Farbstoffen ein feines bläulich-violettes Netz (=Retikulum) darstellen läßt. Ihre Anzahl im Blut, gemessen in Promill (‰) der Erythrozyten, ist ein Maßstab für die aktuelle Erythrozytenregeneration, sie ist etwa nach Blutverlusten oder bei Hämolysen erhöht. Zur vollen Ausreifung, also von der ersten Teilung des Proerythroblasten bis zur Ausschleusung aus dem Knochenmark, benötigt das einzelne rote Blutkörperchen fünf bis sieben Tage.

Die *Regulation der Erythrozytopoese* erfolgt vor allem über den Sauerstoff-(O_2-)Gehalt der Gewebe. So führen äußerer (z. B. in großen Höhen) oder innerer (z. B. nach Blutverlust oder bei Herz- und Lungenerkrankungen) O_2-Mangel zur Stimulation von *Erythropoetin,* einem Hormon, das in den Nieren gebildet wird und die Erythrozytopoese im Knochenmark stimuliert. Erythropoetin kann inzwischen gentechnologisch hergestellt und therapeutisch bei verschiedenen Formen der Anämie, bes. bei Nierenerkrankungen, eingesetzt werden.

Bei der **Granulozytopoese,** zu der im erweiterten Sinn auch die Produktion der Monozyten gehört, entwickeln sich die Neutrophilen, Eosinophilen und Basophilen aus einer gemeinsamen, *pluripotenten* Stammzelle. Wegen der Kurzlebigkeit der Granulozyten muß das Knochenmark in der Lage sein, schon unter normalen Bedingungen eine sehr hohe Zellzahl (ca. 70×10^9 Zellen) pro Tag zu produzieren. Diese Menge kann beispielsweise bei bakteriellen Infekten noch deutlich gesteigert werden.

Innerhalb des Knochenmarks gehören die Zellen zu einem proliferierenden *Teilungspool* oder einem nicht mehr teilungsfähigen *Reifungs-* und *Speicherpool:* Vom *Myeloblasten,* der im Knochenmarkpräparat frühesten der Granulozytopoese zuzuordnenden Zelle, über den *Promyelozyt* zum *Myelozyt* durchläuft die Einzelzelle vier bis fünf Zellteilungen. Ab dem *Metamyelozyten* findet dann keine Zellteilung mehr statt, die Zelle reift zum *stabkernigen* und *segmentkernigen Granulozyten* aus. Wie viele dieser Zellen direkt in das periphere Blut ausgeschleust bzw. wie viele im Speicherpool bleiben, hängt von verschiedenen Faktoren ab: Die **Regulation der Granulozytopoese** erfolgt mit Hilfe hormonartiger Wirkstoffe (Abb. 4). Diese *Zytokine* werden von Monozyten, Bindegewebszellen und aktivierten T-Lymphozyten produziert (s. S. 69 und 171 ff). Die wichtigsten, die Granulozytopoese beeinflussenden Zytokine bezeichnet man als *Wachstumsfaktoren* oder, da sie in der Gewebekultur mit hämatopoetischen Zellen eine Koloniebildung sich teilender Zellen hervorrufen, als *koloniestimulierende Faktoren* (engl.: **c**olony **s**timulating **f**actor, abgekürzt *CSF*). Je nachdem, welche Art von Granulozyten durch die Stimulation eines CSF vermehrt gebildet wird, werden die-

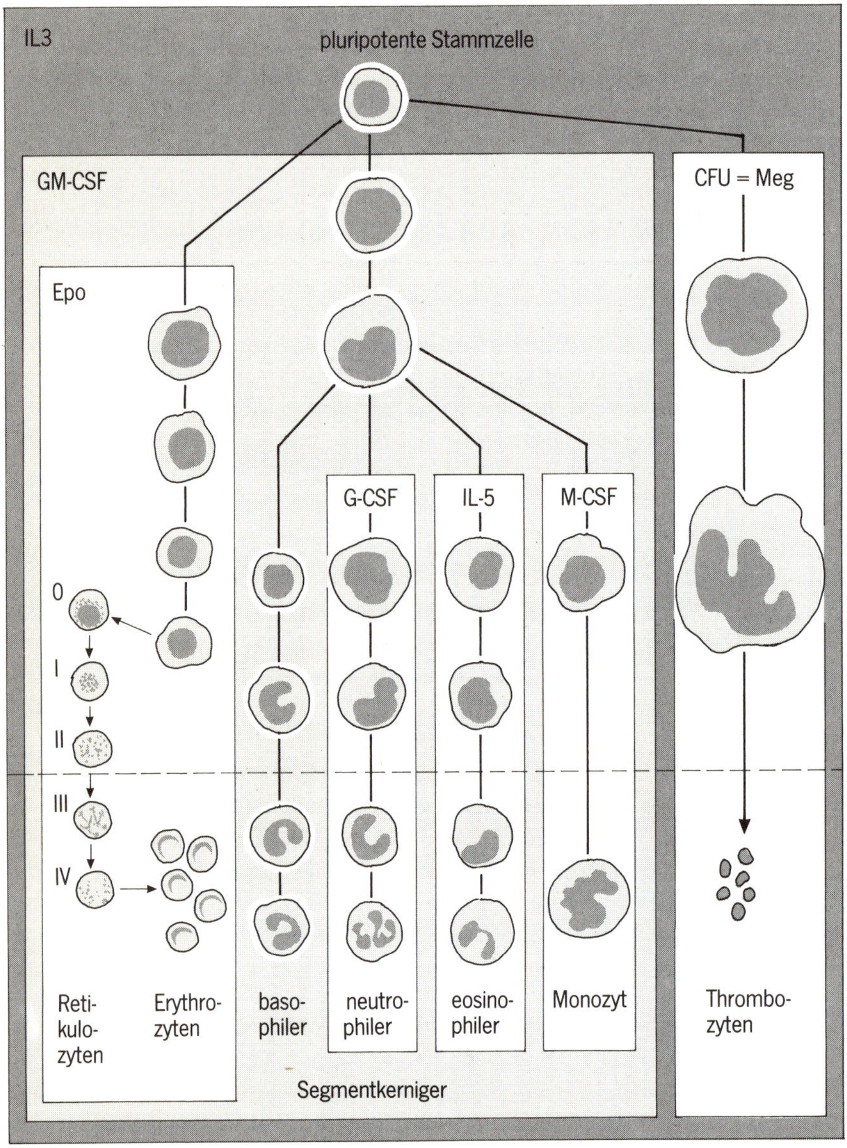

Abb. 4 Zytokine bei der Blutbildung

sem Kürzel ein oder mehrere Buchstaben vornan gestellt: *M*-CSF für den Monozyten-koloniestimulierenden Faktor, *G*- für neutrophile Granulozyten, *GM*- für eine gemeinsame Vorläuferzelle der Granulozyten und Monozyten und schließlich *Multi*- für alle Granulozyten, die Monozyten und auch die Erythrozyten. Der Multi-CSF heißt auch Interleukin 3. *Interleukine* (abgekürzt: IL) sind andere, wenn auch weniger spezifisch die Granulozytopoese stimulierende Zytokine. So stimulieren – neben GM-CSF und IL-3 – IL-5 die Bildung von Eosinophilen und IL-4 die von Mastzellen und – zusammen mit Erythropoetin – von Erythrozyten. Ein Zytokin wird dann zu einem Interleukin »ernannt« und mit einer Nummer versehen, wenn neben seiner Funktion und Herkunft auch seine chemische Struktur bekannt ist.

Von den *Lymphozyten* wird nur ein geringer Teil im Knochenmark, der weitaus größere in den Organen des *lymphatischen Systems* (s. S. 24) produziert. Im Knochenmark entwickeln sich aus der pluripotenten Stammzelle über eine lymphatische oder lymphopoetische Stammzelle die Vorstufen der B- und T-Lymphozyten. Während die Prä-B-Lymphozyten dort noch weiter zu reifen B-Zellen ausdifferenzieren, wandern die Pro-T-Lymphozyten in den Thymus aus. Dort reifen sie zu T-Zellen heran. In der Peripherie kommen die T- und B-Lymphozyten dann mit löslichen oder zellulären Antigenen in Kontakt, gegen die sie spezifisch reagieren (s. S. 171 ff). Diese Reaktionsschritte finden in den verschiedenen Organen des lymphatischen Systems statt.

Die Zellen der **Thrombozytopoese** im Knochenmark sind die *Megakaryozyten,* die Knochenmarksriesenzellen – Riesenzellen, weil sie ausgereift mehrere Zellkerne haben. Auch sie entwickeln sich durch Zellteilung und -differenzierung aus pluripotenten Knochenmarkstammzellen unter dem Einfluß von Zytokinen, dem IL-3, dem GM- und Meg-CSF. Zwischenstufen sind *Prämegakaryoblasten* oder Übergangszellen und *Megakaryoblasten.* Die Megakaryozyten sind die mit weitem Abstand größten Zellen im Knochenmark. Sie haben meist einen Durchmesser von mehr als 100 µm und fallen bei der Betrachtung des Knochenmarkspräparates schon in der Übersichtsvergrößerung (ca. 100fach) sofort ins Auge. Aus dem Zytoplasma der Megakaryozyten bilden sich dann die Thrombozyten. Um die normale Thrombozytenkonzentration im Blut zu gewährleisten, müssen zwei bis fünf Millionen Blutplättchen pro Sekunde (!) neu gebildet werden.

Über die *Regulation der Thrombozytopoese* weiß man bislang nur sehr wenig. Eine Abnahme der Thrombozytenzahl im peripheren Blut zum Beispiel bei einem Blutverlust oder einem beschleunigten Abbau von Thrombozyten in der Milz oder der Leber führt über die vermehrte Zytokin-Bildung zu einer gesteigerten Produktion von Megakaryozyten und damit von Thrombozyten.

Das lymphatische System

Das lymphatische System läßt sich in zwei Hauptgruppen unterteilen, in die primären und in die sekundären lymphatischen Organe. Die *primären lymphatischen Organe* sind der *Thymus* und das *Knochenmark*. In ihnen findet die antigenunabhängige Reifung der Lymphozyten statt. Die *sekundären lymphatischen Organe* sind die *Lymphknoten*, die *Milz*, das lymphatische Gewebe in der Schleimhaut des Magen-Darmtraktes und der lymphatische Rachenring. Hier findet unter Mithilfe von antigenpräsentierenden Zellen (Monozyten/Makrophagen) der Kontakt mit dem Antigen und die antigenspezifische Immunantwort statt.

Der Thymus

Der Thymus ist ein zweilappiges Organ, das hinter dem Brustbein liegt. Während der Embryonalzeit ist der Thymus das erste Organ, in dem lymphatisches Gewebe auftritt. Er wächst bis zur Pubertät bis zu einem Gewicht von etwa 35 g und bildet sich dann langsam zurück. Im Alter ist der Thymus nur noch ein kleiner Fettkörper. Unter dem Einfluß verschiedener Thymushormone (Thymosine) reifen die aus dem Knochenmark eingewanderten Pro-T-Lymphozyten zu T-Zellen heran. Dabei wird in einem fortgeschrittenen Reifungsstadium schon festgelegt, ob die einzelne Zelle zu einem Helfer- oder ›Killer‹/Suppressor-T-Lymphozyt wird. Auf die Funktion dieser Untergruppen soll an anderer Stelle ausführlich eingegangen werden (ab S. 171 ff).

Die Lymphknoten und Lymphgefäße

Die Lymphknoten sind wurst- bis bohnenförmige Gebilde, deren Größe – abhängig auch von Lebensalter und Funktionszustand – normalerweise zwischen 2 und 25 mm schwankt. Zwischen dem »normalen« und dem »gereizten« Lymphknoten gibt es fließende Übergänge. Gewöhnlich hat jeder Lymphknoten an einer Seite eine nabelförmige Einziehung, in deren Bereich die Blutgefäße – Arterie und Vene – und ein herausführendes *Lymphgefäß (vas efferens)* ein- bzw. austreten. Zuführende Lymphgefäße *(vasa afferentia)* treten an verschiedenen Stellen durch die den Lymphknoten umgebende Kapsel in diesen ein (Abb. 5).

Lymphknoten sind von einer Bindegewebskapsel umgeben, deren nach innen einstrahlende Fortsätze (Trabekel) das Organ radiär gliedern.

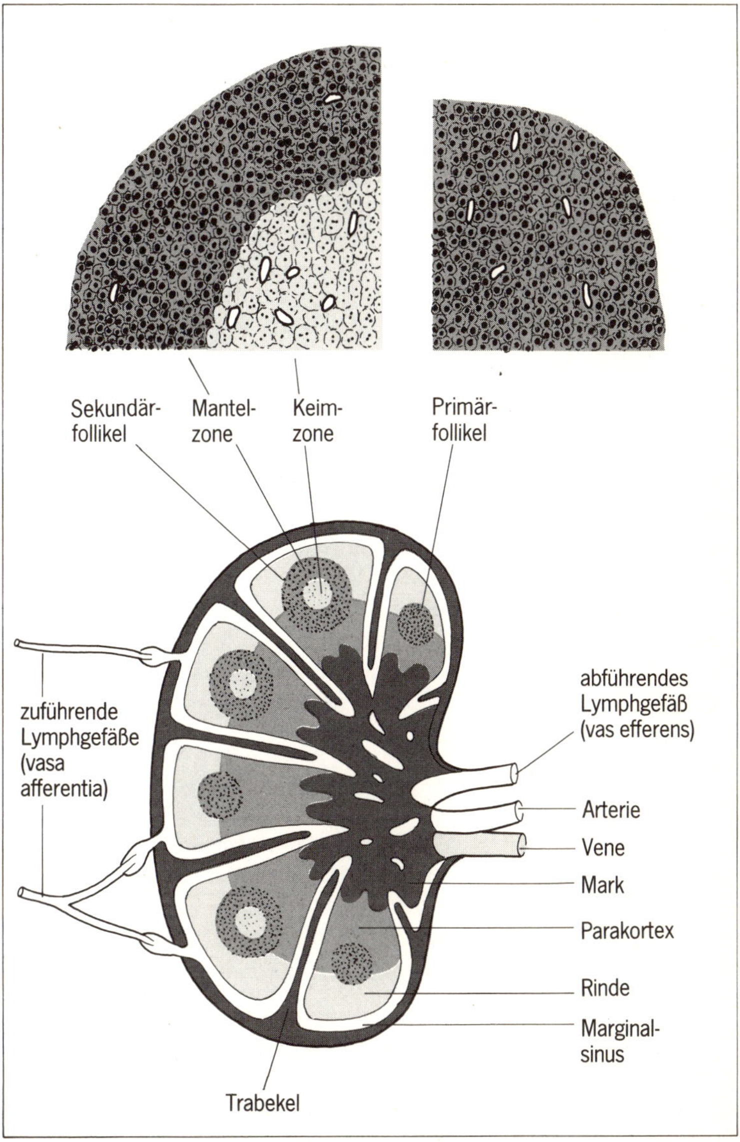

Abb. 5 Der Aufbau eines Lymphknotens

Das Innere des Lymphknotens ist unterteilt in eine äußere *Rinde* (Cortex), ein inneres *Mark* (Medulla) und eine dazwischen liegende *Parakortikalzone.* Diese Bereiche gehen fließend ineinander über und werden von der Lymphe in zarten, dünnwandigen Gefäßen, den sog. *Sinus,* durchströmt. Die Rinde besteht vor allem aus B-Lymphozyten, die zum Teil dichte, als *Primärfollikel* bezeichnete knötchenartige Ansammlungen bilden. Nach Stimulation durch ein Antigen teilen sich diese B-Zellen, es entwickeln sich in den Follikeln Bereiche besonders starker Zellvermehrung, sog. Keimzentren. Diese aktivierten Follikel mit einem Keimzentrum werden als *Sekundärfollikel* bezeichnet. In den Keimzentren, die im mikroskopischen Präparat wegen der größeren, zytoplasmareichen Zellen im Vergleich zu dem peripheren Follikelbezirk heller angefärbt sind, findet eine rege Vermehrung (Proliferation) und Ausreifung (Differenzierung) der B-Lymphozyten statt. Der Betrachter kann dort – neben einzelnen aktivierten Makrophagen – die einzelnen Zwischenstufen von den B-Zellen zu den Antikörper bildenden *Plasmazellen* beobachten (s. Abb. 14 auf S. 124): *Zentroblasten, Zentrozyten, immunoblastische* und *plasmozytoide Zellen.* Auf die Funktion dieses komplizierten Systems wird an anderer Stelle eingegangen (s. S. 171 ff). Die die Lymphfollikel umgebende und in die tiefe Rindenschicht reichende Parakortikalzone besteht hauptsächlich aus T-Lymphozyten und zwar überwiegend vom Helferzell-Typ. Es finden sich aber auch hier B-Zellen und antigenpräsentierende Makrophagen. Die Markregion ist dann wieder überwiegend von Plasmazellen, B-Lymphozyten und Makrophagen besiedelt.

Die auf den ersten Blick verwirrende Struktur des Lymphknotens ordnet sich zu einem einheitlichen Ganzen, betrachtet man seine verschiedenen Bestandteile in Bezug auf seine Funktion als Abwehrorgan: In den Sinus, besonders denen des Marks, findet man eine große Zahl von phagozytierenden Makrophagen, die in den Lymphknoten transportiertes Fremdmaterial verarbeiten. Dieses wird dann den T-Lymphozyten der Parakortex zugeleitet, die es als körperfremd identifizieren und im Zusammenspiel mit den B-Lymphozyten der Rindenfollikel eine gezielte *antigenspezifische Antikörperproduktion* starten.

Die Lymphknoten sind an bestimmten Stellen des Körpers (Hals, Achselhöhlen, Leisten, Lungenwurzel, im Bauchraum neben der Aorta usw.) gehäuft in die Lymphbahnen eingeschaltet und wirken wie ein Sieb für lebendes und unbelebtes Material, das von der Lymphe mitgeschwemmt wird. Jede Region des Körpers hat ihr zugeordnete, ihre *regionären Lymphknoten,* die oft zu einer Kette angeordnet »hintereinandergeschaltet« sind und beispielsweise schmerzhaft anschwelllen, wenn in ihrem Einzugsbereich eine entzündliche Reaktion stattfindet.

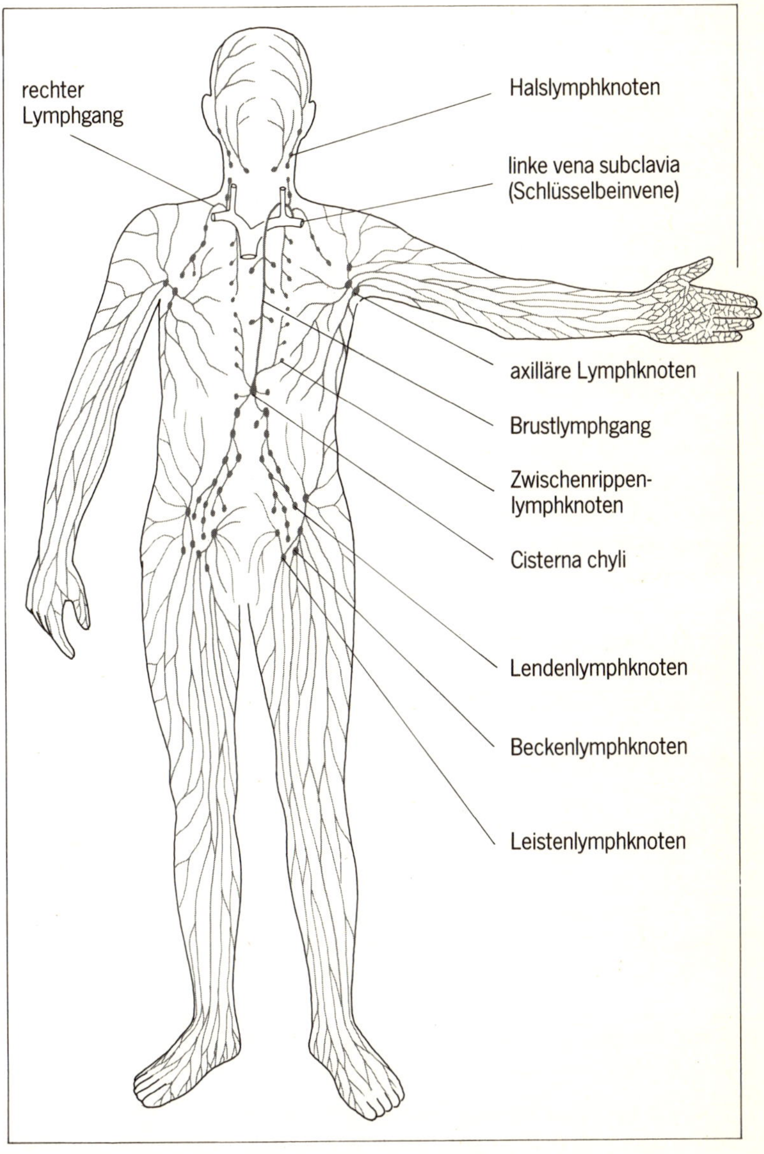

Abb. 6 Das System der Lymphgefäße

Das periphere Lymphgefäßnetz (Abb. 6) durchzieht alle Regionen des Körpers und entspringt zwischen den Körperzellen, dem Extrazellulärraum in Form der Lymphkapillaren, aus denen sich an Kaliber mehr und mehr zunehmende Lymphgefäße entwickeln, die zu den Lymphknoten hin führen. Die Wandungen der Lymphgefäße ähneln feingeweblich denen der feinen Venen. In die Lymphgefäße sind ventilartige Klappen eingebaut, die eine gleichbleibende Strömungsrichtung von peripher nach zentral (zum Lymphknoten) gewährleisten. Das Lymphgefäßsystem muß im Zusammenhang mit dem Blutgefäßsystem gesehen werden. Wie dieses ist es bedeutungsvoll für die Ableitung der extrazellulären Gewebsflüssigkeit und den Transport verschiedener physiologischer und pathologischer Substanzen. So werden in der *Lymphe* bespielsweise Farbstoffe, die in die Haut eingespritzt wurden, Ruß- und Staubteilchen, Bakterien und Krebszellen befördert. Die Lymphgefäße enthalten somit gewissermaßen als Abwasserleitungen der Gewebe alle jene Stoffwechselprodukte und Substanzen, die nicht unmittelbar von der Blutbahn aufgenommen werden können. Schließlich aber wird die Lymphe nach Passage der als »Filterstationen« fungierenden Lymphknoten durch die vasa efferentia dem Venensystem zugeführt. Eine Unterbrechung der Lymphbahnen, etwa nach der chirurgischen Entnahme von Lymphknoten, kann in dem abhängigen Gebiet eine hochgradige Schwellung (Lymphödem) zur Folge haben. Bei Entzündungen ist die Lymphbildung in den Geweben gesteigert. Eine entzündliche Schwellung und Rötung beruht auf einer vermehrten Durchblutung des erkrankten Gewebes infolge einer Erweiterung der Blutkapillaren mit einer vermehrten Durchtränkung mit Gewebesaft bzw. Lymphe.

Die Milz

Die Milz ist ein *in den Blutkreislauf* eingeschaltetes lymphatisches Organ und liegt im linken Oberbauch. Beim Erwachsenen mißt sie etwa 11 × 7 × 3 cm und wiegt ungefähr 150 g. Sie wird in jeder Minute von ca. 150 ml Blut durchströmt, woraus sich eine tägliche Durchflußmenge von 200 bis 300 l errechnet: Das Blut eines Erwachsenen passiert demnach die Milz täglich etwa 50mal.

Ihre komplizierte Struktur (Abb. 7) und funktionelle Unscheinbarkeit – man kann ohne Milz ganz gut und zumeist ohne augenfällige Funktionsstörungen leben – stand der Aufklärung ihrer Funktion lange Zeit im Wege. So hielt man sie lange Zeit für ein Gegengewicht zur Leber im linken Oberbauch oder brachte sie in Zusammenhang mit der Produktion von »schwarzer Galle«, die in den Magen ablaufen und bei einem eventuellen

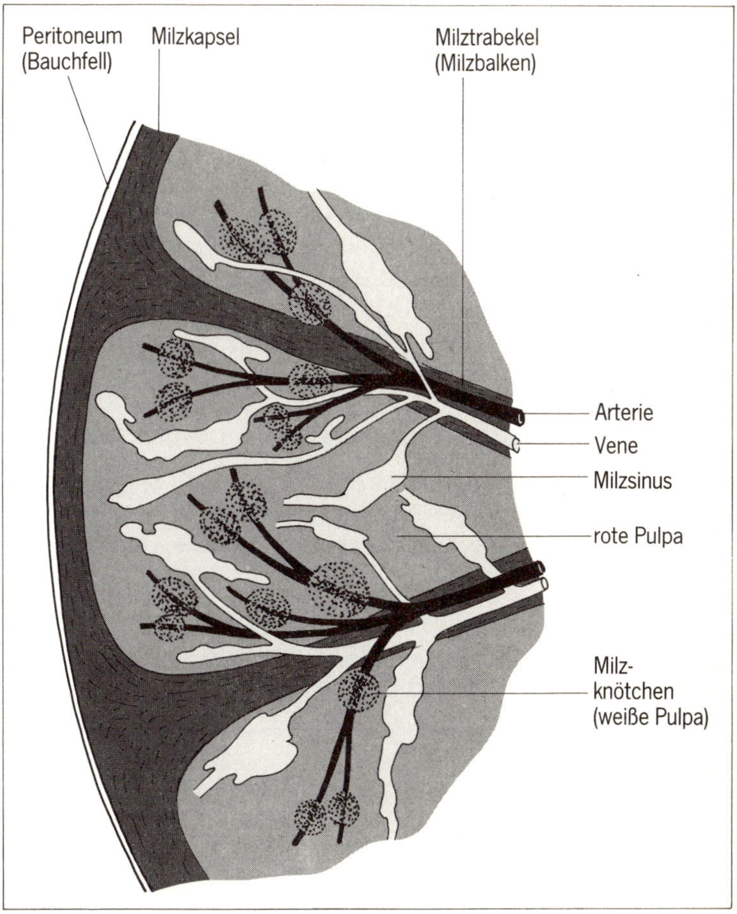

Abb. 7 Der Aufbau der Milz

Stau die »Melancholie« verursachen sollte (Melancholie von griech.: mélas = schwarzblau und cholé = Galle).

Bis heute kennen wir vor allem aus tierexperimentellen Versuchsreihen nur einzelne Funktionen. Dabei ist zu berücksichtigen, daß sich die Milz von Mensch und verschiedenen Tierarten anatomisch und funktionell erheblich unterscheiden: Während beim Menschen das lymphatische Gewebe am Gesamtgewicht der Milz – je nach Lebensalter – zwischen 15 und 35% ausmacht, ist sein Anteil bei bestimmten Tieren (z. B. Pferd, Schwein oder

Katze) wesentlich geringer. Hier dient die Milz offenbar in erster Linie der Speicherung von Blutzellen. Diese sog. **Speichermilzen** werfen – beispielsweise bei gesteigertem Blutbedarf infolge körperlicher Anstrengung – das gespeicherte Blut aus.

Eine wichtige Funktion der menschlichen »**Stoffwechselmilz**« ist die »Mauserung« der roten Blutkörperchen: Während bestimmter Phasen der Milzpassage werden gealterte Erythrozyten in den *Milzsinus* der *roten Pulpa* (Abb. 7), in der – im Gegensatz zur *weißen Pulpa* mit den lymphatischen Geweben – die Blutspeicherung erfolgt, aus dem Blut ausgesondert und zerstört. Das in der menschlichen Milz normalerweise vorkommende Blutvolumen wird auf 20 bis 30 ml geschätzt; doch können unter pathologischen Bedingungen bis zu zwei Drittel der im Organismus vorhandenen roten Blutkörperchen in der Milz gespeichert werden, so daß auf diese Weise sogar eine Anämie (»Blutarmut«) vorgetäuscht werden kann.

Auch Thrombozyten werden in der Milz gespeichert und in den Milzsinus aussortiert und zerstört, vor allem wenn sie mit gegen sie gerichteten Antikörpern wie bei der Autoimmunthrombozytopenie beladen sind.

Während der Embryonalzeit erfolgt ein großer Teil der Blutbildung in der Milz. Diese Funktion kann im späteren Leben wieder aufgenommen werden, besonders bei bestimmten Erkrankungen wie der Osteomyelofibrose oder Osteomyelosklerose (s. S. 122).

Das eigentliche lymphatische Organ der Milz ist in der sog. *weißen Pulpa* konzentriert, die eben schon kurz erwähnt wurde. Diese macht beim Erwachsenen etwa 15 bis 20% des Milzgewichts aus. Funktionszentren der weißen Pulpa sind die die kleinen Arterien (Arteriolen) umgebenden *Milzknötchen* (MALPIGHI*sche Körperchen*). Wie in den Lymphknoten wird auch hier zwischen B- und T-Zell-Regionen unterschieden. Während in den Lymphknoten vorwiegend mit dem Lymphstrom zugeführte Antigene verarbeitet werden, filtert die Milz mit dem Blutstrom ankommende Antigene, um gegen diese gerichtete Antikörper zu bilden.

Weitere lymphatische Organe

Einer besonderen Beachtung bedarf noch der **lymphatische Apparat im Magen-Darmtrakt.** Er ist das größte selbständige Teilgebiet des gesamten lymphatischen Systems und soll den Organismus vor den mit der Nahrung aufgenommenen Krankheitserregern und anderen Fremdantigenen schützen. Überall in der Darmschleimhaut bis zwischen die äußersten Schleimhautzellen finden sich Lymphozyten. Besondere Ansammlungen dieser Zellen bilden sog. Solitärfollikel, die sich gruppenweise zusammenschließen können und die sog. PEYER*schen Platten* bilden. Diese finden sich besonders im oberen Teil des Dünndarms, dem Ileum.

Auch in der **Lunge** und dem **Bronchialsystem** führen Lymphgefäße zu jeweils regionären Lymphknotenstationen. Dort werden mit der Atemluft aufgenommene Antigene und Krankheitserreger unschädlich gemacht, aber auch korpuskuläre Partikel wie Ruß und Teer, gegen die das Immunsystem nicht reagiert, ausgefiltert, gespeichert und unschädlich gemacht.

Schließlich sind die **Tonsillen** – die paarigen Gaumen- und unpaarigen Rachen- und Zungenmandeln – zu erwähnen, die zusammen mit den Lymphfollikeln der Rachenschleimhaut den **lymphatischen** (WALDEYERschen) **Rachenring** bilden. Dieser hat – verglichen mit den übrigen lymphatischen Organen – insofern eine Eigenart, als die Antigene nicht nur aus der ihn durchspülenden Lymphe, sondern direkt von der Organoberfläche aufgenommen werden. Dazu eignet sich die sie überziehende Schleimhaut, die durch sog. Krypten vergrößert wird. Die in jeder Mandel vorhandenen 15 bis 20 Krypten sollen so eine Gesamtoberfläche von ca. 300 cm^2 pro Tonsille ergeben. Feingeweblich finden sich in den Mandeln Sekundärfollikel, in denen B-Lymphozyten vorherrschen und die von T-Lymphozyten ähnlich wie in den Lymphknoten umgeben sind.

Methoden zur Untersuchung des Blutes und der blutbildenden Organe

An dieser Stelle sollen nur »typisch hämatologische« Untersuchungsmethoden besprochen werden. Auf andere, wie die Blutsenkungsgeschwindigkeit (BSG), die Elektrophorese – um nur einige wenige als Beispiel zu nennen –, die zur hämatologischen Diagnostik nicht weniger wichtig sind, aber zum »allgemeininternistischen« Laborrepertoire gezählt werden müssen, soll hier nicht weiter eingegangen werden.

Als **Blutbild** (Normalwerte s. S. 19) bezeichnet man die quantitative Auflistung der verschiedenen Blutkörperchen (Leuko-, Erythro- und Thrombozyten) und die Hämoglobinmenge in der Bluteinheit (l, dl = $^1/_{100}$ l, ml = $^1/_{1000}$ l, µl = $^1/_{1000000}$ l).

Die Zahl der *Blutkörperchen* wird pro µl (= mm^3) oder pro l angegeben. Das Blut zur Blutbilduntersuchung wird meistens aus einer Armvene entnommen, seltener aus einer Fingerbeere oder einem Ohrläppchen (sog. Kapillarblut). Die Ergebnisse aus venösem und kapillärem Blut unterscheiden sich etwas. Deshalb sollte der Arzt bei öfteren Untersuchungen immer dieselbe Methode benutzen. Da Blutbilder heute in der Regel mit Zählautomaten erstellt werden, ist die Blutabnahme aus einer Vene in ein Röhrchen, das eine gerinnungshemmende Substanz enthält, üblich geworden. Nur zur Kontrolle bei stark von der Norm abweichenden Ergebnissen sollte die Untersuchung mittels der altmodischen Methode mit Mikroskop und Zählkammer wiederholt werden. Zur Ermittlung der Thrombozytenzahl dürfte diese auch heute noch die genauere Methode sein.

Zur Messung des **Hämoglobins** werden in einer Blutverdünnung die Erythrozyten zerstört und das freie Hämoglobin mit Cyanid behandelt. Das so entstandene Cyan-Hämoglobin wird dann im Photometer bei einer Wellenlänge von 540 oder 546 nm gemessen. Aus dem Ergebnis läßt sich der Hämoglobingehalt in g pro 100 ml bzw. 1 l Blut errechnen.

Der **Hämatokrit** (Hk oder HKT), der prozentuale Anteil der zellulären Bestandteile am Gesamtblut – bes. der Erythrozyten –, wurde nach der alten Methode, die auch noch immer die genauere ist, durch Zentrifugieren des Blutes in einem feinen Kapillarröhrchen bestimmt und in Teilen pro Hundert (%) angegeben. Heute wird sein Wert mit Zählmaschinen berechnet und in l/l (Liter Blutkörperchen pro Liter Blut) angegeben.

Aber auch die übrigen Daten des »roten Blutbildes« werden bei der automatisierten Zählmethode ohne großen Aufwand bestimmt und zusammen mit anderen Werten wie dem *Hämoglobingehalt des einzelnen Erythrozyten* (Hb_E oder *MCH* in pg = 10^{-12} g) oder dem *Erythrozyteneinzelvolumen* (*MCV* in μm^3), die früher mühsam berechnet werden mußten, angegeben und ausgedruckt.

Unter dem Begriff des **Differentialblutbildes** versteht man die prozentuale Verteilung der weißen Blutkörperchen im Blut. Auch für seine Bestimmung gibt es verschiedene automatisierte Zählmethoden. Diese taugen jedoch allenfalls als Suchmethode, »ob alles in Ordnung ist«. Bei dem geringsten Verdacht auf eine Blutkrankheit muß auch hier die alte mikroskopische Methode wieder herhalten: Auf einem Objektträger – einem 2,5 × 7,5 cm großen Glasplättchen – wird ein Tropfen Blut so ausgestrichen, daß die Blutzellen in *einer* Schicht nebeneinander liegen, und anschließend getrocknet. Durch spezielle Farblösungen färben sich die verschiedenen Zellen und deren Bestandteile unterschiedlich an. Die am häufigsten angewandte Routinefärbung wird nach ihrem »Erfinder« als PAPPENHEIM-Färbung bezeichnet. Im Mikroskop werden bei einer 500- bis 1000fachen Vergrößerung mindestens 100 weiße Blutkörperchen ausgezählt und der prozentuale Anteil der einzelnen Zellgruppen angegeben. Verrechnet mit der absoluten Zellzahl (pro µl) erhält man dann für die verschiedenen Leukozyten absolute Zahlenwerte. Diese sind diagnostisch oft aussagekräftiger als die Relativzahlen (in %). Die Verteilung der Leukozyten im Differentialblutbild variiert beim Gesunden zum Beispiel in Ruhe, bei körperlicher Belastung usw., kann aber häufig ein erster wichtiger Hinweis auf das Vorliegen einer Krankheit sein.

Zur Untersuchung des **Knochenmarks** stehen verschiedene Methoden zur Verfügung: Die am häufigsten angewandten sind die **Sternalpunktion** und die **Beckenkammbiopsie.** Beide Untersuchungen sind für den Patienten nicht schmerzfrei, werden jedoch in der Regel als weit weniger belastend empfunden, als ihre Beschreibung vermuten läßt. Komplikationen treten bei einer exakten Durchführung beider Methoden so gut wie nie auf, so daß sie ohne Risiko auch ambulant durchgeführt werden können.

Bei der *Sternalpunktion* wird nach örtlicher Betäubung aus der Markhöhle des Brustbeins (lat.: Sternum) mit einer speziellen Nadel, die etwa 2 bis 3 mm dick ist, und einer Spritze etwas Knochenmark gewonnen, das ähnlich wie beim Differentialblutbild auf Objektträgern ausgestrichen und mit Hilfe verschiedener Spezialfärbungen mikroskopisch ausgewertet wird. Gelegentlich wird auch aus dem Beckenkamm Knochenmark auf die gleiche Weise gewonnen, z. B. wenn nach einer Bestrahlung des Brustkorbes nicht zu erwarten ist, daß man aus dem Brustbein Knochenmark gewinnt. Bei Verwendung dieser Ausstrichtechnik kann allerdings nur eine *zytologische* Beurteilung des Knochenmarks erfolgen: Die Zelldichte, der prozentuale Anteil der einzelnen Zellen oder ob bestimmte Zellatypien zu sehen sind.

Will man jedoch eine feingewebliche *(histologische)* Untersuchung des Knochenmarks durchführen, muß aus dem Beckenkamm mittels einer Biopsie Knochenmarksgewebe entnommen werden. Auch für diese Biopsie stehen verschiedene Methoden zur Verfügung, die gebräuchlichste ist die mit der nach dem Japaner JAMSHIDI benannten Nadel. Durch ihre besondere Form kann man mit ihr ein etwa wollfadendickes zylindrisches Stück Knochenmarkgewebe gewinnen, nachdem die Nadel nach örtlicher Betäubung in den – zumeist hinteren – Beckenkamm gebohrt wurde. Dieses Stückchen Knochenmark wird in besonderer Weise aufgearbeitet, so daß man davon feine, einige µm-dicke Schnitte machen kann, die auf einen Objektträger aufgebracht und gefärbt und mikroskopisch beurteilt werden können.

Lymphknotenzytologie und -histologie: Auch vergrößerte Lymphknoten können, sofern sie leicht erreichbar unter der Haut liegen, nach einer Punktion oder nach einer operativen Entnahme zytologisch und/ oder histologisch untersucht werden. Schwieriger gestaltet sich die Entnahme bei Lymphknoten im Brust- oder Bauchraum, die mehr oder weniger zufällig bei einer Röntgen- oder Ultraschall-Untersuchung (Sonographie) als pathologisch vergrößert aufgefallen sind. Führen hier Blut- und andere klinische Untersuchungen nicht zu einer befriedigenden Erklärung, läßt sich ein operatives Vorgehen zur weiteren Diagnostik oft nicht vermeiden. Eine, wenn auch nur selten angewandte Methode zur Gewinnung von Lymphknotengewebe aus dem Bauchraum, ist die *ultraschallgeleitete Lymphknotenpunktion.*

Eine weitere Untersuchungsmethode des lymphatischen Systems besonders der Lymphknoten des Bauchraumes, die jedoch seit Einführung der **Sonographie (Ultraschall)** und der **Computertomographie (CT)** – Untersuchungsmethoden, auf die hier nicht näher eingegangen werden soll – an Bedeutung verloren hat, ist die **Lymphangioadenographie** oder kurz Lymphographie, bei der sich nach Injektion eines Röntgenkontrastmittels in ein Lymphgefäß des Fußrückens die Lymphknoten des Beckens und des Bauchraums röntgenologisch darstellen und beurteilen lassen.

Die Größe und Struktur der **Milz** lassen sich am einfachsten sonographisch untersuchen. Hier ist der Ultraschall auch – abgesehen von einigen wenigen Fragestellungen – der Computertomographie überlegen. Gegebenenfalls kann auch, am besten gezielt unter Ultraschallkontrolle, eine Punktion der Milz durchgeführt werden, um Material zur zytologischen Untersuchung zu gewinnen.

Szintigraphische Methoden zur Untersuchung der Lymphknoten und Milz wurden durch Sonographie und Computertomographie weitgehend abgelöst. Es handelt sich dabei um radiologische Verfahren, bei denen radioaktive Substanzen, die intravenös injiziert werden, sich beispielsweise in den Lymphknoten oder der Milz (zusammen mit der Leber) einlagern. Die radioaktive Strahlung wird bei dieser Methode mit einem sog. Scanner gemessen und die gewünschten Organe in einem Bild größengerecht wiedergegeben.

Durch diese »bildgebenden« Verfahren (Sonographie, Computertomographie, Lymphographie und Szintigraphie) können allenfalls Größe und Struktur (z. B. dicht oder aufgelockert) der untersuchten Organe, nicht jedoch deren feingeweblicher Aufbau untersucht und dargestellt werden.

Die verschiedenen Leukämien

Einteilung der Leukämien

Eingangs wurde gezeigt, daß man zwischen lymphatischen und myeloischen sowie zwischen akuten und chronischen Leukämien unterscheidet. Die eine Einteilungsweise bezieht sich auf die Herkunft der pathologischen, im Blut vermehrten Zellen, die andere auf die Verlaufsform der jeweiligen Leukämieerkrankung. Da aber eine akute Leukämie nicht die akute Verlaufsform einer chronischen und eine chronische Leukämie nicht die chronische Verlaufsform einer akuten ist – wie man nach dieser Einteilung fälschlicherweise annehmen könnte –, wäre eine Einteilung nach den Krankheitsursachen (Ätiologie) und den Entstehungsmechanismen (Pathogenese) der jeweiligen Erkrankung sinnvoller, wenn man mehr darüber wüßte. Auf das, was man bisher weiß oder vermutet, wird auf S. 40 ff eingegangen. Bislang jedoch wird mangels exakter Kenntnisse über die Ätiologie und Pathogenese der einzelnen Leukämien an einem weitgehend herkömmlichen Einteilungsschema festgehalten, welches *klinische, morphologische, zytochemische* und neuerdings auch *immunzytologische* und *zytogenetische Kriterien* berücksichtigt.

Aufgrund des klinischen Bildes und der morphologischen Befunde wird die *akute lymphatische* (oder *lymphoblastische*) *Leukämie* **(ALL)** von der *chronischen lymphatischen Leukämie* **(CLL)** und die *akute myeloische Leukämie* **(AML)** von der *chronischen myeloischen Leukämie* **(CML)** unterschieden.

Einteilungskriterien der Leukämien

Klinische Kriterien beinhalten den klinischen (körperlichen) Untersuchungsbefund (z. B. Lymphknotenvergrößerungen, Milz- und Lebergröße, Hautverfärbungen u. a.), sowie die Beobachtung des Krankheitsverlaufs und die Bewertung bestimmter Laborbefunde.

Morphologische Kriterien subsummieren die mikroskopische Betrachtung der Zellen in Blutausstrich und Knochenmarkspräparat. Werden gleichzeitig verschiedene Färbemethoden mit chemischen Substanzen angewandt, die mit einzelnen für bestimmte hämatopoetische Zellen charakteristischen Enzymen reagieren, ist eine zusätzliche Beurteilung nach *zytochemischen Kriterien* möglich. So ist die Aktivität der alkalischen Leukozytenphosphatase (ALP) bei der chronischen myeloischen Leukämie erniedrigt oder gar nicht mehr nachweisbar, während sie bei den akuten Leukämien und den sog. myeloproliferativen Erkrankungen (s. S. 119) erhöht gefunden wird. Bei den akuten Leukämien sind im allgemeinen drei zytochemische Nachweismethoden ausreichend: Der Nachweis der Myeloperoxidase (POX), der α-Naphthyl-AS-D-Azetat-Esterase (NASDA) und der Perjodsäure-Schiff-Reaktion (PAS). Diese Kriterien sind Grundlage der gegenwärtig fast allgemein benutzten *FAB*-(**F**rench-**A**merican-**B**ritish-)*Klassifikation* zur Einteilung der akuten Leukämien (Tab. 2).

Ergänzt werden diese biochemischen Charakteristika durch **immunzytologische Kriterien:** Monoklonale [sehr spezifische, in Gewebekulturen (= in-vitro) hergestellte] Antikörper reagieren mit Oberflächen-, Zytoplasma- und Kernantigenen von hämatopoetischen Zellen und charakterisieren mit großer Zuverlässigkeit die Entwicklungsstadien und den vorherrschenden Zelltyp einer Leukämiezellpopulation. So kann die akute lymphatische Leukämie zusätzlich in Untergruppen (B-Zell-, T-Zell- oder Null-ALL) eingeteilt werden, die für die spätere Behandlung der einzelnen Kranken bedeutsam sind. **Zytogenetische Kriterien** bzw. Befunde korrelieren bei den akuten Leukämien häufig sehr gut mit zytochemischen und immunzytologischen. Daher und vor allem wegen des hohen Zeitaufwandes – das Ergebnis einer Chromosomenanalyse ist meist erst nach ca. vier Wochen verfügbar – spielen sie bei der Erstdiagnose keine entscheidende Rolle. Lediglich bei der chronischen myeloischen Leukämie, bei der häufig zur Zeit der Diagnosestellung keine dringende Behandlungsnotwendigkeit besteht, kann durch den Nachweis des Philadelphia-Chromosoms eine manchmal mit den klassischen Methoden nicht ganz einfache Abgrenzung zu anderen myeloproliferativen Erkrankungen (s. S. 119) erfolgen. Bei den akuten Leukämien hat die zytogenetische Diagnostik einen hohen Stellenwert bei der Beurteilung einer Remission und zum Nachweis einer residuellen Leukämie oder eines Rezidivs (s. S. 89).

Tab. 2 **Klassifizierung der akuten Leukämien**

Bezeichnung			Zytochemie			
FAB	herkömmlich	Zellen	Peroxydase Sudanschwarz	NASDA	NASDA NaF-Inh.	PAS
M_1	akute myeloblastische Leukämie (AML) ohne Reifezeichen	groß, regelmäßig	+	–	+	–/+
M_2	akute myeloblastische Leukämie mit Reifezeichen	sehr groß	+++	++	++	+
M_3	akute Promyelozytenleukämie	sehr groß	+++	++	++	+
M_4	akute Meyelomonozytenleukämie	wie $M_2 + M_5$ mit jeweils mind. 20% im Knochenmark oder peripheren Blut	++	+++	++/+	++/+
M_5	akute Monozytenleukämie	groß, oft gelappt	+/–	–++	+/–	++/+
M_6	akute Erythroleukämie	groß, bizarr, rund-oval	–	––	+/–	+++
M_7	Megakaryozytenleukämie	sehr variabel	+	–	–	+/–
L_1	akute lymphatische Leukämie ALL	klein, uniform	–	+–	+/–	+++
L_2	ALL	wechselnd groß	–	+–	+/–	+++
L_3	ALL vom Burkitt-Typ	groß, uniform	–	+–	+/–	+++
–	akute undifferenzierte Leukämie	oft ähnlich L_1, L_2, L_3	–	–	–	–

\+ > 3% positive Zellen
–+ > 25% positive Zellen
+++ > 50% positive Zellen

NASDA = Naphthol-AS-D-Acetatesterase
NaF-Inh. = Natriumfluorid-Hemmung

Häufigkeit von Leukämieerkrankungen

In Mitteleuropa erkranken pro Jahr etwa 40 bis 50 unter einer Million Menschen an einer Leukämie. Diese **Morbidität**szahlen weisen in den einzelnen Ländern starke Schwankungen auf. Da es in den verschiedenen Ländern keine generelle Meldepflicht für Krebserkrankungen gibt – auch in Deutschland wird das sog. Krebsregister in den einzelnen Bundesländern sehr unterschiedlich gehandhabt – basieren diese Zahlen auf den jeweiligen **Mortalität**szahlen, wobei die Anzahl der Erkrankten der der an einer bestimmten Leukämie Verstorbenen gleichgesetzt wird. Da aber gerade Patienten mit chronischen Leukämien häufig nicht an der Leukämie, sondern an anderen Erkrankungen sterben, andererseits aber die Dauer der einzelnen Erkrankungen unterschiedlich ist, müssen diese Zahlen mit gewisser Vorsicht interpretiert werden. Unter den Leukämieerkrankungen entfallen etwa 50% auf akute und jeweils ungefähr 25% auf chronische lymphatische und chronische myeloische Leukämien. Nach verschiedenen Statistiken der letzten Jahrzehnte scheint die Häufigkeit der Leukämieerkrankungen zuzunehmen, in den höher zivilisierten Ländern offenbar rascher als in der »Dritten Welt« und die akuten Leukämien stärker als die chronischen. Von diesem Anstieg sind besonders ältere Personengruppen mit einem Maximum zwischen dem 75. und dem 85. Lebensjahr betroffen. Diese Beobachtung hängt sicherlich teilweise mit dem veränderten Altersaufbau der Bevölkerung, zum Teil aber auch mit medizinischen Faktoren (besserer statistischer Erfassung, verbesserter ärztlicher Versorgung und Diagnostik) zusammen. Schließlich muß auch bedacht werden, daß die Bevölkerung in den Industriestaaten vermehrt unterschiedlichen Umwelteinflüssen ausgesetzt ist, welche die Entstehung von Leukämieerkrankungen begünstigen (Strahlenbelastung, chemische Noxen etc., s. S. 43 ff).

Geschlechts- und Altersverteilung

Bei allen Leukämieformen erkrankt das männliche Geschlecht häufiger als das weibliche (ca. 60%, sogar 70% bei der chronischen lymphatischen Leukämie). Mit zunehmendem Erkrankungsalter verschiebt sich diese Relation noch weiter zuungunsten der Männer.

Sehr selten sind angeborene Leukämien. In der Fachliteratur wurden bislang 60 derartige Erkrankungsfälle mitgeteilt, zur überwiegenden Mehrzahl akute myeloische Formen. Ein erster Häufigkeitsgipfel aller Leukämien liegt zwischen dem zweiten und fünften Lebensjahr. In diesem jugendlichen Alter herrscht die akute lymphatische Leukämie vor. Sie ist mit 75% die Leukämie der Kindheit und der Jugend, im Erwachsenenalter macht sie nur noch ca. 20% der Krankheitsfälle aus. Dagegen findet sich die chronische myeloische Leukämie im Kindesalter nur in 2% der Fälle, nimmt dann bis zum Ende des fünften Lebensjahrzehnts kontinuierlich zu, um dann wieder seltener zu werden. Die chronische lymphatische Leukämie kommt in der Kindheit praktisch gar nicht vor, ist in der Jugend sehr selten, nimmt ab der zweiten Hälfte des vierten Lebensjahrzehnts stetig zu, so daß sie jenseits des 60. Lebensjahres etwa zwei- bis viermal so häufig ist wie die chronische myeloische Leukämie. Die akute myeloische Leukämie ist in der Kindheit und Jugend, zwar viel seltener als die akute lymphatische Leukämie, aber dennoch die zweithäufigste Leukämieform. Sie erreicht ihr Maximum in der zweiten Hälfte des zweiten Lebensjahrzehnts und nimmt dann nach älteren Statistiken bis zum hohen Alter langsam ab. Mit der in letzter Zeit beobachteten neuerlichen Zunahme aller Leukämieformen zeigt sich dagegen ein steiler Anstieg der akuten myeloischen Leukämie vor allem ab dem 50. Lebensjahr.

Ethnische und geographische Faktoren

Geographische Besonderheiten sind offenbar mit ethnischen Faktoren gekoppelt. So ist beispielsweise die chronische lymphatische Leukämie im ganzen Orient, bei Chinesen und Japanern, und in Afrika selten: Bantu-Neger in Südafrika erkranken weniger häufig an einer chronischen lymphatischen Leukämie als die weiße Bevölkerung im gleichen Gebiet. Dagegen scheinen beispielsweise Juden für die chronische lymphatische Leukämie besonders anfällig zu sein: So zeigte eine aus den 40er Jahren stammende Studie aus Brooklyn, daß die dort lebenden Juden etwa doppelt so häufig an Leukämien erkranken wie die übrige Bevölkerung. Bei der asiatischen und schwarzen Bevölkerung der USA treten dagegen alle Leukämieformen seltener auf als beim weißen Bevölkerungsanteil.

Wie entsteht eine Leukämie?

Störung der Steuermechanismen

Normalerweise werden in unserem Organismus absterbende Zellen durch neue ersetzt. Es werden nicht mehr neue Zellen gebildet, als zugrunde gehen. Die Zellen teilen sich (proliferieren) und reifen aus (differenzieren) dem Bedarf entsprechend. Dieses *Fließgleichgewicht* (»steady state«) wird dadurch aufrecht erhalten, daß die Zellneubildung durch bestimmte Hemmfaktoren gebremst wird, sobald das Defizit ausgeglichen ist. Dieser Steuerungsvorgang wird als *»negativer Feedback«* (= negative Rückkopplung) bezeichnet. So regeneriert sich unser Körper immer wieder neu, die verschiedenen Organe unterschiedlich schnell. Das läßt sich auch auf das Knochenmarksorgan übertragen, wo – je nach Notwendigkeit – so viele Blutkörperchen nachgebildet wie benötigt werden: bei Entzündungen beispielsweise mehr Leukozyten, bei Blutverlust mehr Erythrozyten und Thrombozyten. Sobald der »Normalzustand« erreicht ist, werden wieder weniger Zellen produziert: so viele, wie normalerweise pro Zeiteinheit »aus Altersgründen« verschwinden.

Dieses quantitative Gleichgewicht ist bei Patienten mit Leukämien oder Tumoren gestört. Die kranken Zellen haben die Fähigkeit verloren, den notwendigen Reifungsschritt von einer »Teilungszelle« in eine »Funktionszelle« zu tun. Sie verharren im Stadium der Teilungsfähigkeit. Doch teilen sie sich letztendlich seltener und langsamer als ihre gesunden Vettern im gleichen Reifungsstadium. Sie sind eben krank und mit vielen Defekten behaftet. Sie sind funktionell insuffizient. Dadurch wird ihre Lebensdauer teilweise sogar verlängert. Bei Kranken mit einer chronischen myeloischen Leukämie ist beispielsweise die Gesamtmenge der im Organismus vorhandenen Granulozyten auf das 10- bis 20fache der Norm gesteigert: Die ausgereiften Granulozyten verweilen im peripheren Blut bis zu 26 Tagen gegenüber normalerweise nur sechs bis acht Stunden. Als Ursache wird auch hier eine Störung der Funktions- und Regulationsmechanismen angenommen.

Der grundlegende Unterschied zwischen akuten und chronischen Leukämien liegt darin, daß bei den Kranken mit akuten Leukämien die pathologischen Zellen nicht ausreifen können. Bei ihnen findet sich dann ein monotones Bild gleicher unreifer Zellen in Blut und Knochenmark, während bei der chronischen myeloischen Leukämie bei starker Vermehrung der unreifen Vorstufen mehr oder weniger alle Reifungsstufen der Granulozytopoese bis hin zu ausgereiften Granulozyten im Blut vertreten sind oder bei der chronischen lymphatischen Leukämie fast ausschließlich ausgereifte Lymphozyten.

Da die Vermehrung und Ausdifferenzierung der Granulozyten in Abhängigkeit von Wachstumsfaktoren (CSF etc., s. S. 21 ff) erfolgt, könnte es sein, daß CSF-produzierende Zellen beispielsweise bei der chronischen myeloischen Leukämie weniger empfindlich auf eine zu postulierende Hemmung durch reife Granulozyten reagieren oder daß leukämische Granulozyten nicht in der Lage sind, Hemmfaktoren, sog. Inhibitoren, für CSF-produzierende Zellen zu bilden bzw. abzugeben. Bei der akuten myeloischen Leukämie werden solche Inhibitoren wahrscheinlich wegen der mangelhaften Zellausreifung gar nicht gebildet.

Ursache für diese vermuteten Regulationsstörungen, die zu einer Leukämie führen, können beispielsweise erworbene Veränderungen am Erbmaterial, also den Genen, welche Stoffwechsel und Funktion der Zellen regeln, einer oder mehrerer hämatopoetischer Stammzellen sein. Da sich diese genetischen Veränderungen nicht an Geschlechts- sondern an bereits determinierten, d. h. auf ihre späteren Funktionen schon festgelegten Körperzellen ereignen, spricht man von einer »somatischen Mutation«. Am besten bekannt ist eine solche genetische Alteration bei Patienten mit einer chronischen myeloischen Leukämie: 1960 wurde bei ihnen das später so genannte *Philadelphia-Chromosom* (Ph^1-Chromosom) beschrieben. Bei diesem Chromosom der Ordnungs-Nr. G-22 erscheint der »lange Arm« verkürzt. Später fand man heraus, daß das fehlende Stück auf ein Chromosom C-9 übertragen wurde und das Chromosom G-22 statt dessen ein Stück vom langen Arm von C-9 erhielt. Einen solchen Vorgang, der bei Zellteilungen relativ häufig vorkommt, nennt man *reziproke Translokation.*

Der Nachweis eines Ph^1-Chromosoms in Knochenmarkszellen ist beweisend für das Vorliegen einer chronischen myeloischen Leukämie

Inzwischen wurden auch für andere Leukämien derartige *chromosomale Aberrationen* beschrieben, die aber nicht so regelhaft nachzuweisen sind wie das Philadelphia-Chromosom bei den Patienten mit einer chronischen myeloischen Leukämie.

Als Ursache dieser im Laufe des Lebens erworbenen chromosomalen Aberrationen werden Fehler bei der DNS-Replikation, der Verdoppelung des Erbmaterials in der S-Phase des Zellzyklus (s. S. 168), angesehen. Normalerweise werden solche Fehler durch intrazelluläre Reparaturmechanismen in der G2-Phase behoben. Bei den meisten Genen, die keinen Einfluß auf die Zellproliferation haben, sondern lediglich Funktionsabläufe der

Zelle steuern, sind die Folgen mangelhafter Reparaturen wenig gravierend. Fatal kann es allerdings dann werden, wenn chromosomale Aberrationen bestimmter Gene, welche Zellstimulation, Proliferation oder den Zelltod steuern, nicht entdeckt und repariert werden. Auf ein anderes Chromosom übertragen und aus ihrer Nachbarschaft entfernt, werden solche Gene den Steuerungsmechanismen ihrer Funktion entzogen, was zu einer Dauerstimulation und -proliferation führen kann, so daß u. a. der programmierte Zelltod ausbleibt. Solche Gene werden als *Onkogene* bezeichnet – ein in diesem Zusammenhang irreführender Begriff, weil es sich nicht um »Krebsgene«, sondern um Gene handelt, die unter normalen Bedingungen wichtige Funktionen im Rahmen der Proliferations- und Differenzierungsvorgänge erfüllen und nur dann *onkogen,* was hier »Krebs erzeugend« heißt, wirken, wenn ihre strukturelle Integrität so verändert ist, daß sie den ihnen obliegenden Steuerungsvorgängen nicht mehr nachkommen können*.

In dem Bemühen, die Mechanismen der Krebs- und Leukämieentstehung zu ergründen, wurden zahlreiche nur erdenkliche Beziehungen zu verschiedenen Einflüssen geprüft, die als unmittelbare Ursache oder – mittelbar – zumindest als Kofaktoren der Krankheitsentstehung in Frage kommen könnten. Besonders diskutiert werden gegenwärtig genetische Faktoren sowie chemische und physikalische Umwelteinflüsse, aber auch die Beteiligung von Viren an der Entstehung von Krebs und Leukämien.

Genetische Faktoren

An dieser Stelle soll nicht über genetische Veränderungen wie somatische Mutationen und andere chromosomale Aberrationen gesprochen werden, von denen oben die Rede war und die – durch welche Einflüsse auch immer – erst im Laufe des Lebens entstanden sind. Vielmehr sind hier **angeborene genetische Faktoren** gemeint.

Obwohl verschiedene Beobachtungen, wie beispielsweise Berichte über familiäre Leukämiehäufung, auf konstitutionelle bzw. genetische Faktoren bei der Leukämieentstehung hindeuten, ließen sich konkrete Zusammenhänge bislang nur selten erkennen. Statistisch gesichert ist vor allem die Häufung von Leukämie bei Menschen mit Mongolismus. Bei dieser Erkrankung, der eine G-21-Trisomie zugrunde liegt, werden akute Leuk-

* Ausführlich sind diese Mechanismen dargestellt in: Krebs – Entstehung und Vorbeugung von A. Anders und H.-J. Altheide bei TRIAS.

ämien bis zu 20mal häufiger beobachtet als in der übrigen Bevölkerung. Dabei ist bemerkenswert, daß es sich bei der *angeborenen Leukämie* mongoloider Kinder meist um akute myeloische Leukämien handelt, bei einem *späteren Auftreten* der Leukämie dagegen in der Regel um akute lymphatische Leukämien. Eindrucksvoll wird auch der Einfluß genetischer Faktoren für die Entstehung von Leukämien bei eineiigen Zwillingen deutlich: Erkrankt *ein* Zwilling an einer Leukämie ist für den anderen Zwilling das Leukämierisiko um das Vierfache höher. Auch bei Geschwistern an Leukämie erkrankter Kinder soll das Leukämierisiko 2,5- bis 4mal höher liegen als bei nicht verwandten Personen. Selbstverständlich müssen in derartigen Statistiken aber äußere leukämogene Einflüsse (Umweltfaktoren), die ebenfalls ursächlich in Betracht kommen können, ausgeschlossen werden.

Umweltfaktoren

Radioaktive und Röntgenstrahlung (»ionisierende Strahlung«)

Anfang der 50er Jahre stellte man bei den Überlebenden der Atombombenexplosionen in Hiroshima und Nagasaki eine deutlich zunehmende Häufigkeit von Leukämieerkrankungen fest. Etwa acht bis zehn Jahre nach den Explosionen erreichte die Erkrankungsrate ihren Höhepunkt, um dann wieder abzunehmen. Da die Häufigkeit der Erkrankungen abhängig war von der Entfernung der Betroffenen vom Hypozentrum der Bombenexplosionen und mit zunehmendem Abstand abnahm, muß die Leukämiezunahme in einem direkten, dosisabhängigen Zusammenhang mit der Strahlenbelastung stehen. Diese Annahme wurde in den Folgejahren durch verschiedene weitere epidemiologische Untersuchungen bestätigt: In den USA war die *Leukämiehäufigkeit bei Röntgenärzten* zwischen 1929 und 1948 acht- bis zehnmal höher als bei röntgenologisch nicht tätigen Ärzten; in den folgenden Jahren sank die Leukämierate auf das Vier- bis Fünffache über der Kontrollgruppe ab – eine Beobachtung, die wahrscheinlich auf verbesserte Strahlenschutzbedingungen zurückzuführen waren. Auch bei therapeutisch bestrahlten Patienten mit einer *Bechterew'schen Erkrankung* fand sich eine von der verabfolgten Strahlendosis abhängige Leukämiehäufigkeit. Schließlich sollen noch Untersuchungen an Arbeitern in atomtechnischen Betrieben, beispielsweise in Fabriken für Leuchtzifferblätter für Uhren oder in Werften, welche atombetriebene Schiffe mit »Brennstoff« beladen oder reparieren, erwähnt werden: Auch hier fand sich eine zu der verabreichten Strahlendosis proportional gesteigerte Leukämierate. Das wichtigste Ergebnis bei allen diesen Untersuchungen war, daß selbst kleine und kleinste Dosen von Röntgen- und anderen ionisierenden Strahlen die Entstehung von Leukämien begünstigen, wenn nicht gar auslösen können. Immer häufiger steht die Leukämieentstehung durch Niedrigststrahlung im öffentlichen Interesse und zur Diskussion, wenn beispielsweise in der Umgebung von Atomkraftwerken eine Häufung von Leukämiefällen beobachtet wird. Es gilt heute als erwiesen, daß ionisierende Strahlen somatische Mutationen, also chromosomale Veränderungen, im Bereich der Blutstammzellen hervorzurufen vermögen, die dann letztendlich eine Leukämie zur Folge haben können. Eine harmlose Schwellendosis für ionisierende Strahlen gibt es nicht. Doch bekommt man zwar nicht gleich eine Leukämie, wenn man einmal geröntgt wird, allerdings wird inzwischen von (fast) allen Ärzten eingesehen, daß auch Untersuchungen mit Hilfe von Röntgenstrahlen auf das wirklich notwendige Maß reduziert werden müssen.

Nichtionisierende Strahlen

Nur ein kleiner Teil der uns umgebenden energiereichen Strahlung ist ionisierend und bildet damit die Grundlage für das, was man im engeren Sinn als Radioaktivität bezeichnet. Doch sind die Menschen der Industriestaaten inzwischen einer kaum noch übersehbaren Menge von nichtionisierenden Strahlen unterschiedlicher Energie, Frequenz und Wirkung ausgesetzt. So hat in jüngster Zeit ein Bericht der US-amerikanischen Umweltbehörde EPA über das erhöhte Krebsrisiko durch *elektromagnetische Felder* Aufsehen und Unruhe ausgelöst. Dieser Bericht stützt sich auf 30 arbeitsmedizinische Studien vorwiegend an Arbeitern in der Elektro- und Elektronikindustrie. Erstmals wurde die Frage nach der Gesundheitsgefährdung durch elektromagnetische Strahlung schon 1979 aufgeworfen, als beobachtet wurde, daß Kinder, die in der Nähe von Stromtrassen wohnen, zwei- bis dreimal häufiger an Leukämien, Lymphomen oder Tumoren des Zentralnervensystems erkrankten als Kinder in »unbelasteten« Wohngebieten. Auch andere Beobachtungen in Frankreich und England an »Elektroarbeitern« scheinen diese Befunde zu untermauern, während Kritiker vor allem aus dem Bereich der Energieversorgungsunternehmen die Ergebnisse anzweifeln und andere Umweltfaktoren als Ursache ansehen. Da inzwischen auch in Tierversuchen und in Gewebekulturen durch die Einwirkung elektromagnetischer Felder Zellveränderungen, besonders an den Zellmembranen, beobachtet wurden, wird es immer wahrscheinlicher, daß schwere chronische oder sogar bösartige Krankheiten durch »Elektrosmog« ausgelöst werden können.

Die Diskussion um dieses Problem zeigt grundsätzliche Schwierigkeiten auf, die zu überwinden sind, wenn Kausalzusammenhänge zwischen der Entstehung bestimmter Krankheiten und zunächst hypothetischen Ursachen bewiesen oder zumindest wahrscheinlich gemacht werden sollen.

Virusgenese

Die Annahme, daß Leukämien beim Menschen wie bei einigen Tieren, beispielsweise bei Mäusen, Katzen, Rindern und Hühnern, durch Viren hervorgerufen sein könnten, ist – abgesehen von einer Ausnahme – eine bis heute nicht bewiesene Hypothese. Beim Menschen sind Leukämien – wie epidemiologische Untersuchungen zeigen konnten – keine übertragbaren Krankheiten: Kinder von Müttern, die während der Schwangerschaft an Leukämie erkrankt waren, erkranken nicht häufiger als andere Kinder an Leukämie, ebensowenig Ehe- oder Lebenspartner von Leukämiepatienten oder Menschen, denen – versehentlich – Blut von Leukämiekranken übertragen wurde. Lediglich bei der chronischen lymphatischen Leukämie wurde vereinzelt eine familiäre Häufung gesehen, die jedoch wahrscheinlich genetisch bedingt ist. Dennoch hat es den Anschein, daß bei der Entstehung bestimmter Leukämien Viren ursächlich eine Rolle spielen. Dies konnte insbesondere für das *HTLV-I* (**H**uman **T**-Cell **L**eukemia **V**irus) aufgrund epidemiologischer Studien wahrscheinlich gemacht werden. Das Virus – ein Retrovirus – ist endemisch in Teilen Japans, Afrikas und in der Karibik. Dennoch erkrankt nur einer von tausend mit dem Virus Infizierten an einer T-Zell-Leukämie.

Grundlagen der Leukämiebehandlung

Die Behandlung von Patienten mit Leukämie besteht gegenwärtig in erster Linie in einer Chemotherapie mit *Zytostatika.* Alle anderen Behandlungsmöglichkeiten, wie etwa die Strahlentherapie, die in der Krebsbehandlung noch immer ein große Rolle spielt, oder die *Knochenmarktransplantation,* bei der sich gerade in den letzten Jahren durch neue Techniken viel verbessert hat, treten dahinter an Bedeutung weit zurück. Ein ganz neuer Aspekt in den Behandlungsmöglichkeiten eröffnet sich mit der Anwendung von *Zytokinen* (s. S. 69 f), wobei allerdings große, anfänglich sicherlich überzogene Hoffnungen bisher noch nicht in jeder Beziehung in Erfüllung gegangen sind.

Die verschiedenen Behandlungsmöglichkeiten von Leukämiekranken konkurrieren nicht gegeneinander, sondern ergänzen sich. So wie Krankheiten immer ein individuelles Ereignis sind, bei deren Entstehung, Ausprägung und Verlauf außer den üblichen pathophysiologischen Abweichungen die biographische Vorgeschichte des einzelnen Kranken, seine seelischen Eigenheiten und sein spezielles soziales Umfeld mit eingehen, so werden auch die Therapie jedes Patienten und ihre Wirksamkeit durch dessen spezielle persönliche Eigenheiten bestimmt. Die im folgenden unterbreiteten therapeutischen Maßnahmen können daher nur grobe Hinweise sein. Es ist die eigentliche Aufgabe des behandelnden Arztes, für jeden Kranken einen Therapieentwurf zu schneidern, der dessen konkreten persönlichen Bedürfnissen angemessen ist. Dabei muß vor allem auch immer die Relation zwischen dem erhofften Therapieerfolg auf der einen und der Beeinträchtigung der Lebensqualität durch Nebenwirkungen der Behandlung auf der anderen Seite in Betracht gezogen werden.

Zytostatische Therapie

Unter dem Sammelbegriff *Zytostatika* werden alle jene Substanzen verstanden, die in geeigneter Menge verabreicht die Fähigkeit haben, die Vermehrung der Zellen zu hemmen. Leider ist es bisher noch nicht gelungen, ein Zytostatikum zu entwickeln, das nur pathologische und nicht auch gesunde Zellen trifft. So ist jede zytostatische Behandlung mit mehr oder weniger starken Nebenwirkungen belastet.

Die Ära der Zytostatika begann nach dem zweiten Weltkrieg, als die therapeutische Wirksamkeit des *Stickstofflosts,* eines Kampfgases aus dem ersten Weltkrieg, bei der Lymphogranulomatose (Morbus Hodgkin) erkannt wurde. Ebenfalls 1946 wurde über erste Behandlungserfolge mit *Äthylurethan* bei der chronischen myeloischen Leukämie berichtet. Der nächste bedeutende Schritt war die Einführung von Folsäureantagonisten – Medikamenten, die die Wirkung des Vitamins Folsäure hemmen (s. S. 49) – in die Therapie der akuten Leukämien. Seither hat eine große Zahl zytostatisch wirkender Stoffklassen Eingang in die Klinik gefunden. Darüber hinaus wurden viele Tausende chemischer Verbindungen in Tierversuchen auf ihre mögliche zelltoxische Wirkung überprüft.

Einteilung und Wirkungsweise der Zytostatika

Die klinisch verwendeten Zytostatika können nach verschiedenen Unterscheidungsmerkmalen in verschiedene Gruppen eingeteilt werden: chemische Struktur, biochemische Wirkungsweise, Herkunft der einzelnen Substanzen usw. Da aber die biochemische Wirkungsweise – sofern man sie überhaupt im Detail kennt – der einzelnen Stoffe in den unterschiedlichen Gruppen nicht immer einheitlich ist, bzw. manche Stoffe an unterschiedlichen Stellen des Stoffwechsels eingreifen, hat jede Einteilung zwangsläufig etwas Künstliches bzw. Unnatürliches und gibt nur beschränkt die »wahren« Zusammenhänge wieder. Da alle Zytostatika im Generationszyklus der Zellen, wie er auf S. 168 ff dargestellt ist, eingreifen, macht man sich die Wirkungsweise der Zytostatika am besten an diesem Stoffwechselschema klar. Daraus ergibt sich dann ein Einteilungsprinzip, das sowohl Herkunft als auch Wirkungsweise der einzelnen Substanzen berücksichtigt (Abb. 8, S. 48):

In der *G1-Phase* des Generationszyklus, in der Bausteine (Nukleinsäuren und Proteine) und Enzyme für die folgende S-Phase produziert und gesammelt werden, sind besonders **Folsäureantagonisten** und **Antimetabolite** wirksam. Dabei handelt es sich um Analoge der *Folsäure* bzw. verschiedener Bausteine der *Nukleinsäuren:* Analoge sind chemisch nur ganz geringfügig veränderte Substanzen, die zwar – wie Kuckuckseier – in den Stoffwechsel eingeschleust werden, dort aber nicht die Funktion der ursprünglichen, unveränderten Substanz übernehmen können und so den Metabolismus der Zellen grundlegend stören. Dazu genügen zum Beispiel lediglich der Einbau von Schwefel- oder Fluormolekülen in Nukleinsäuren, um die spätere Synthese von DNS und RNS nachhaltig zu behindern (Abb. 9, S. 49). Während der G1-Phase werden diese »gefälschten« Nukleinsäuren in den RNS-Strang bzw. während der *S-Phase* in den DNS-Strang eingebaut. Wegen der auf diese Weise bewirkten molekularen Veränderungen der angebotenen Bausteine können die RNS und DNS nicht korrekt aufgebaut wer-

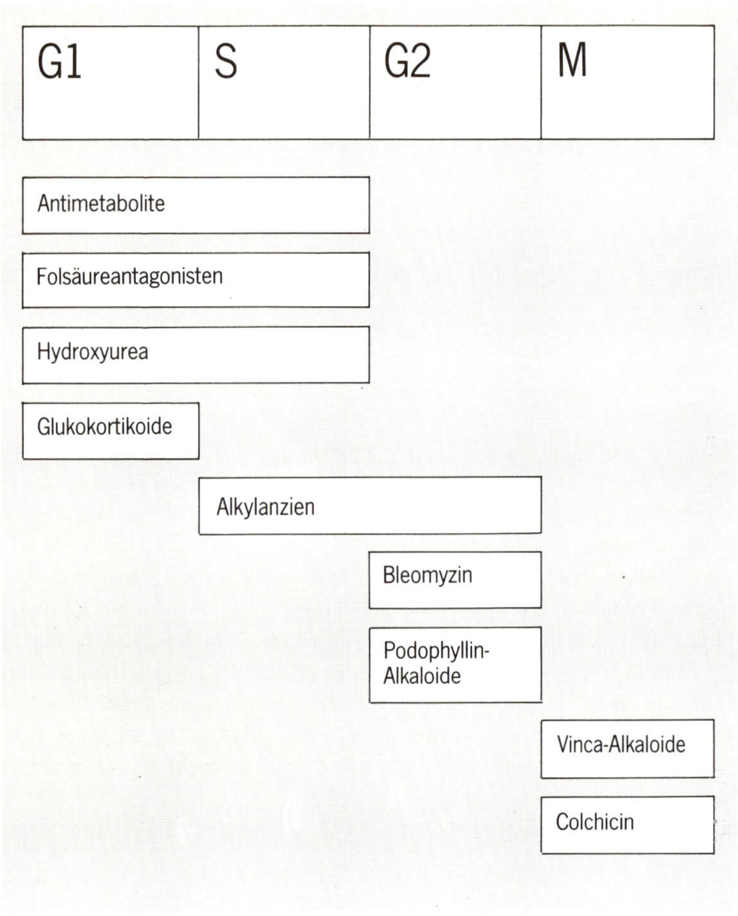

Abb. 8 Angriffspunkte antineoplastischer Substanzen im Generationszyklus der Zellen

den, wodurch dann mehr oder weniger alle Funktionen der betroffenen Zelle wie etwa auch die Eiweißsynthese, grundlegend gestört werden.

Das Vitamin *Folsäure* ist notwendig für die Biosynthese der Nukleinsäuren. Auch hierbei genügen geringfügige chemische Veränderungen an nur zwei Stellen des Moleküls, um störend in den Stoffwechsel einzugreifen, bzw. diesen zu behindern (Abb. 9).

Auch die **alkylierenden Substanzen** greifen in der S-Phase des Generationszyklus ein, indem sie Alkylreste (chemisch: $-C_nH_{2n+1}$) an die

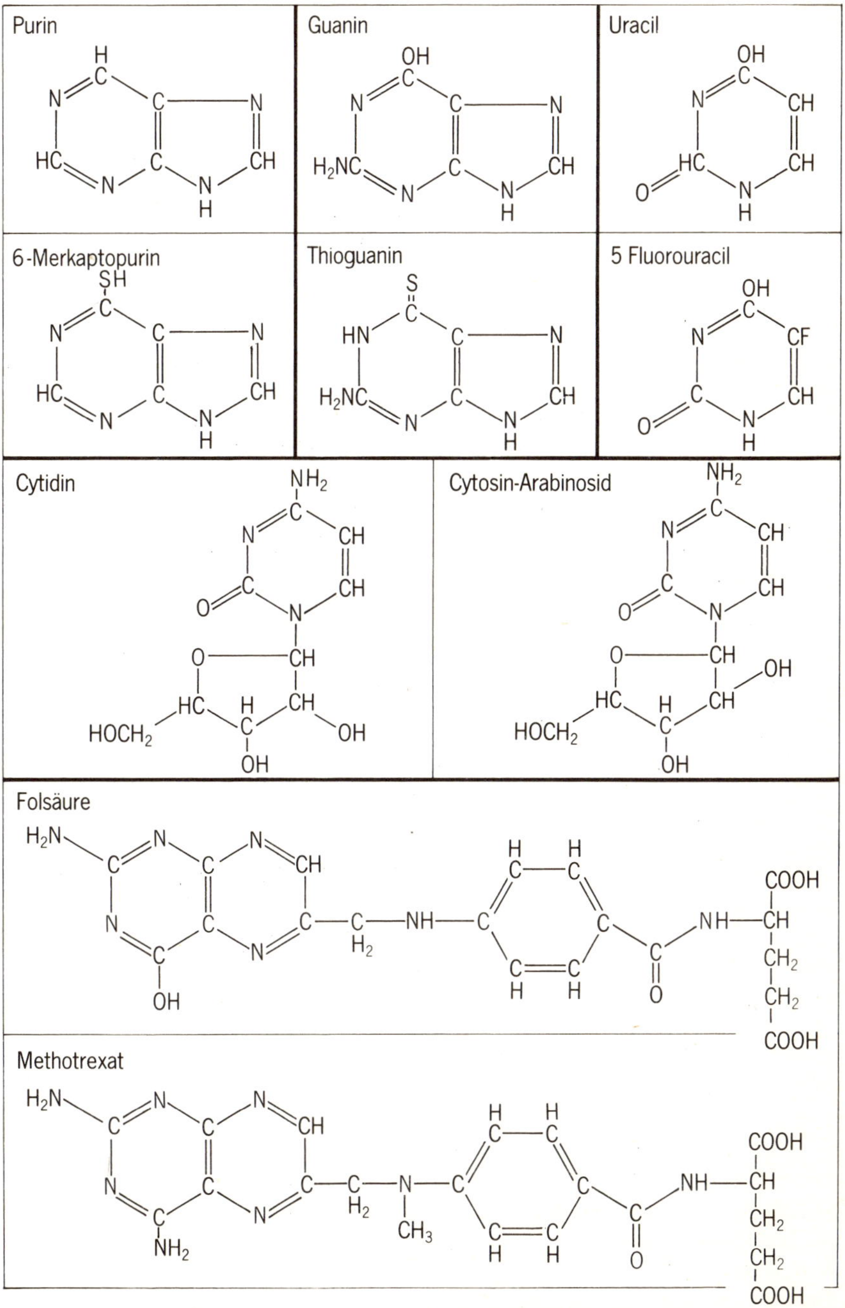

Abb. 9 Die Strukturformeln von Antimetaboliten und Folsäureantagonisten und ihren physiologischen Vorbildern

DNS-Stränge anlagern. Dadurch kommt es u. a. zu einer Störung im Gefüge der Nukleinsäuren, die dann zu Chromosomenabspaltungen und -translokationen führt.

In der *G2-Phase* verhindern bestimmte Substanzen, voran das Medikament *Bleomycin,* eine Reparatur der geschädigten DNS. Diese Substanz gehört in die Gruppe der **zytostatischen Antibiotika,** einer Gruppe von Antibiotika, die nicht nur das Bakterienwachstum hemmen, sondern auch einen gewissen wachstumshemmenden Einfluß auf Warmblütlerzellen haben. Bei manchen dieser Arzneimittel ist die zytostatische Wirkung so groß, daß ihr antibakterieller Effekt dem zytostatischen gegenüber sogar zu vernachlässigen ist. Soweit man bisher weiß, wird durch diese Substanz nicht die DNS-Synthese gestört, weshalb sie auch weniger krebserregend sein sollen als andere – zum Beispiel alkylierende – Zytostatika. Vielmehr gehen sie eine sog. Komplexbildung mit der DNS ein, wodurch diese chemisch getarnt (»verkleistert«) und so die Bildung von RNS gehemmt wird. Das führt dann dazu, daß – auch während der anderen Phasen des Generationszyklus – wichtige Informationen des Zellkerns die übrige Zelle nicht mehr erreichen können.

Während der *Mitose* hemmen vor allem **pflanzliche Zytostatika** die Zellteilung, indem sie in der Metaphase der Zellteilung die Spindelbildung blockieren. Das aus der Herbstzeitlose gewonnene *Colchicin,* das am längsten bekannte Zytostatikum, wird heute in der Hämatologie kaum noch eingesetzt. Dagegen haben Alkaloide aus der Immergrünpflanze *Vinca rosea* inzwischen einen festen Platz in der Behandlung von Leukämien und malignen Lymphomen. Von den etwa dreißig bekannten Alkaloiden dieser Pflanze werden therapeutisch *Vincaleukoblastin (Velbe), Vincristinsulfat (Vincristin)* und *Eldesinsulfat (Eldesine)* eingesetzt. Zu den pflanzlichen Zytostatika zählen auch die aus den den Berberidazeen zugehörigen Podophyllinarten gewonnenen Substanzen *Etoposid* und *Teniposid,* die jedoch – im Gegensatz zu Colchicin und den Vincaalkaloiden – keine Spindelgifte sind, sondern wahrscheinlich schon im prämitotischen Stadium der G2-Phase eingreifen.

Monotherapie – Polychemotherapie

Während über lange Zeit in der Frühphase der zytostatischen Behandlung nur ein Medikament bei den einzelnen Kranken eingesetzt wurde **(Monotherapie),** das dann ausgetauscht wurde, wenn es keine befriedigende Wirkung (mehr) zeigte, wird seit etwa drei Jahrzehnten häufig die gleichzeitige Gabe mehrerer Zytostatika aus unterschiedlichen Wirkstoffgruppen empfohlen **(Polychemotherapie).** Das Ziel der Polychemotherapie ist es, den Effekt einer Monotherapie zu übertreffen, ohne daß mit zunehmender Wirksamkeit durch ein Zusammenwirken der einzelnen Substanzen *(Synergismus)* die unerwünschten Nebenwirkungen und die Gefährlichkeit der Therapie in gleichem Ausmaß zunehmen. Mit anderen Worten: Im Idealfall soll ein Maximum an erwünschter Wirksamkeit bei einem Minimum an unerwünschten Nebenwirkungen erreicht werden. Außerdem hofft man, auf diese Weise die anders kaum vermeidbare Gewöhnung an das verabfolgte Medikament (Resistenzentwicklung) zu verhindern. So wurden speziell zur Behandlung akuter Leukämien ausgesprochen komplizierte Behandlungsschemata entwickelt, auf die später noch detaillierter eingegangen werden soll.

Die bei der Polychemotherapie angewandten Therapieschemata haben Namen, die sich zumeist aus den Anfangsbuchstaben der einzelnen Medikamente zusammensetzen (z. B. **TAD** aus 6-**T**hioguanin + **A**ra-C + **D**aunorubicin oder **COAP** aus **C**yclophosphamid + **O**ncovin (= Vincristin) + **A**ra-C + **P**rednison) oder benannt sind nach der beschreibenden kooperativen Therapiegruppe (**AMLCG** von **AML C**ooperative **G**roupe) bzw. nach den Autoren, die das Schema beschrieben haben, wie beispielsweise das **Knospe**-Schema bei der chronischen lymphatischen Leukämie.

Applikationsweise von Zytostatika

Eine zytostatische Behandlung kann oral oder parenteral erfolgen. Bei der oralen Behandlungsweise muß der Patient Tabletten oder Kapseln schlucken. Ihr Vorteil dabei ist die Unabhängigkeit des Kranken von einem Helfer, der die Injektionen vornimmt, ihr Nachteil ist eine stärkere Belastung des Magens und gelegentlich die Unsicherheit, ob man »heute die Tabletten schon genommen hat«. Gerade aus dem letzten Grund ist es wichtig, genau nach einem Plan vorzugehen oder – noch besser – einmal in der Woche die Medikamente in einer unterteilten Tablettenbox, wie sie in Apotheken erhältlich sind, auf die verschiedenen Wochentage zu verteilen. So ist am ehesten gewährleistet, daß an jedem Tag die erforderlichen Medikamente genommen werden, zumal die Dosierung der Zytostatika manchmal von Tag zu Tag wechseln kann. Aber nicht für alle Behandlungen eignet sich die orale Applikationsweise, weil manche Medikamente für den Magen-Darm-Trakt nicht verträglich sind oder weil sie während der Passage durch Magen und Darm zerstört würden oder weil die Dosis so groß ist, daß man diese Menge ohne ernstere Probleme gar nicht schlucken könnte. Aber im allgemeinen werden die chronischen Leukämien oral, akute zumeist parenteral behandelt.

Bei der *parenteralen Applikation* werden die Medikamente – von einigen Ausnahmen abgesehen – *intravenös (i. v.),* d. h. in eine Vene gegeben. Das kann entweder mit einer Spritze relativ schnell oder mittels einer *Infusion* (»Dauertropf«) über einen mehr oder weniger langen Zeitraum erfolgen. Welcher der beiden Darreichungsweisen im speziellen Fall der Vorzug gegeben wird, hängt von der Dosierung, der Verträglichkeit und der Wirkungsweise des Medikaments ab. Liegt das Arzneimittel beispielsweise in einem kleinen Volumen gelöst vor, wird man es wahrscheinlich als Spritze geben. In großen Lösungsmittelvolumen vorliegende Medikamente oder solche Mittel, die die Venenwand stark reizen und daher besser in großer Verdünnung appliziert werden, oder Medikamente, die kontinuierlich über einen längeren Zeitraum gegeben werden müssen, sollte man infundieren. Die Infusion erfolgt über eine kleine Metallkanüle (wegen ihrer Schmetterlings-ähnlichen Form »Butterfly« genannt), die in die Vene eingestochen an der Haut fixiert werden kann und nach der Infusion wieder entfernt wird, oder über einen mehr oder weniger langen in die Vene eingeführten Katheter, der über einen längeren Zeitraum liegenbleiben kann. Ein Nachteil solcher Venenkatheter ist, daß sie, auch wenn sie aus gewebefreundlichem Material (z. B. Teflon) sind, zu einer entzündlichen Reizung der betroffenen Venen führen können; ein Vorteil, daß der Kranke sich auch während der Infusion ziemlich frei bewegen, beispielsweise sitzen oder sogar umhergehen kann. Spezielle Venenkatheter (z. B. Thera-Port oder Hickman-Katheter) werden durch eine kleine Operation unter sterilen Bedingungen meist in die Unterschlüsselbeinvene (Vena subclavia) gelegt, wo sie unter entsprechender Pflege über sehr lange Zeit liegen bleiben können.

Da es gerade bei Patienten mit akuten Leukämien häufig zu einem Befall der weichen Hirnhäute (Meningen), einer *Meningeosis leukaemica,* kommt, Medikamente aber in der Regel die sog. Blut-Hirn-Schranke nicht passieren können, also nicht aus dem Blut in die Gewebe des Zentralnervensystems gelangen können, werden bei diesen Erkrankungen Zytostatika prophylaktisch (vorbeugend) oder bei einem Befall kurativ (heilend) *intrathekal (i. t.),* d. h. in die Gehirn-Rückenmarks-Flüssigkeit (kurz: *Liquor* von *liquor cerebrospinalis*) injiziert. Zu diesem Zweck muß eine sog. Lumbalpunktion durchgeführt werden. Diese wird unter örtlicher Betäubung im Bereich der Lendenwirbelsäule vorgenommen. Dabei kann gleichzeitig etwas Liquor zu Untersuchungszwecken, etwa mit der Frage, ob sich Leukämiezellen darin befinden, abgenommen werden. So muß bei einem Patienten mit einer akuten Leukämie immer geklärt werden, ob und gegebenenfalls wie viele Leukämiezellen im Liquor vorhanden sind.

Gelegentlich kommt es bei chronischen Leukämien zu einem Befall der Pleura. Diese Komplikation ist durch eine Flüssigkeitsansammlung, einen Erguß, zwischen den beiden Pleurablättern (Lungen- und Rippenfell) gekennzeichnet. In einer solchen Situation kann der Erguß mit Hilfe einer *Pleurapunktion,* bei der in örtlicher Betäubung eine spezielle Punktionsnadel zwischen zwei Rippen vom Rücken aus in den Pleuraspalt eingeführt wird, abgesaugt und anschließend eventuell ein Zytostatikum *intrapleural* appliziert werden.

Dauerbehandlung – Stoßbehandlung

Die Anwendungsart der Zytostatika ist unterschiedlich. Entweder erfolgt eine tägliche orale oder parenterale Gabe in relativ niedriger Dosierung, oder es werden hochdosierte Einzelgaben in mehr oder weniger großen Abständen verabfolgt. Eine strenge Regel für die jeweilige Anwendung einzelner Präparate gibt es nicht. So eignen sich die meisten alkylierenden Substanzen zur Dauerbehandlung, während Antimetaboliten, Folsäureantagonisten und zytostatische Antibiotika eher in Form von Zyklen (auch »Stößen« oder »Kuren« genannt) verabreicht werden. Im Prinzip stehen jedoch bei den meisten Zytostatika beide Wege offen. So werden orale Monotherapien häufiger kontinuierlich, parenterale Polychemotherapien eher zyklusweise durchgeführt.

Dosierung der Zytostatika

Zytostatika sind hochwirksame Medikamente, deren Dosierung eine Art Gratwanderung darstellt: Es soll ein Maximum an Wirksamkeit bei einem Minimum an Nebenwirkungen angestrebt und eine Über- oder Unterdosierung vermieden werden. Dazu ist eine jeweils für jeden Patienten individuelle Berechnung der Medikamentendosis erforderlich. Bewährt hat sich dafür, eine bestimmte Substanzmenge mit der aus Körpergröße und -gewicht errechneten Körperoberfläche des Patienten zu multiplizieren (z. B. 650 mg Endoxan × 1,86 m^2 Körperoberfläche bei einem Patienten von 1,75 m Größe und 75 kg Gewicht ergibt eine Gesamtdosis von – leicht abgerundet – 1200 mg Endoxan). Zur Bestimmung der Körperoberfläche stehen kleine Rechenschieber oder sog. Nomogramme zur Verfügung.

Nebenwirkungen der Zytostatikabehandlung

Zytostatika können nicht zwischen gesunden und bösartigen Zellen unterscheiden. Daher werden im Prinzip alle Zellen des betroffenen Organismus – gesunde und kranke, je nach ihren Stoffwechseleigentümlichkeiten – gleichermaßen von einer zytostatischen Behandlung betroffen. Daß sich gesunde Zellen, bzw. gesunde Gewebe jedoch in der Regel schneller wieder erholen als bösartige, liegt daran, daß die gesunden Zellen noch über besser funktionierende Kontrollmechanismen verfügen, die dafür sorgen, daß die durch Medikamente verursachten Schäden am genetischen Material der Zelle erfolgreicher repariert werden, als das in malignen Zellen möglich ist, deren Kontrollmechanismen – wie wir gesehen haben – grundlegend gestört sind. Bösartige Zellen sind hinsichtlich ihrer Vitalität defizitär und daher empfindlicher als gesunde. Dennoch ist jede zytostatische Behandlung mit mehr oder weniger starken Nebenwirkungen belastet.

Dabei muß man unterscheiden zwischen objektiven Nebenwirkungen, die zumeist nur meßbar sind und vom Patienten nicht bemerkt werden, und den vorwiegend subjektiven Störungen, die den Patienten in besonderer Weise belasten und sein Wohlbefinden in oft erheblichem Ausmaß beeinträchtigen. Andererseits ist auch die Schwere der vorhandenen Grunderkrankung zu berücksichtigen, die ihrerseits bereits schwerste Störungen des Allgemeinbefindens mit heftigen Schmerzen, organischen Funktionsausfällen usw. auslöst. Diese krankheitsbedingten Beschwerden interferrieren mit den therapiebedingten und führen nicht selten zu schweren seelischen Krisen. Es ist daher die Pflicht eines jeden Arztes, die wahrscheinlichen und möglichen Risiken jeder zytostatischen Therapie mit dem Kranken und seinen Angehörigen zu besprechen und auch während der Behandlung für den Kranken mit seinen vielfältigen Fragen und Ängsten zur Verfügung zu stehen. Für jeden Kranken ist es vor allem auch wichtig, die speziellen Nebenwirkungen »seiner« Medikamente zu kennen, um bei neu hinzugetretenen Beschwerden diese mit seinem behandelnden Arzt zu besprechen, bzw. die Fragen zu stellen, ob diese durch die Chemotherapie verursacht sein könnten, was dagegen zu tun sei und ob sich möglicherweise Konsequenzen für die Behandlung daraus ergeben müssen. Da aber in diesem Rahmen nicht alle möglichen Beschwerden besprochen werden können, soll hier nur auf die häufigsten Nebenwirkungen einer Zytostatikabehandlung, bezogen auf das jeweilige Organsystem, eingegangen werden.

Magen-Darmtrakt

Die Nebenwirkungen, unter denen der Patient am meisten und oftmals schon zu Beginn der Chemotherapie zu leiden hat, sind *Übelkeit, Brech-*

reiz und *Erbrechen*. Sie sind zumeist weniger die Folge einer direkten Schädigung der Magenschleimhaut, sondern werden vielmehr durch eine direkte Einwirkung des Zytostatikums auf das Brechzentrum im Gehirn hervorgerufen. Das erklärt auch, warum diese Beschwerden nicht bei allen Zytostatika gleichermaßen auftreten, sondern bei einigen mehr, bei anderen weniger. Oftmals werden gerade diese Beschwerden aber auch ausgelöst durch andere, mehr psychische Mechanismen, wie Angst und vor allem auch durch die Erwartung, daß die Übelkeit oder der Brechreiz auftreten – besonders dann, wenn der Patient schon bei vorhergehenden Behandlungen darunter zu leiden hatte. Manchmal muß sich der Patient dann schon übergeben, wenn zu Beginn der Behandlung nur eine völlig unverfängliche Kochsalz-, Zucker- oder Vitamininfusion läuft – oder wie eine Patientin, an die ich mich noch aus meiner Klinikszeit erinnere, schon dann erbrechen mußte, wenn sie den Infusionsständer über den Flur rollen hörte. Hier ist das Auftreten der geschilderten Nebenwirkungen fast als ein bedingter Reflex anzusehen, der nur noch indirekt mit der Chemotherapie zu tun hat. Ich möchte damit sagen, daß sich häufig die Ursachen solcher Begleiterscheinungen verwischen und nicht immer voneinander zu trennen sind. Sie sind damit auch abhängig von der äußeren Atmosphäre, in der die Behandlung stattfindet: In einer entspannten, freundlichen Umgebung treten solche Nebenwirkungen weit seltener und oft weniger gravierend auf als in einer angespannten und unfreundlichen.

Obwohl Übelkeit, Brechreiz und Erbrechen von den Patienten mit am unangenehmsten empfunden werden, hinterlassen sie, wenn sie – meist schon kurze Zeit nach der Behandlung – abgeklungen sind, in der Regel keine bleibenden Folgen.

Was kann man gegen diese Beschwerden tun?

Zum einen gibt es eine ganze Reihe von Medikamenten, die Übelkeit und Erbrechen bessern können (Antiemetika). An vorderster Stelle steht hier das Metoclopramid, das unter den Handelsnamen Paspertin, Gastrosil und MCP – um nur einige zu nennen – bekannt ist. Es greift direkt am Brechzentrum des Gehirns an und kann als Injektion, Tablette, Tropfen oder Zäpfchen verabreicht werden. Als Nebenwirkung dieser Substanz soll hier nur eine, besonders bei höherer Dosierung auftretende Unruhe mit Müdigkeit und Abgeschlagenheit genannt werden. Diese treten weniger bei Alizaprid, mit Handelsnamen Vergentan auf, das allerdings nur als Injektionslösung und als Tablette zur Verfügung steht. Der Vollständigkeit halber soll noch Ondansetron, im Handel als Zofran, erwähnt werden, das die wohl stärkste, Brechreiz stillende (antiemetische) Wirkung hat und in der Regel nur bei stärkstem Erbrechen unter einer Behandlung mit Platinverbindungen, die allerdings in der Leukämiebehandlung wenig üblich sind, eingesetzt wird. Daneben gibt es eine Reihe von Psychopharmaka – Neuroleptika und Sedativa –, die z. T. ebenfalls eine direkte antiemetische Wirkung haben, besonders erfolgreich jedoch bei dem psychogenen Erbrechen verabreicht werden können.

Zum anderen kann man sich gerade bei diesen Nebenwirkungen mit einer darauf abgestimmten Lebens- und Ernährungsweise selbst helfen. Eine irgendwie geartete psychische, intellektuelle und – wenn es geht – auch physische Ablenkung kann dabei schon sehr helfen. Im Prinzip kann man in dieser Zeit auch alles essen, worauf man Appetit und Lust hat. Die Erfahrung hat jedoch gezeigt, daß man Speisen und Getränke meiden sollte, welche die Magenschleimhaut reizen und nach dem Essen »schwer im Magen liegen«. Das sind vor allem Kaffee, manche alkoholische Getränke, saure und fette Speisen sowie scharf angebratenes Fleisch. Dem fehlenden Appetit kann eventuell mit einem Aperitif vor dem Essen nachgeholfen werden, beispielsweise einem Glas Sekt, Sherry oder Pepsin- bzw. Condurango-Wein. Fühlt man sich durch den Geruch von Essen angeekelt oder abgestoßen, sollten kalte Speisen bevorzugt werden, da diese weniger Geruch entwickeln. Bei häufigem Erbrechen und gleichzeitigem Durchfall müssen verlorene Flüssigkeit und Salze ersetzt werden; dazu eignet sich besonders eine Gemüse-, Hühner- oder Rindfleischbrühe, die etwas stärker gesalzen ist.

Da einige Zytostatika über die Nieren ausgeschieden werden, ist es wichtig, während der gesamten Chemotherapie viel zu trinken (Mineralwasser, Tees, Fruchtsäfte oder Cola-Getränke). Wenn man über längere Zeit nicht ausreichend Nahrung zu sich nehmen kann und in ein »kalorisches Defizit« gerät, kann man dem durch die Einnahme flüssiger Fertignahrungen (sog. Astronautenkost, s. S. 160 f) gegensteuern. Diese können auch vom Arzt rezeptiert werden. Sie sind in verschiedenen Geschmacksrichtungen (z. B. Schokolade, Vanille, verschiedene Früchte, die aber oft einen »chemischen« Beigeschmack haben) lieferbar und gelegentlich sogar wohlschmekkend. Mit ihnen kann man mühelos »so nebenbei« am Tag 1000 bis 1500 kcal zu sich nehmen.

Daneben können während einer Chemotherapie am Magen-Darmtrakt auch echte entzündliche Nebenwirkungen wie Schleimhautschwellungen und Geschwüre auftreten. Diese machen sich besonders unangenehm im Mund mit einer **Entzündung von Zunge** und **Mundschleimhaut** oder **Speiseröhre** bemerkbar. Die Beschwerden können dazu führen, daß der Kranke trotz guten Appetits nichts essen kann, weil jede Nahrungsaufnahme und jedes Schlucken mit starken Schmerzen verbunden ist. Diese Nebenwirkungen treten insgesamt selten auf, häufiger sind sie unter der

Behandlung mit Methotrexat und 5-Fluorouracil, das jedoch bei der Behandlung von Leukämien kaum verwendet wird. Bei einer leichten Schleimhautentzündung des Mundes wirken Mundspülungen mit einem starken, selbst gekochten Kamillentee sehr gut lindernd. Auch Spülungen mit Betaisadona Mundantisepticum, das man je nach Geschmack im Verhältnis 1 : 4 bis 1 : 8 (ein Teil Betaisadona plus drei bis sieben Teile Wasser) verdünnen muß, wirken sehr gut schmerzlindernd und beugen einer zusätzlichen Infektion der entzündeten Schleimhaut mit Bakterien, Pilzen oder Viren vor. Kommt es trotz dieser Maßnahmen zur Ausbildung von Aphthen (kleine, schmerzhafte Schleimhautdefekte), muß konsequent mit Betaisadona gespült werden. Lindernd wirkt auch ein zusätzliches Betupfen der Aphten mit konzentrierter Kamillosan-Lösung oder mit Helago-Öl. Bei sehr starker Infektion der Mundschleimhaut mit Herpes-Viren muß eventuell eine Behandlung mit Zovirax-Tabletten erwogen werden. Pilzinfektionen der Mundschleimhaut – meist Mundsoor durch Candida-Hefen – und der Speiseröhre sprechen meist gut an auf Mundspülungen mit und Einnahme von Nystatin- (z. B. Moronal) oder Amphotericin-B-Lösung oder -Lutschtabletten (z. B. Ampho-Moronal). Nur bei stärkeren Immundefekten ist eine Behandlung der Pilzinfektion mit Tabletten (z. B. Sempera, Diflucan o. ä.) notwendig. Selbstverständlich müssen die hier erwähnten Medikamente von Ihrem behandelnden Arzt verordnet und in ihrer Anwendung überwacht werden.

Hin und wieder treten auch **Geschmacksstörungen** auf: »Alles schmeckt wie nasse Pappe«. Da jedoch meistens die Qualitäten Süß, Sauer, Bitter und Salzig noch unterschieden werden können, dürfte es sich häufig eher um eine Störung des Geruchssinns handeln. Doch werden von den Patienten **Geruchsstörungen** nur selten angegeben – wahrscheinlich, weil sie nicht als besonders unangenehm empfunden werden. Diese Störungen bilden sich jedoch nach Ende der Therapie in der Regel wieder zurück.

Häufiger treten während einer zytostatischen Behandlung **Durchfälle (Diarrhöen)** auf. Auch für sie gilt – wie für das Erbrechen –, daß sie durchaus auch eine psychovegetative Ursache haben können, also psychogen über das vegetative (unwillkürliche) Nervensystem ausgelöst sein können. Sie bessern sich meistens von selbst nach dem Ende des Behandlungszyklus. »Stopfende« Nahrungsmittel, wie Schokolade, schwarzer Tee, roher, auf einer Glasreibe geriebener Apfel und Bananen etc. können aber hilfreich sein. Wichtig ist bei anhaltendem Durchfall – wie auch beim Erbrechen – eine ausreichende Salz- und Flüssigkeitszufuhr. Durchfälle, die nur über einen oder zwei Tage anhalten, sind kein Grund zur Beunruhigung, dauern sie jedoch länger oder finden sich Blut- oder größere Schleimhautbeimengungen im Stuhl, muß nach einer organischen Ursache gesucht werden. Hier muß man zunächst einmal an unspezifische Schleimhautentzündungen des Darmes, hervorgerufen durch Zytostatika, oder – gerade bei Patienten mit einem Immundefekt unter Zytostatikabehandlung – an spezifische, d. h. bakterielle oder auch durch Pilze (z. B. Candida albicans) verursachte Infektionen denken. Zur diagnostischen Klärung ist dann oft eine Koloskopie (Dickdarmspiegelung) oder/und eine Stuhlkultur (Untersuchung des Stuhls auf pathogene Keime und Pilze) erforderlich. Während bakterielle Darmentzündungen (auch mit Salmonellen o. ä.) oft nicht spezifisch, d. h. mit speziellen Antibiotika, behandelt werden müssen – **der Durchfall selbst ist oft schon die beste Therapie des Durchfalls** –, ist eine solche Behandlung bei Leukämiekranken, bei denen zumeist aufgrund ihrer Erkrankung und der Zytostatikatherapie eine Abwehrschwäche besteht (s. u.), doch opportun und indiziert.

Gelegentlich tritt unter einer zytostatischen Behandlung (z. B. mit Vincristin oder Bleomycin) eine medikamenteninduzierte **Verstopfung (Obstipation)** auf. Meistens genügt es schon, diese durch eine ballaststoffreiche Ernährung, zum Beispiel mit Vollkornprodukten, Haferflocken, Obst, vor allem auch Trockenobst, Gemüse, Weizenkleie und geschroteten Leinsamen, die gut mit Yoghurt eingenommen werden können. Doch ist zu beachten, daß Ballaststoffe nur dann ihre volle, den Stuhlgang regulierende Wirkung entfalten können, wenn man auch reichlich dazu trinkt. Außerdem haben sie oft so unangenehme Nebenwirkungen wie Blähungen, die aber gut mit Kümmeltee bzw. mit Lefax- oder Sab simplex-Tabletten zu behandeln sind. Bei anhaltender Verstopfung können auch leichte Abführmittel wie Milchzuckerderivate (Lactulose oder Bifiteral) oder Quellstoffe (z. B. Mucofalk) eingenommen werden. Man sollte sich aber vor stärkeren, auch pflanzlichen Abführmitteln (z. B. Sennesblätterprodukten) hüten: Ihr »therapeutischer« Erfolg beruht nämlich auf einer Reizung oder sogar einer Entzündung der Darmschleimhaut. Dadurch kommt es in der Folge mit der starken Flüssigkeitsausscheidung über den Darm zu einem Kaliumverlust, der dann von sich aus wieder zu einer Obstipation führen kann. Am besten fragen Sie immer Ihren Arzt, bevor Sie derartige Medikamente nehmen.

Knochenmark

Da, wie wir oben schon erfahren haben, alle, insbesondere aber die sich schnell teilenden Körperzellen durch eine zytostatische Behandlung geschädigt werden, kommen die unerwünschten Wirkungen der Zytostatika besonders stark in Veränderungen des Blutbildes zum Ausdruck als Folge einer – oft nur vorübergehenden – Schädigung des Knochenmarks. Besonders betroffen sind davon die *Leukozyten* und die *Thrombozyten.* Oftmals zwingt sogar eine medikamentenbedingte Leuko- oder Thrombozytopenie zur Verschiebung eines Therapiezyklus, zu einer Dosisverminderung der Zytostatika oder gar zu einem Therapieabbruch. Da aber gerade Leukämien mit Thrombozytopenie und gelegentlich auch mit einer Leukozytopenie einhergehen, gehört oft viel Erfahrung und Fingerspitzengefühl dazu, zu erkennen, ob die Zytopenie krankheits- oder therapiebedingt ist. Mitunter hilft hier nur die zytologische und/oder histologische Untersuchung des Knochenmarks, um diese Frage zu klären. Für die Fortführung einer Chemotherapie ist sie oft von elementarer Wichtigkeit.

Symptome, die auf eine **Leukozytopenie,** besonders eine **Granulozytopenie,** hinweisen können, sind – oft hohes – Fieber und bakterielle Entzündungen der Mundschleimhaut. Sie treten aber meist erst auf, wenn die Granulozytenzahl deutlich unter 1000/µl abgefallen ist. Nasenbluten oder petechiale (»flohstichartige«) Blutungen besonders an den Unterschenkeln deuten auf eine erhebliche **Thrombozytopenie** (meist unter 10 000 bis 20 000/µl) hin. Müdigkeit, Abgeschlagenheit und Atemnot, besonders bei körperlichen Belastungen (Treppensteigen) sowie eine Blässe der Haut und Schleimhäute – gut sichtbar an den Bindehäuten der Augenlider – können Zeichen einer **Anämie** sein.

Was kann bei einer Schädigung des Knochemarks getan werden?

Bei einer **Leukozytopenie** muß sich der Kranke besonders vor Infektionen schützen, zum Beispiel sollte er Menschenansammlungen (Straßenbahn, Kaufhaus u. ä.) und klimatisierte Räume, in denen die verbrauchte Luft immer wieder umgewälzt, gefiltert (?) und – je nach Jahreszeit – gekühlt oder angewärmt wird, meiden. Gelegentlich ist es sogar unvermeidlich, daß Antibiotika prophylaktisch (vorbeugend) gegeben werden müssen, um eine ernste Gefährdung des Kranken durch eine Infektion zu vermeiden. Aufwendig und nur von vorübergehender Wirkung sind Transfusionen von HLA-identischen Granulozyten. In speziellen Kliniken stehen auch sterile Pflegeeinheiten (»life islands«) zur Vermeidung von Infektionen zur Verfügung. Sie finden vor allem Anwendung bei Kranken nach einer Knochenmarktransplantation, die über lange Zeit in höchstem Maß infektgefährdet sind. Davon soll auf S. 71 ff noch die Rede sein. Eine Granulozytopenie kann neuerdings auch mit gentechnisch hergestellten Wachstumsfaktoren (s. S. 21 f) behandelt werden, bes. mit G-CSF, das unter den Handelsnamen Neupogen im Handel ist. Der Einsatz dieses Mittels bei myeloischen Leukämien ist jedoch umstritten, da auch eine Wachstumsstimulation der pathologischen Leukämiezellen nicht ausgeschlossen werden kann. Auch durch die Gabe von Glukokortikoiden (»Kortison«) kann schon in relativ niedriger Dosierung die Granulozytenzahl im Blut angehoben werden.

Bei einer **Thrombozytopenie** – eine merklich vermehrte Blutungsneigung besteht im allgemeinen bei einer Thrombozytenzahl von weniger als 50 000/ µl, bedrohlich sind auf jeden Fall Thrombozytopenien unter 20 000/ µl – ist jede Blutung ein gefährliches Risiko, das unbedingt vermieden werden muß. Insofern sollte der Kranke sorgsam mit Handwerkszeug, auch Messern und ähnlichem umgehen und – soweit das überhaupt geht – Unfälle vermeiden: *Leben Sie risikoarm.* Bei lange anhaltenden starken Thrombozytopenien müssen Transfusionen mit Thrombozyten von möglichst HLA-identischen Spendern durchgeführt werden. Die Blutungsgefährdung kann auch bei sehr niedrigen Thrombozytenzahlen durch Einnahme von Glukokortikoiden vermindert werden.

Bei einer *Anämie* müssen Sie sich schonen und körperliche Tätigkeiten nur dann durchführen, wenn Sie sich dazu in der Lage fühlen. Andererseits gibt es seit einigen Jahren Empfehlungen, die Kranken mit einer chronischen Blutarmut ein regelmäßiges, wohl dosiertes körperliches Training vorschreiben, um auf diese Weise die körpereigenen Stimuli der Blutbildung anzuregen. Manche Patienten, besonders ältere, die auch an einer Herzschwäche oder Durchblutungsstörungen leiden, benötigen schon früher Bluttransfusionen, etwa bei einem Hb von 9 g/dl; andere fühlen sich bei einem Hb von 7 g/dl noch relativ wohl und leistungsfähig: So tapezierte eine unserer Patientinnen, eine junge Frau, die an einer akuten myeloischen Leukämie erkrankt war, ihre Küche, als sie einen Hb von 7,2 g/dl hatte. Dieses Beispiel soll zeigen, daß gerade bei der Anämie die Toleranzschwelle individuell sehr unterschiedlich ist, so daß generelle Empfehlungen kaum möglich sind. Meiner Ansicht nach sollte einerseits mit Bluttransfusionen nicht gegeizt werden, um die Lebensqualität dadurch zu verbessern; andererseits sollte man das Risiko unerwünschter Begleiterscheinungen (z. B. Unverträglichkeiten) und Folgen (z. B. Hepatitis) bei der Indikationsstellung für die Gabe von Fremdblut mit einkalkulieren, auch wenn diese Risiken durch entsprechende Voruntersuchungen und Sicherheitsmaßnahmen während der Transfusion immer geringer werden: Ein Restrisiko kann trotz aller Vorsichtsmaßnahmen nie ausgeschlossen werden.

Haarausfall (Alopezie) ist wohl die bekannteste Nebenwirkung der Chemotherapie und wird von den meisten Patienten wegen seiner entstellenden Wirkung besonders gefürchtet. Er tritt bei den verschiedenen Zytostatika, meist auch in Abhängigkeit von der Dosierung, in unterschiedlicher Häufigkeit und Stärke und oft erst beim zweiten oder dritten Therapiezyklus auf. Leider gibt es gegen ihn kein besonders wirksames vorbeugendes oder Gegenmittel. Manchmal hilft es, wenn man während der Chemotherapie eine sog. Kältekappe trägt. Sie wird etwa eine halbe Stunde vor Beginn der Behandlung auf dem Kopf befestigt und soll noch einige Zeit nach den Injektionen getragen werden. Durch die Kälte – die Kappe wird im Tiefkühlschrank »aufgeladen« – wird der Stoffwechsel in der Kopfhaut verlangsamt, wodurch die Wirkung der Zytostatika auf die Haarwurzeln vermindert wird. Eine Wirkung dieser Maßnahme tritt nicht bei der Applikation aller zytostatischer Medikamente ein. Sie ist nur zu erwarten, wenn die Medikamente innerhalb eines kurzen Zeitraums als Spritze oder Kurzinfusion gegeben werden.

Auch die Einnahme von Gelatine-haltigen Kapseln (in der Apotheke unter dem Handelsnamen Pantovigar als Medikament oder im Reformhaus erhältlich) verlangsamt gelegentlich den Haarausfall, bzw. fördert das Nachwachsen der Haare.

Kommt es dennoch zu einem Verlust der Kopfhaare, kann aus kosmetischen oder psychologischen Gründen eine Perücke verordnet werden, deren Kosten in der Regel von den Krankenkassen übernommen werden. Dabei empfiehlt es sich, diese Anschaffung schon frühzeitig, d. h. bei den ersten Anzeichen von Haarausfall, zu beantragen, damit sie der Friseur oder Perückenmacher nach Ihrer Haarfarbe und Frisur herstellen kann. Meistens ist nur so zu erreichen, daß das Ergebnis kosmetisch befriedigend ist und niemand bemerkt, daß Sie eine Perücke tragen.

Beruhigend ist es aber zu wissen, daß schon relativ kurze Zeit nach dem Ende der Chemotherapie die Haare wieder nachwachsen – wie manche Patienten berichten – sogar schöner, voller und fester als vorher.

Nieren und Blase

Da bei jeder erfolgreichen zytostatischen Behandlung Zellen zerstört werden, kommt es fast regelmäßig im Verlauf der Therapie zu einem Anstieg der *Harnsäure* im Serum, einem Abbauprodukt der Nukleotide des Zellkerns, das über die Nieren ausgeschieden wird. Dadurch ergibt sich die Gefahr einer Verstopfung der Nierenkanälchen durch Harnsäurekristalle, die ihrerseits ein Nierenversagen einleiten kann, bzw. der Bildung von Nierensteinen, die, falls sie sich im Harnleiter festsetzen, zu Nierenkoliken und einer Harnstauungsniere führen können.

Um diese Komplikationen zu vermeiden, ist es wichtig, daß der Patient während einer Chemotherapie viel trinkt (ca. zwei bis vier Liter Flüssigkeit pro Tag). Nützlich kann es eventuell auch sein, Säure in Form von Zitronensaft oder in der Salatsauce zu sich zu nehmen, weil damit der Urin angesäuert wird und die Harnsäure nicht so leicht auskristallisiert. Den gleichen Effekt hat die Einnahme von *Uralyt-Pulver.*

Seit vielen Jahren hat sich die Verordnung von Allopurinol (Zylorik, Uripurinol u. a.) zur Senkung des Harnsäurespiegels im Blut und damit der Harnsäureausscheidung im Urin als sinnvoll erwiesen. Allopurinol hemmt die Bildung von Harnsäure, und die stattdessen ausgeschiedenen Stoffwechselprodukte (Oxypurine) lagern sich nicht in den Nieren ab und bilden keine Steine. Unabhängig von diesen durch Harnsäure hervorgerufenen Nierenschädigungen können einige Zytostatika unmittelbar Nierenschäden hervorrufen. Am bekanntesten ist das bei Platinverbindungen (Cisplatin und Carboplatin). Um diese Nierenschäden zu vermeiden, soll vor und nach Infusion dieser Mittel eine *»forcierte Diurese«* durchgeführt werden: Das sind Infusionen mit einer größeren Menge von Kochsalz- und Zuckerlösungen versetzt mit harntreibenden Medikamenten (Furosemid wie etwa Lasix, und/oder Mannit) und – zur Vermeidung von Elektrolytstörungen – mit Kaliumchlorid (KCl) und Magnesiumsalzen. Aber auch andere Zytostatika (z. B. Zyklophosphamid, Methotrexat, BCNU und CCNU) können dosisabhängig Nierenschäden verursachen. Deshalb sind während jeder zytostatischen Behandlung häufige Kontrollen der »Nierenwerte« im Serum (Kreatinin und Harnstoff) und des Urins unabdingbar. Trotz aller dieser Maßnahmen bleibt es dem Patienten nicht erspart, während jeder Chemotherapie viel Flüssigkeit zu sich zu nehmen.

Auch *Blasenentzündungen* sind während einer zytostatischen Behandlung keine Seltenheit. Sie haben ihre Ursache in bakteriellen Infektionen infolge der allgemeinen Abwehrschwäche oder toxischer Schädigung der Blasenschleimhaut durch bestimmte Zytostatika, vor allem durch Ifosfamid (Holoxan) und Zyklophosphamid (z. B. Endoxan). Gerade dabei kann es auch zu einer Blutausscheidung im Urin kommen. Für den Patienten ist es sehr wichtig, daß er bei den ersten Anzeichen einer Blasenentzündung (Brennen beim Wasserlassen, übermäßig häufiger Harndrang mit jeweils auffallend kleinen Portionen und evtl. sogar blutiger Urin) seinen behandelnden Arzt auf diese Beschwerden hinweist.

Auch die **Keimdrüsen** (Ovarien und Hoden) von Frauen und Männern werden durch eine zytostatische Behandlung, besonders durch die heute fast üblichen Polychemotherapien oft geschädigt: Die primären Geschlechtshormone Östradiol und Testosteron sinken ab. Die durch diesen Hormonmangel hervorgerufenen Symptome entsprechen denen, die auch durch psychische Streßreaktionen verursacht sein können: Bei vielen Frauen kommt es zum Ausbleiben der Regel, bei Männern werden weniger oder keine befruchtungsfähigen Samenzellen mehr gebildet; häufig ist auch die Libido, der Wunsch nach Zärtlichkeit und Sexualität, vermindert. Bei jüngeren Patienten bilden sich diese Störungen nach Beendigung der Chemotherapie wieder mehr oder weniger vollständig zurück.

Da alle Zytostatika auch die Ei- und Samen-produzierenden Zellen schädigen, können sich, falls es während oder nach einer zytostatischen Behandlung zu einer Befruchtung kommt, kindliche Mißbildungen bilden. So behandelte Kranke sollen daher während und mindestens fünf Jahre nach einer Chemotherapie auf die Zeugung von Kindern verzichten. Vor Beginn einer Chemotherapie muß bei Frauen im gebärfähigen Alter eine Schwangerschaft ausgeschlossen werden. Es ist auch zu empfehlen, daß sie in dieser Zeit einen Ovulationshemmer einnehmen, obwohl durch die Hormonstörungen die Ausreifung befruchtungsfähiger Eizellen eher unwahrscheinlich ist. Diese im Rahmen der Kontrazeption orale Zufuhr von Östrogen hat auch den Nebeneffekt, daß die durch den therapiebedingten Hormonmangel hervorgerufenen, »Wechseljahr-ähnlichen« Beschwerden vermindert werden oder sogar ganz verschwinden. Erkrankte Männer sollten sich vor Beginn der Chemotherapie überlegen, ob sie nicht Samenflüssigkeit in einer Samenbank einfrieren lassen wollen, wenn die Familienplanung noch nicht abgeschlossen ist.

Letztendlich ist es bei diesen sexuellen Störungen – egal ob ihre Ursache in der Chemotherapie oder in der Psyche des Kranken oder in beidem zu sehen ist – wichtig, daß die/der Kranke und ihr/seine Partner/in sie als gegeben hinnehmen und sich nicht dadurch noch zusätzlichen Streß – und erwartungsgemäß auch Frustrationen – aufbürden, indem man mit Gewalt dagegen angeht.

Nervensystem

Die häufigste und leichteste Auswirkung von Zytostatika auf das Nervensystem ist die oben schon besprochene Reizung des Brechzentrums im Gehirn.

Einige Zytostatika, besonders Vinca-Alkaloide (an erster Stelle Vincristin), führen zu einer *Polyneuropathie,* einer Schädigung der peripheren Nerven. Die Beschwerden beginnen meist mit einem leichten Kribbeln in den Fingerspitzen oder Zehen, später kommt es dann zu einer Störung der Feinsensibilität, so daß es beispielsweise schwierig ist, einen kleineren Gegenstand aufzuheben und ohne Hilfe der Augen zu erkennen oder ein Hemd zuzuknöpfen, weil man den Knopf nicht richtig fühlt. Auch das Gehen kann bei fortgeschrittener Symptomatik erheblich gestört sein. Bei den ersten Anzeichen einer Neuropathie sollte das wahrscheinlich verursachende Medikament abgesetzt und durch ein anderes, nicht oder weniger neurotoxisches ersetzt werden. Danach bessern sich die Beschwerden meist sehr langsam – doch kann dieser Regenerationsprozeß durch hochdosierte Gaben von Vitamin B_1 (weniger sicher auch Vitamin B_6 und B_{12}) in Form von Tabletten oder Spritzen beschleunigt werden. Wichtig für den Patienten ist es aber, daß er die ersten (mutmaßlichen) Anzeichen einer Polyneuropathie seinem Arzt berichtet, so daß dieser dann die richtigen Konsequenzen einleiten kann.

Atmungsorgane

Manche Zytostatika (z. B. Myleran und Bleomycin) können zu einer Fibrosierung, d. h. Bindegewebsbildung bzw. -vermehrung, in den Lungen führen. Dadurch wird der Gasaustausch in den Lungen, also die Aufnahme von Sauerstoff (O_2) aus der Atemluft durch das Blut und die Abgabe von Kohlendioxid (CO_2) in die Atemluft behindert. In fortgeschrittenem Zustand kann das zu einer, besonders bei körperlicher Belastung, störenden Atemnot führen. Das die Symptome wahrscheinlich auslösende Medikament muß dann möglichst sofort abgesetzt werden. Außerdem kann durch eine Gabe von Glukokortikoiden in höherer Dosierung versucht werden, den Fibrosierungsprozeß zu stoppen. Weiterhin sollte durch eine gezielte Atemgymnastik die noch vorhandene Atemkapazität aktiviert und gesteigert werden.

Herz

Einige Zytostatika (vor allem die sogenannten Anthrazykline *Adriblastin* und – weniger – *Daunoblastin*) können den Herzmuskel schädigen und eine schwere Herzinsuffizienz (Herzschwäche) und eventuell auch Herzrhythmusstörungen auslösen. Da das Risiko einer Herzschädigung mit zunehmender Dosis wächst, gilt für diese Medikamente eine Höchstgesamtdosis, die nicht oder nur unter strenger Abwägung von Nutzen und Risiko überschritten werden darf. Auch bei älteren Patienten, die schon ein vorgeschädigtes Herz haben, sollte die Indikation zur Gabe dieser Medikamente sehr eng gestellt werden.

Strahlentherapie

Die Strahlentherapie wird hier nur deshalb an zweiter Stelle erwähnt, weil sie – neben chirurgischer und Chemotherapie – zu den drei tragenden Säulen der Behandlung von Karzinomen gehört. Bei der Behandlung von Leukämien hat sie, wie auch die chirurgische Therapie, eine nur untergeordnete Bedeutung.

Die Behandlung mit ionisierenden Strahlen kann im Prinzip auf zweierlei Weise erfolgen: 1. durch Bestrahlung von außen durch die intakte Haut (perkutan) mit Spezialgeräten, die *elektromagnetische Strahlen* oder *Teilchenstrahlen (Korpuskularstrahlen)* aussenden, oder 2. durch Bestrahlung von innen nach Injektion eines radioaktiven Isotops.

Bestrahlungsbehandlung

Grundtyp der elektromagnetischen Strahlen sind die Röntgenstrahlen, wobei die Bestrahlung mit klassischen *Röntgenstrahlen* im therapeutischen Bereich der modifizierten Therapie mit ultraharten Röntgenstrahlen gewichen ist. Häufiger werden gegenwärtig Strahlentherapien mit den sehr energiereichen *γ-Strahlen durchgeführt,* wie sie bespielsweise von radioaktivem Kobalt und Cäsium abgegeben werden. *Korpuskularstrahlen* sind *α- oder β-Strahlen,* wie sie beim Zerfall von radioaktiven Substanzen entstehen, oder Neutronen- bzw. Elektronen-Strahlen, die mit Linearbeschleunigern oder Neutronengeneratoren erzeugt werden. Maßeinheit der radioaktiven Bestrahlung ist 1 Gray (Gy), wobei therapeutische Dosierungen etwa zwischen 20 und 50 Gy Herddosis (gemessen am bzw. berechnet für das Ziel der Bestrahlung, z. B. den Tumor) liegen. Die Strahlenart wird nach Lage und Sitz des zu bestrahlenden Krankheitsherdes gewählt. γ- und Röntgenstrahlen sind hart und dringen tief in den Körper ein. α- und β-Strahlen sind weich und haben nur geringe Penetranz.

Bei der Leukämiebehandlung gibt es – wie oben schon angedeutet – nur wenige Indikationen für den Einsatz einer Strahlentherapie: Zur Vermeidung eines Befalls der weichen Hirnhäute bei der akuten lymphatischen Leukämie (»meningeosis leucaemica«) und zur Behandlung eines solchen bei der akuten myeloischen Leukämie wird eine Schädelbestrahlung durchgeführt; vor einer Knochenmarktransplantation muß der Patient außer einer hochdosierten Chemotherapie eine Ganzkörperbestrahlung zur Zerstörung der blutbildenden Gewebe über sich ergehen lassen (s. S. 72); bei der chronischen myeloischen Leukämie kann unter bestimmten Voraussetzungen eine Bestrahlung der Milz oder von meist sehr schmerzhafter Knochentumore (s. S. 106), bei der chronischen lymphatischen Leukämie ebenfalls eine Milzbestrahlung oder die Strahlenbehandlung großer, störender Lymphknotenpakete indiziert sein.

Die akuten **Nebenwirkungen einer Strahlenbehandlung** beschränken sich zumeist auf das Bestrahlungsfeld und sind abhängig von der applizierten Strahlendosis. Fast immer kommt es im Bereich der Strahlenfelder zu einer sonnenbrandartigen Hautreizung mit Rötung, leichter Schwellung und verstärkter Pigmenteinlagerung (Braunfärbung). Diese Bereiche dürfen während der Bestrahlung nicht gewaschen werden – eine Einschränkung, die für bestimmte Körperregionen von vielen Patienten als sehr unangenehm empfunden wird, sondern sollen zweckmäßigerweise mit entzündungshemmendem Puder (z. B. Azulon- oder Ro-Derm-Puder) mehrmals täglich behandelt werden. Bei größeren Bestrahlungsfeldern kann es kurze Zeit (eine bis zwei Stunden) nach der Bestrahlung zu Allgemeinreaktionen wie Müdigkeit, Abgeschlagenheit oder leichteren Kopfschmerzen kommen, die als »Strahlenkater« bezeichnet werden. Diese Beschwerden klingen zumeist nach kurzer Zeit wieder ab. Im übrigen entsprechen die Nebenwirkungen denen, die bei einer Chemotherapie auftreten, wenn die entsprechenden Organe mit im Bestrahlungsbereich liegen.

Eine *Bestrahlung des Kopfes* führt zum Haarausfall im Bereich des Strahlenfeldes. Da bei den akuten Leukämien – falls erforderlich – der ganze Kopf bestrahlt wird, muß der Kranke mit einem totalen Ausfall der Kopfbehaarung rechnen, wenn diese nicht schon vorher bei der Chemotherapie verloren wurde. In Abhängigkeit von der verabreichten Strahlen-Gesamtdosis regenerieren sich die Haarwurzelzellen wieder nach einer mehr oder weniger langen Zeit, bei Dosen wie sie bei den akuten Leukämien angewandt werden, dauert es etwa zwei bis drei Monate, bis die Haare wieder zu wachsen beginnen. Da bei der Kopfbestrahlung vorbeugende Maßnahmen wie die Anwendung der Kältehaube nicht in Betracht kommen, kann man versuchen, die Regenerationszeit der Haare wie oben beschrieben durch die Einnahme von Gelatinekapseln (Pantovigar Kapseln oder aus dem Reformhaus) zu beschleunigen. Durch die Bestrahlung im Bereich des Kopfes oder des Halses (z. B. bei großen, störenden Lymphknoten im Verlauf lymphatischer Leukämien) kann es auch zu einer vorübergehenden Schädigung der Speicheldrüsen und der Mund- und Rachenschleimhaut kommen. Diese machen sich unangenehm mit Mundtrockenheit, dem Bedürfnis, dauernd trinken zu müssen, und evtl. auch Geschmacksstörungen bemerkbar. Diese Beschwerden bilden sich nach einiger Zeit wieder zurück. Bis dahin kann man versuchen, die Mundtrockenheit durch Lutschen von sauren Bonbons oder durch Spülen des Mundes mit Kamillen- oder Salbeitee erträglich zu halten. Auch gibt es in Apotheken Sprays mit »künstlichem Speichel«, die vorübergehend Linderung verschaffen.

Bei einer *Bestrahlung im Bereich des Bauches,* zum Beispiel von Milz oder Lymphknotenpaketen im Bauchraum, kann es wiederum in Abhängigkeit von der Größe des Strahlenfeldes und der Strahlendosis zu einer mehr oder weniger umschriebenen Schädigung der Darmschleimhaut und damit zu Durchfällen kommen. Dabei gelten die gleichen Maßnahmen, wie sie auf S. 75 ff beschrieben werden. Oft hilft hier auch die Einnahme von Perenterol-Kapseln (einem Präparat aus nicht pathogenen Hefepilzen) oder kleine Einläufe mit Colifoam-Schaum, wenn die Schädigung der Darmschleimhaut im Enddarm oder dem letzten Drittel des Dickdarms (Colon sigmoideum und Ende des Colon descendens) liegt. Aber auch diese Schädigung bildet sich im Laufe der Zeit zurück.

Bestrahlungen am Brustkorb müssen relativ oft im Bereich des Mittelfells (Mediastinum) durchgeführt werden. Hier liegen viele Lymphknoten, die bei einer starken Vergrößerung die zum Herz führenden Blut- oder die Lymphgefäße im Brustraum blockieren können. Bei solchen Bestrahlungen wird oft die Schleimhaut der Speiseröhre in Mitleidenschaft gezogen. Dies führt zu mehr oder weniger starken Schluckbeschwerden, die so heftig sein können, daß der Kranke vorübergehend auf passierte oder gar flüssige Nahrung angewiesen ist. Auch hier haben sich die oben schon erwähnten flüssigen Fertignahrungen (s. S. 161) bewährt.

Die stärksten subjektiven und objektiven Nebenwirkungen treten bei der *Knochenmarktransplantation* auf, zu deren Vorbereitung eine sehr hochdosierte Chemo- und Strahlenbehandlung durchgeführt wird. Welche Maßnahmen dagegen ergriffen werden, soll in dem Kapitel über die Knochenmarktransplantation (s. S. 71 ff) besprochen werden.

Radioisotopenbehandlung

Bei der »Strahlentherapie von innen« werden je nach Indikation unterschiedliche radioaktive Substanzen intravenös oder lokal injiziert – bei einer Beteiligung des Bauch- oder Rippenfells an einer malignen Erkrankung beispielsweise in den Bauch- oder Brustraum. Die häufigste Isotopen-Behandlung in der Hämatologie war die vor etwa zwei Jahrzehnten viel benutzt, heute von anderen Therapiemöglichkeiten in den Hintergrund gedrängte Behandlung mit radioaktivem Phosphor (^{32}P) bei Vorliegen einer der »myeloproliferativen Erkrankungen« (s. S. 119 ff). Der radioaktive Phosphor reichert sich nach der Injektion vorwiegend im Knochenmark, aber auch in Leber und in Lymphknoten an. Er wird von sich dort teilenden Zellen aufgenommen, die er dann zerstrahlt. Die Kunst dieser Behandlung liegt dabei darin, die benötigte Strahlenmenge (gemessen in Millicurie = mCi oder Megabecquerel = MBq) richtig zu dosieren, so daß gesunde Zellen weitgehend geschont werden, bzw. bei der Polycythaemia vera (s. S. 120 f) nur soviel Vorstufen roter Blutkörperchen untergehen, daß ein annähernd normales Blutbild resultiert. Der volle therapeutische Effekt kann erst nach zwei bis drei Monaten beurteilt werden. Beim Ausbleiben des Erfolgs kann eine erneute Injektion eventuell mit einer etwas höheren Dosis verabfolgt werden.

Da die Strahlenbelastung bei der Radioisotopentherapie verglichen mit der Ganzkörperröntgenbestrahlung relativ gering ist, sind kurzfristig bei dieser Form der Strahlentherapie kaum Nebenwirkungen zu erwarten, während langfristig, Mittel wegen der krebserregenden Potenz dieser Substanz Sekundärkarzinome oder infolge einer Schädigung des Knochenmarks eine Osteomyelofibrose (s. S. 121 f) entstehen können. Bei jungen Patienten wird daher die Indikation zu dieser Form der Behandlung sehr eng gestellt. Man wird sich für sie nur dann entscheiden, wenn alle anderen Therapiemöglichkeiten ausscheiden.

Behandlung mit Zytokinen

Zytokine sind hormonartige Stoffe, die Informationen zwischen den Zellen des blutbildenden und des lymphatischen Systems vermitteln. Ihre Funktion wird auf S. 172 f eingehender beschrieben. Seit es möglich wurde, diese Stoffe in der Gewebekultur und gentechnisch in größerem Umfang zu produzieren, haben sich Hoffnungen daran geknüpft, mit ihnen eine sanfte Ergänzung oder gar Alternative zur zytostatischen Behandlung an die Hand zu bekommen. Diese Hoffnungen haben sich bislang nicht oder nur in geringem Umfang erfüllt.

Bei der Behandlung hämatologischer und onkologischer Erkrankungen wurden zwar schon fast alle bisher zur Therapie verfügbaren Zytokine erprobt, befriedigende Ergebnisse hat man aber nur mit Interferonen in der Behandlung von Leukämien und verwandten Erkrankungen erzielt. Die *Wachstumsfaktoren G-CSF* (Neupogen) und *GM-CSF* (Leukomax) erwiesen sich zur Verkürzung der neutropenischen Phase im Verlauf zytostatischer Therapien als wirksam, wodurch ganz allgemein die zytostatischen Behandlungsmöglichkeiten verbessert wurden: Neutropenien sind nicht mehr der limitierende Faktor der Chemotherapie.

Interferone sind Stoffe, die im Körper von (beispielsweise) durch Antigene aktivierten Zellen gebildet werden und bei der Auslösung und Aufrechterhaltung einer Abwehrreaktion wichtige Funktionen haben. Interferon-alpha (IFN-α) wird von Makrophagen, Interferon-beta (IFN-β) von Fibroblasten (Bindegewebszellen) und Interferon-gamma (IFN-γ) von aktivierten T-Lymphozyten gebildet. Diese sind mit anderen Zytokinen dafür verantwortlich, daß wir uns auch bei banalen Infekten wie bei einer Erkältung so schlecht und abgeschlagen fühlen und erhöhte Temperatur oder gar Fieber haben.

Von den verschiedenen Interferonen hat bisher vor allem das *IFN-α* bei einigen wenigen Indikationen die erwarteten Hoffnungen erfüllt: Es zeigt bei der *Haarzelleukämie* (s. S. 115 ff) und bei der *primären* oder *essentiellen Thrombozythämie* (*PTH*, s. S. 119 f) eine Ansprechrate von über 75%, bei der *chronischen myeloischen Leukämie* von 60 bis 80% und einigen niedrigmalignen *Non-Hodgkin-Lymphomen* (s. S. 122 ff) von 50 bis 70%; auch einige solide Tumoren (= echte Krebserkrankungen), von denen hier nicht die Rede sein soll, reagieren recht gut. Bei Kranken mit einer chronischen lymphatischen Leukämie und akuten myeloischen Leukämie ist die Ansprechrate mit unter 30% eher bescheiden. *IFN-β* und *IFN-γ* sprechen mit etwa 60% gut an bei Erwachsenen mit einer akuten lymphatischen Leukämie, IFN-γ kann bei einem Versagen der Behandlung mit IFN-α auch bei der chronischen myeloischen Leukämie versucht werden. Auch treten Nebenwirkungen selten auf, wenn die Injektion abends vorgenommen wird.

Interferone müssen anfangs meist täglich und später mehrfach pro Woche unter die Haut (subcutan, s. c.) injiziert werden, was viele Patienten selbst lernen können. Zur Vermeidung stärkerer Nebenwirkungen, an die man sich während der Behandlung gut gewöhnen kann, beginnt man meist mit einer niedrigen Dosierung, die dann gesteigert wird.

An Nebenwirkungen treten meist grippeähnliche Beschwerden auf: erhöhte Temperatur, seltener hohes Fieber, Müdigkeit, Abgeschlagenheit, Kopf-, Glieder- und Gelenkschmerzen. Aber auch neurologische Symptome, wie Empfindungsstörungen u. ä., und psychische, wie beispielsweise depressive Verstimmung, können beobachtet werden. Meist bessern sich diese Beschwerden nach einiger Zeit der Behandlung wieder oder sie verschwinden ganz. Nur selten zwingen die Nebenwirkungen zum Abbruch der Behandlung. Der Kranke selbst kann sich bei den grippeähnlichen Symptomen so verhalten, wie er es auch sonst bei simplen Erkältungen tut: Er läßt sie über sich ergehen, bis sie wieder verschwinden, oder lindert sie etwas mit einer ASS- (Aspirin o. ä.) oder Paracetamol-Tablette. Dabei muß er sich aber auch vor Augen halten, daß gerade hier die Nebenwirkungen auch Teil der Wirkung des Medikaments sind: Vielleicht hilft dieses Wissen, die Beschwerden besser zu ertragen.

Knochenmarktransplantation

Nach den Erfahrungen der letzten Jahre gehört die Knochenmarktransplantation (KMT) fast schon zu den Standardtherapien der Leukämien. Unter guten Bedingungen können echte Heilungen erreicht werden. Während die Knochenmarktransplantation früher als »Therapie der letzten Wahl« für *fortgeschrittene Krankheitsstadien* galt, ging man vor einigen Jahren dazu über, die Transplantation schon *frühzeitig nach der Diagnosestellung* in die Therapieplanung miteinzubeziehen.

Je nach Herkunft des gespendeten Knochenmarks unterscheidet man zwischen einer **allogenen** und einer **autologen Knochenmarktransplantation** (Abb. 10): Bei der allogenen Transplantation stammt das Mark von einer anderen Person als dem Empfänger, bei der autologen Knochenmarktransplantation wird dem Empfänger eigenes Mark übertragen, das ihm zu einem früheren Zeitpunkt zum Zwecke der späteren Retransplantation entnommen und tiefgekühlt aufbewahrt wurde.

Eine **allogene Knochenmarktransplantation** ist indiziert, wenn erkranktes – wie bei Leukämien – oder funktionsuntüchtiges Knochenmark – wie bei sog. Panmyelopathien oder schweren angeborenen Immundefekten – durch gesundes, funktionstüchtiges Mark ersetzt werden soll. Da es sich bei Knochenmark um »immunkompetentes« Gewebe handelt, das – im Gegensatz zu anderen Organen wie Nieren oder Herz – von sich aus immunologisch, etwa gegen den Knochenmarksempfänger, reagieren kann, ist für Therapieerfolg und Krankheitsprognose die Auswahl eines passenden Spenders von größter Wichtigkeit. Der beste Spender ist der, dessen HLA-Merkmale (s. S. 176 ff) mit denen des Empfängers voll und ganz übereinstimmen. Mit jedem nicht übereinstimmenden HLA-Merkmal (»Mismatch«) verschlechtert sich die Prognose erheblich. In Abb. 22 auf S. 179 ist der Stammbaum der Familie einer unserer Patientinnen, der wegen einer chronischen myeloischen Leukämie Knochenmark transplantiert wurde, dargestellt. Sie hatte das Glück, viele Geschwister zu haben, von denen bei mehreren die HLA-Merkmale voll übereinstimmten (ihre Schwestern E. T.-F., M. T., unsere Patientin R. T. und ihr Bruder R. T.). Sie ist seit einigen Jahren ohne Medikamente frei von Krankheitszeichen. Doch es geht nicht immer so gut, nur etwa 20% der Leukämie-Patienten haben einen HLA-identischen Spender. Um die Chancen zu verbessern, einen möglichst kompatiblen allogenen Spender zu finden, haben mehrere Transplantationszentren und Blutbanken sog. Knochenmarkregister aufgestellt, in denen die HLA-Merkmale spendewilliger Personen gesammelt werden.

Eine **autologe Knochenmarktransplantation** (Abb. 10) ist vor allem dann indiziert, wenn für einen Patienten mit einer akuten Leukämie kein passender Spender zur Verfügung steht. Voraussetzung ist auch, daß mit einer Chemotherapie eine komplette Remission erzielt wird. Ziel intensiver Forschungen ist es u. a. auch, das Knochenmark so zu präparieren, daß es frei von Leukämiezellen ist (»Purging«-Verfahren). Darauf im Detail einzugehen, würde jedoch den Rahmen dieses Buches sprengen. Über Erfolge der autologen Knochenmarktransplantation bei Patienten mit chronischen Leukämien liegen bisher nur wenig Erfahrungen vor.

Ablauf einer allogenen Knochenmarktransplantation

Erste Voraussetzung für eine allogene Knochenmarktransplantation (Abb. 10) ist, daß ein passender Spender in der Familie des Kranken oder über ein Knochenmarkregister gefunden wird. Dann müssen bei dem Patienten alle möglichen bakteriellen Herde im Körper (Zähne, Mandeln, Nasennebenhöhlen usw.) saniert werden, damit von ihnen zu einem späteren Zeitpunkt, etwa nach der sog. Konditionierungsphase, wenn alle Abwehrfunktionen des Kranken daniederliegen, keine infektiöse Streuung ausgehen kann.

In der *Konditionierungsphase* wird mit einer Kombination aus Ganzkörperbestrahlung und hochdosierte Chemotherapie, manchmal auch allein durch eine hochdosierte Kombinationschemotherapie das gesamte Knochenmark und das lymphatische System des Kranken zerstört. Durch dieses Maßnahmenbündel sollen die patienteneigenen Immunreaktionen und – soweit noch vorhanden – gesunden Knochenmarkszellen abgetötet werden, um eine Abstoßung des übertragenen fremden Knochenmarks zu verhindern; andererseits sollen aber auch die kranken Zellen im Patientenmark aus therapeutischen Gründen vernichtet werden. Einen oder wenige Tage danach erhält der Kranke das Knochenmark des Spenders, das diesem in Vollnarkose aus den dorsalen Anteilen des Beckenkamms mit einer JAMSHIDI-Nadel o. ä. (s. S. 33) durch mehrere Punktionen entnommen wurde, langsam intravenös infundiert. Eine ernste Gefährdung des Spenders besteht – außer dem sehr geringen Narkoserisiko – bei Beachtung üblicher Vorsichtsmaßnahmen, wie sie vor Operationen üblich sind, nicht.

Die Zeit von der Konditionierung bis zum Anwachsen des transplantierten Knochenmark in den leeren Markräumen ist die gefahrenreichste Zeit der ganzen Prozedur, da der Kranke keinerlei Abwehrmöglichkeiten hat. Aufgrund der Störung der sog. Mukosabarriere, durch die normalerweise schon an den Schleimhäuten des Magen-Darmtrakts und der At-

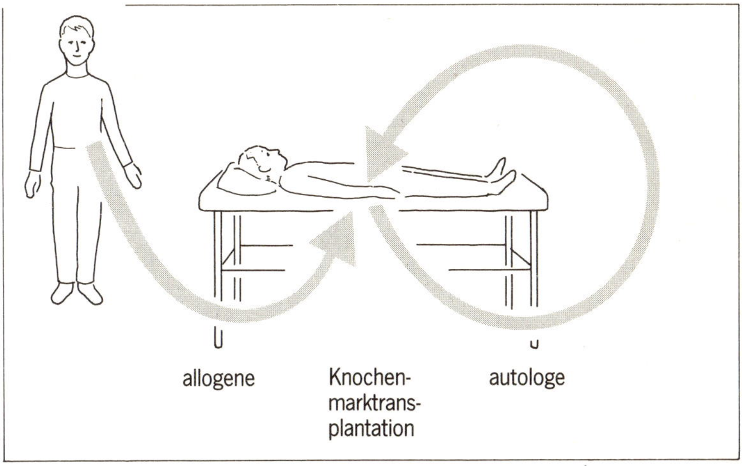

Abb. 10 Autologe und allogene Knochenmarktransplantation

mungsorgane Krankheitserreger am Eindringen in den Körper gehindert werden, und aufgrund der – bezweckten – Agranulozytose (= Fehlen der Granulozyten) und der Insuffizienz der zellulären und hormonalen Immunabwehr als Folge der Konditionierung und durch immunsuppresive Medikamente, die eine GvHR (s. S. 74 ff) verhindern sollen, besteht eine hochgradige Infektanfälligkeit. Da selbst die kleinste Infektion – auch mit Erregern, die bei Menschen mit funktionsfähigem Abwehrsystem keine Krankheit hervorrufen – für den Kranken in dieser Phase eine lebensbedrohliche Gefährdung darstellt, werden die Patienten in speziellen keimfreien Räumen untergebracht und vorbeugend mit Antibiotika behandelt. Diese Zeit der Isolation dauert unterschiedlich lang und ist davon abhängig, wie schnell das transplantierte Knochenmark seine Funktion aufnimmt.

Nebenwirkungen und Komplikationen der Knochenmarktransplantation

Die *frühen Nebenwirkungen* der Knochenmarktransplantation sind durch die Konditionierung verursacht und entsprechen – wenn auch in stärkerem Ausmaß – denen, die wir von der Strahlen- und Chemotherapie her kennen: Übelkeit und Erbrechen, Schleimhautentzündungen, Durchfälle, Blasenentzündungen und Haarausfall. Diese Erscheinungen bilden sich jedoch nach einiger Zeit wieder restlos zurück. Behandelt werden sie, wie es oben bei den Nebenwirkungen der zytostatischen und Strahlentherapie besprochen wurde. Gefürchtete *Frühkomplikationen* sind eine spezielle Lungenentzündung, die sog. *interstitielle Pneumonie,* eine Schädigung der Leber durch Verschluß der Lebervenen und eine Schädigung des Herzmuskels. *Spätfolgen* können eine Schädigung der Keimdrüsen, bei Kindern Wachstumsstörungen und – nach längerer Zeit – das Auftreten von sog. Zweitkarzinomen infolge einer Schädigung anderer Gewebe durch die Strahlen- und zytostatische Vorbehandlung.

Die wichtigsten und häufigsten Komplikationen der allogenen Knochenmarktransplantation sind die akute und die chronische *»Graft-versus-Host-Reaktion«* (GvHR): Da Knochenmark immunkompetente Zellen enthält, die gegen Fremdantigen reagieren, ist es nicht erstaunlich, daß das transplantierte Knochenmark gegen den Transplantatempfänger, den Wirt, immunologisch reagiert. Wenn der Wirt nicht so massiv vorbehandelt worden wäre, würde auch er gegen das Transplantat reagieren und es abstoßen. Die Stärke dieser GvHR ist abhängig von der Übereinstimmung der HLA-Merkmale von Transplantatspender und -empfänger, besonders der HLA-DR- bzw. HLA-D-Merkmale. Diese Übereinstimmung wird vor der Transplantation in einer gemischten Lymphozytenkultur (MLC von engl. Mixed Lymphocyte Culture) gemessen: Aus dem Blut von Spender und Empfänger werden die Lymphozyten isoliert und zusammen in einer Gewebekultur »aufeinander losgelassen«; je geringer die gemessene Reaktion ist, desto größer ist die Übereinstimmung, und desto besser ist die Prognose für ein Gelingen der Transplantation. Leider stimmen aber oft, besonders bei Fremdspendern, die HLA-Merkmale nicht so optimal überein wie bei unserer Patientin R. T. (s. S. 178 f), so daß eine GvHR in Kauf genommen werden muß. Aber auch bei Übereinstimmung der HLA-Merkmale kann es zu einer GvHR kommen. Je nachdem, wann diese Reaktion auftritt, unterscheidet man zwischen einer akuten und einer chronischen Graft-versus-Host-Krankheit (GvHD von engl. GvH-Disease).

Die akute Graft-versus-Host-Krankheit tritt innerhalb der ersten Monate nach der Transplantation auf und wird nach klinischen Kriterien in vier Stadien eingeteilt: Es können flüchtige Hautausschläge bis starke Hautveränderungen, milde Formen einer Leber- und/oder Darmbeteiligung bis zu schweren Krankheitserscheinungen auftreten. Da eine akute GvHD je nach Schweregrad vor allem wegen häufiger, schwerer infektiöser Komplikationen eine lebensbedrohliche Erkrankung darstellt, wird routinemäßig eine vorbeugende Behandlung mit Methotrexat, das wir schon als Zytostatikum kennengelernt haben und das in niedrigerer Dosierung immunsuppressiv wirkt, oder mit Cyclosporin A (Sandimmun) durchgeführt. Diese prophylaktische (vorbeugende) Behandlung wird über Monate fortgeführt und kann beim Ausbleiben einer GvHD langsam ausschleichend abgesetzt werden, wie bei unserer Patientin R. T. Eine dennoch auftretende GvHD kann dann mit Glukokortikoiden, Zyklophosphamid oder Antiseren gegen Lymphozyten – Antilymphozyten-Serum (ALS) oder Antithymozyten-Serum (ATS) – behandelt werden.

Die chronische Form der **Graft-versus-Host-Krankheit** tritt erst im späteren Verlauf nach der Transplantation, oft erst nach drei Monaten oder noch später auf. Ihre Symptome ähneln denen von Autoimmunkrankheiten, bei denen das Immunsystem gegen körpereigene Gewebe, zum Beispiel Bindegewebe, wie gegen Transplantate reagiert. Wie bei den sogenannten Kollagenosen (z. B. dem Lupus erythematodes) kann es zu chronisch-entzündlichen Hautausschlägen, Haarausfall, verminderter Speichel- und Tränenproduktion infolge chronischer Entzündungen der entsprechenden Drüsen, von Schleimhäuten und dergleichen kommen. Die Behandlung erfolgt wie bei der akuten GvHD mit Glukokortikoiden und Immunsuppressiva (z. B. niedrig dosierten Zytostatika).

Hält man sich abschließend noch einmal die hier beschriebenen, z. T. sehr aggressiven Therapiemaßnahmen mit allen ihren oft quälenden Nebenwirkungen und ihren zeitweiligen Einschränkungen der Lebensqualität vor Augen, erhebt sich begreiflicherweise die Frage, ob sich dieser unerhörte Aufwand an körperlichen und seelischen Belastungen »lohnt«, ganz zu schweigen von den immensen Kosten. Geht es doch vielen Kranken, vor allem mit einer chronischen myeloischen Leukämie in der chronischen Phase über lange Zeit oft subjektiv sehr gut, während die angebotenen modernen Therapieformen, und dabei in besonderem Ausmaß die Knochenmarktransplantation, von dem Kranken die Mobilisierung aller noch vorhandenen Kräfte fordert und ihn damit oft überfordert. Die ersten Wochen nach der »Konditionierung«, in denen er abgeschirmt in einem sterilen Raum liegt, kaum Besuch empfangen darf und nur wenig Kontakt mit den immer »vermummten« Schwestern, Ärzten, Pflegern und Besuchern möglich ist, und in denen er von den Nebenwirkungen der Chemo-und Strahlentherapie, von Durchfällen, Übelkeit, Erbrechen, schmerzhaften Schleimhautgeschwüren im Mund und am Darmausgang etc. gequält wird, lassen ihn oft mit seinem Schicksal hadern und die Frage stellen, ob die Entscheidung, »durch diese Hölle zu gehen«, richtig war. In dieser Zeit sollte der Kranke sich immer auch die Frage nach den gegenwärtig möglichen Alternativen stellen und sich vor Augen halten, daß diese »Gratwanderung« der einzige Weg ist, der die Chance zu Genesung bietet. Auch wenn die Zeit momentan stillzustehen scheint, geht sie doch weiter. Oft glaubt der Kranke, diese Zeit des Grübelns, des Zweifelns und Haderns nur mit Hilfe von beruhigenden

Medikamenten überstehen zu können. Aber schon bald sieht er in eine neue Zukunft, alle Zweifel an der Richtigkeit der Entscheidung sind verschwunden. Der Tenor JOSÉ CARRERAS, der an einer akuten lymphatischen Leukämie erkrankt war und Knochenmark transplantiert bekam, beschreibt in seiner Autobiographie diese Zeit. Es ist eine Schilderung, die Mut macht.

Alternative und Außenseitertherapien

Fast täglich wird der Leser von Zeitungen, Zeitschriften, Magazinen, Illustrierten und anderen Drucksachen konfrontiert mit »Wunderheilungen« unheilbar Kranker, die die »Schulmedizin« aufgegeben hat, durch angeblich unschädliche Substanzen, die aus Pflanzen, Tierorganen oder aus dem Blut des Patienten gewonnen wurden. Auch Freunde des Kranken, die von seinem Schicksal betroffen sind und ihm Gutes angedeihen lassen wollen, haben von irgendwelchen »Wunderbehandlungen« gehört, die Freunden von Freunden und deren Freunden ... geholfen haben sollen. Meistens sollen solche Behandlungsmethoden auf »natürliche«, »biologische«, »ganzheitliche« oder irgendwie anders bezeichnete Weise die Krankheit beseitigen. Sehr oft handelt es sich bei solchen Berichten um unrichtige Behauptungen, um Übertreibungen, um Irrtümer, oft aber auch um eine unseriöse »Bauernfängerei« oder sogar »Beutelschneiderei«, die Geschäfte mit der Not unheilbar Kranker macht. Die angepriesenen Mittel oder Maßnahmen sind oft sehr teuer, und ihre Kosten werden von den Krankenkassen nicht übernommen. Ein Wirksamkeitsnachweis, wie er von den Pharmafirmen dem Bundesgesundheitsamt vor der Zulassung von Arzneimitteln vorgelegt werden muß, existiert in der Regel nicht, ebensowenig werden mögliche Nebenwirkungen erwähnt, wie sie selbstverständlich auch bei unwirksamen Mitteln vorkommen können und die häufig allergischer Natur sind. So kam es beispielsweise vor einigen Jahren durch ein Mittel, das den obskuren Namen »Carnivora« trug, da es aus fleischfressenden Pflanzen hergestellt sein sollte, und auf das viele Kranke große, aber unberechtigte Hoffnungen setzten, zu tödlichen allergischen Reaktionen.

Trotz dieser Einschränkungen ist es kurzsichtig, sämtliche alternative Krebs-Therapien in Bausch und Bogen zu verdammen. Die Geschichte der Medizin lehrt uns immer wieder, wie in der Vergangenheit auf dem Boden von Theorien, die wir nach unserem heutigen Wissen für falsch halten, Medikamente von großer Wirksamkeit entwickelt wurden. Zu denken ist hier beispielsweise an die Entdeckung des Quecksilbers als Syphilistherapeutikum im 16. Jahrhundert oder des Wismuts zur Behandlung von entzündlichen Erkrankungen des Magens noch im letzten Jahrhundert.

Auch durch moderne wissenschaftliche Erkenntnis begründet sind alle Maßnahmen, die mit dem Ziel appliziert werden, das Immunsystem unseres Körpers zu kräftigen. Dabei wird der Begriff »Immunsystem« allerdings oft sehr weit gefaßt, jedenfalls über die relativ engen Grenzen hinaus, die wir diesem in unserem Körper weit verteilten, nicht auf *ein* Organ beschränkten Abwehrsystem zusprechen. Wenn unsere gegenwärtigen Krebstheorien auch nur zu einem Teil zutreffend sind, so bestimmt die funktionale Dualität des Immunsystems weitgehend das Schicksal des einzelnen Krebskranken. Nicht nur die Art und Geschwindigkeit von Wachstum und Ausbreitung einer Krebserkrankung wird durch die Leistungsfähigkeit des Immunsystems bestimmt, wahrscheinlich ist es von diesem sogar abhängig, ob eine bestimmte »somatische Mutation« überhaupt zu einer Krebserkrankung führt oder als einfache zelluläre Fehlleistung beseitigt wird. Da das Immunsystem offenbar eine zentrale Rolle bei Entstehung und Verlauf von malignen Erkrankungen spielt, ist es verständlich, daß immer wieder über neue und andersartige Versuche berichtet wird, die Funktion dieser organischen Abwehr zu verbessern. Die Unsicherheit der Aussagen über die letztendliche Wirksamkeit dieser Empfehlungen ist größtenteils dadurch bedingt, daß die Funktionsfähigkeit des Immunsystems nur punktuell durch klinische Untersuchungen zu prüfen und in ihrer Gesamtheit zu erfassen ist.

Die bisher bekanntesten und am meisten heutzutage bei Krebskranken eingesetzten alternativen Medikamente sind die Wirkstoffe verschiedener Mistelarten. Inzwischen gibt es zahlreiche, exakte pharmakologische, biochemische und immunologische Untersuchungen, welche die Wirkungen von Mistelextrakten nachgewiesen und unter anderem eine immunologische Wirksamkeit wahrscheinlich gemacht haben. Misteln sind bekanntlich halbparasitär wachsende Pflanzen. Von Kennern wird behauptet, daß die Wirksamkeit unterschiedlich ist, abhängig von dem Wirtsbaum, auf dem die für einen Auszug verwendete Pflanze gewachsen ist. Bereits diese Aussage weist darauf hin, daß zur Durchführung einer optimal wirksamen Mistelbehandlung spezielle Kenntnisse des Therapeuten gehören, die vielleicht ebenso wichtig sind wie die bei der Applikation von Zytostatika.

Auf die fast unübersehbar große Zahl anderer »alternativer« Behandlungsmethoden von Krebskranken kann an dieser Stelle nicht eingegangen werden. Nur einige wenige Worte sollen über die *Homöopathie* gesagt werden, weil diese ein in sich geschlossenes, auf exakter Beobachtung und jahrzehntelanger Erfahrung beruhendes Spiegelbild der Schulmedizin darstellt. Die fundamentalen Grundzüge der Homöopathie, vor allem die Behauptung der therapeutischen Wirksamkeit von Minimaldosen und ihre Zunahme durch »Potenzierung« gewinnen unter dem Eindruck moderner Feldtheorien und der Möglichkeit von Energietransfer an Transparenz. Selbst kenntnisreiche, strenge Homöopathen stehen der homöopathischen Therapie von Krebskranken zur Zeit noch skeptisch gegenüber. Die bisherigen Erfahrungen lassen eine breite Anwendung solcher Theorien auch nicht als zweckmäßig erscheinen.

Auf jeden Fall kann man jedem Kranken, der sich – aus welchen Gründen auch immer – ärztlichen Rat außerhalb der »Schulmedizin« holen will, nur empfohlen werden, in seiner Auswahl kritisch zu sein und nicht jedem Erfolgsbericht unbesehen Glauben zu schenken. Außerdem sollte der Kranke seine Wünsche und Pläne mit seinem behandelnden Arzt besprechen. Letztlich zeigt sich die ärztliche Dualität jedes Mediziners in der Art, wie er solche heiklen Fragen mit seinem Patienten oder dessen Angehörigen aushandeln kann!

Ein paar Worte zu »Therapiestudien«

Fast jeder Patient, der an einer therapiebedürftigen Leukämie, besonders an einer akuten Form, erkrankt ist, wird einmal vor die Frage gestellt, ob er bereit sei, an einer »Studie teilzunehmen« oder »in eine Studie eingebracht« zu werden. Mit einer solchen Frage ist er meistens überfordert und fühlt sich – oft zu Recht – damit allein gelassen. Deshalb dürfte es ganz nützlich und hilfreich sein, etwas mehr über solche Studien zu wissen.

Bislang sind nahezu fünfzig Medikamente mit zytostatischer Wirkung bekannt. Nachdem man gelernt hatte, daß die Wirkung dieser Substanzen verbessert werden kann, wenn mehrere von ihnen gleichzeitig oder in einem bestimmten zeitlichen Abstand verabreicht werden, ergab sich die Frage nach besonders günstigen Kombinationsmöglichkeiten. Diese Frage ist aber nur durch eine genaue klinische Beobachtung der Kranken zu beantworten. So entstanden die sogenannten *klinisch therapeutischen Studien.* Das Prinzip dieser Studien beruht darauf, daß zwei Gruppen von Kranken, die sich in Art und Stadium ihrer Erkrankung sowie in möglichst vielen anderen klinischen Merkmalen entsprechen, mit zwei verschiedenen Medikamenten oder Medikamentenkombinationen behandelt werden. Die Therapieergebnisse der beiden Gruppen bezüglich der Remissionshäufigkeit, Überlebenszeit, Lebensqualität, Nebenwirkungen und anderer Kriterien werden dann miteinander verglichen. Da aber Leukämien vergleichsweise seltene Erkrankungen sind, müssen die verschiedenen Kombinationen gleichzeitig an mehreren Kliniken, also überregional geprüft werden, um statistisch signifikante Ergebnisse zu bekommen, da die statistische Abweichung von einem Mittelwert um so kleiner wird, je größer die einzelnen Patientengruppen sind. Um bei allen in eine Studie aufgenommenen Kranken gleiche Aussagebedingungen zu haben, wird das gesamte therapeutische Vorgehen von vornherein akribisch festgelegt. Die Studien werden daher als »prospektiv« bezeichnet – im Gegensatz zu retrospektiven Untersuchungen, bei denen Krankengeschichten vom Patienten mit gleichen Erkrankungen im nachhinein ausgewertet werden.

Mit Therapiestudien soll also Klarheit darüber erzielt werden, welche von mehreren Zytostatikakombinationen (Therapieschemata) den besten Therapieerfolg hat. Zur Veranschaulichung ist in Abb. 11 das Protokoll einer fiktiven Therapiestudie, das Studiendesign, dargestellt. Damit das Ergebnis solcher Studien statistisch aussagekräftig und überzeugend (= stringent) wird, müssen sie nach sehr strengen, meist in Zusammenarbeit mit Statistikern entwickelten Regeln durchgeführt werden. Dazu werden die Patienten, die sich selbstverständlich zuvor mit der Teilnahme an der Studie einverstanden erklären müssen, nach dem Zufallsprinzip der einen oder anderen Gruppe zugeordnet. Diese *»Randomisierung«* kann nach einem Losverfahren durchgeführt, aber auch nach anderen Prinzipien. Jedenfalls muß gewährleistet sein, daß die beiden zu vergleichenden Gruppen wenigstens annähernd gleich groß sind. Dann wird die Behandlung in den beiden unterschiedlichen »Therapiearmen« nach einem strengen Zeit- und Dosierungsplan möglichst exakt durchgeführt werden. Individuell notwendige Begleitmedikationen – wie zum Beispiel Antibiotika bei komplizierten Infekten, Schmerz- oder Schlafmittel – erhalten die Patienten zusätzlich in der jeweils notwendigen Dosierung. In festgelegten Zeitabständen sind dann bestimmte Kontrolluntersuchungen (z. B. Blutbild, Sternalpunktion oder Röntgenaufnahmen) zur Dokumentation des Therapieerfolgs durchzuführen.

So wichtig derartige Studien zum Vergleich unterschiedlicher Therapieformen sein mögen, kommt doch immer wieder Kritik an ihnen auf. Diese Kritiken finden auf verschiedenen Ebenen statt und sind statistisch, pharmakologisch, physiologisch und ärztlich-ethisch begründet. In internationalen »Metastudien« (Nachuntersuchungen mit neuen Klassifizierungen) wird immer wieder die fehlende Homogenität der Untersuchungsgruppen, aber auch die Ungenauigkeit der applizierten Therapie-Schemata und die Individualisierung der Begleitbehandlung moniert. Die ärztlich-ethischen Bedenken nehmen Anstoß vor allem an der Tatsache, daß alle Kranken, die an derartigen prospektiv-randomisierten Studien teilnehmen, einem strikten Therapie-Schema unterworfen sind, das keinen Raum läßt für die auf die Person des jeweiligen Kranken zugeschnittene individuelle Gestaltung der Behandlung. Auch die bei vielen Schwerkranken notwendige psychologische Betreuung ist natürlich nicht immer in Einklang zu bringen mit Gruppenbildungen einzelner Kranker und einem statistischen Auswertungsdesign.

Trotz dieser Bedenken kommen wir nicht um die Notwendigkeit herum, Verfahren zu entwickeln und anzuwenden, die uns ein möglichst klares Bild geben von der Leistungsfähigkeit einzelner Therapieverfahren. Diese Verfahren müssen allerdings so gestaltet sein, daß sie ärztliche »Essen-

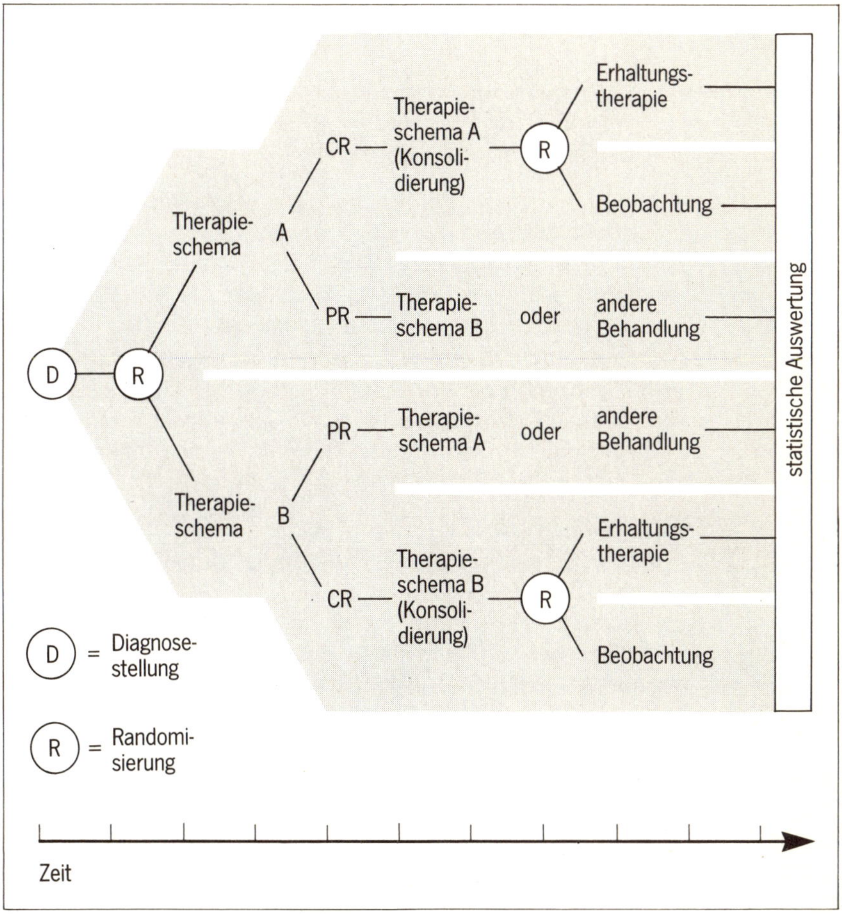

Abb. 11 Mögliches Behandlungsschema bei einer fiktiven Therapiestudie

tials« (also unverzichtbare ärztliche Forderungen) nicht aufgeben: eine auf den einzelnen Kranken zugeschnittene, im Verlauf der Krankheit jederzeit veränderbare Therapie. Ohne Zweifel dürfte es kaum möglich sein, diese Forderungen mit den Notwendigkeiten einer prospektiv-randomisierten Behandlungsform in Einklang zu bringen. Doch dürfte die Suche nach Verfahren, die sowohl einer streng individuellen Krankenbehandlung gerecht werden und zugleich die Leistungsfähigkeit der einzelnen Behandlungsformen eindeutig widerspiegeln, keineswegs aussichtslos sein. Bei subtiler Krankenbeobachtung und präziser, genau normierter Dokumentation sollte es möglich sein, eine Brücke zu schlagen zwischen den jetzt noch kontroversen Therapiekonzepten.

Trotz aller Bedenken und Vorschläge werden in den nächsten Jahren noch immer prospektive und randomisierte Studien in vielen Kliniken und hämatologischen Zentren durchgeführt.

So werden oft von wissenschaftlicher Seite Vorbehalte an der Fragestellung und der statistischen Bewertbarkeit von Therapieerfolgen oder -mißerfolgen – wie diese auch immer gemessen sein wollen – angemeldet: Denn man bekommt nur Antworten auf Fragen, die man auch stellt, und ist schon die Fragestellung inhaltlich oder logisch fehlerhaft, so ist mit dem Studienergebnis nicht viel anzufangen, oder – was noch folgenschwerer sein kann – das Ergebnis führt in eine falsche Richtung. Doch derartige Kritiken an der wissenschaftlichen Relevanz solcher Studien an dieser Stelle weiter zu zitieren und zu formulieren, würde den Rahmen des vorliegenden Buches sprengen.

Wie sollen Sie sich nun als Kranker verhalten, wenn Ihnen die Entscheidung über die Aufnahme in eine Therapiestudie, zu der Sie ja vor Beginn der Behandlung Ihr Einverständnis – in der Regel schriftlich – geben müssen, abverlangt wird? Viele Patienten werden mit einer solchen Entscheidung verständlicherweise überfordert sein. Zunächst müssen Sie sich darüber informieren. Sprechen Sie mit Ihrem behandelnden Arzt über den Aufbau der Studie, die angewandten Medikamente, die möglicherweise zu erwartenden Nebenwirkungen, d. h. wie andere Kranke vor Ihnen auf die zur Auswahl stehenden Medikamentenkombinationen reagiert haben, die Begleitmedikation und in welchen Abständen welche Untersuchungen erforderlich sind. Lesen Sie mögliche Informationsschriften für die Patienten über die Studie genau durch und nehmen sie als Grundlage für weitere Fragen. Lassen Sie sich nicht unter Druck setzen und zu einer Entscheidung drängen, auch wenn Ihnen Ihre Situation als brisant und so dargestellt wird, daß sofort mit einer Behandlung begonnen werden muß. Einige Tage, an denen Sie sich mit Ihrem (Ehe-)Partner, Ihren Freunden, Verwandten oder Ihrem Hausarzt beraten können, sollten vor dem Beginn jeder Therapie immer möglich sein, ohne dadurch die Krankheitssituation wesentlich zu verändern. Lassen Sie sich nicht mit Floskeln abspeisen, auch nicht wenn Ihr behandelnder Arzt (z. B. der Stationsarzt) über seine Arbeitsüberlastung klagt. (Gewiß ist die Personalsituation an den Kliniken angespannt und wird es in den nächsten Jahren eher mehr als weniger werden.) Dennoch muß er sich die Zeit nehmen, auf Ihre Fragen möglichst erschöpfend einzugehen. Sie können ihm aber dabei helfen, indem Sie sich vor dem Gespräch kurz Notizen machen, damit sie nichts von dem vergessen, was Sie fragen möchten, andererseits sich aber auch Notizen von dem machen, was der Arzt Ihnen sagt: Es ist ja auch für den Arzt »nervend«, wenn er bestimmte Fragen immer wieder beantworten muß. Denken Sie daran, daß auch der Arzt »nur ein Mensch« und ermüdbar ist und auch noch von anderen Patienten mit ähnlichen Problemen wie den Ihren konfrontiert wird. Kann er Ihnen nicht alle Fragen befriedigend beantworten, sprechen Sie mit dem Ober- oder Chefarzt. Aber denken Sie auch daran, daß die auf der Station tätigen Krankenschwestern und -pfleger Ihnen viele Ihrer Fragen oft ebenso kompetent beantworten können wie die Ärzte: Das Krankenpflegepersonal hat hierzulande eine erstklassige Ausbildung und mit Kranken in ähnlicher Situation wie Sie selbst große Erfahrungen. Dieser Informationsaufwand wird sich für alle Beteiligten allemal lohnen: für Sie, da Sie an der Therapieentscheidung mitgewirkt haben, und für Ihren Arzt – auch wenn er es noch nicht weiß oder wahrhaben will – und das Pflegepersonal, das Sie in Ihren persönlichen Nöten jetzt versteht. Erfahrungsgemäß ist die Zusammenarbeit zwischen Ärzten, Pflegepersonal und gut informierten Patienten für alle Seiten besonders fruchtbar. Für den Arzt ist es auf lange Sicht weniger zeitaufwendig und befriedigender, wenn er bei seinem Patienten auf einem gewissen Wissensstand aufbauend über Veränderungen in seinem Krankheitsverlauf informieren kann: Aus dem Nichtwissen des Kranken kann sehr leicht ein Mißtrauen dem Arzt gegenüber entstehen, das sich störend und belastend auf die weitere Zusammenarbeit, von der alle Beteiligten abhängig sind, auswirken kann.

Aber auch wenn Sie sich dazu entschlossen haben, an einer Therapiestudie teilzunehmen, sollten Sie sich die Möglichkeit vorbehalten, Ihre Zustimmung jederzeit zu widerrufen, wenn beispielsweise die Nebenwirkungen der Behandlung für Sie unerträglich werden sollten oder wenn die Therapie nicht den erwarteten Erfolg zeigt. Sie sollten sich aber auch dann wieder vorher bei Ihrem Arzt informieren, ob eine andere Behandlungsweise weniger Nebenwirkungen haben oder erfolgversprechender sein könnte. Treffen Sie auch hier keine Entscheidung überstürzt oder aus einer momentanen Stimmung heraus, sondern stimmen Sie sich immer mit Ihrem behandelnden Arzt ab.

Die einzelnen Krankheitsbilder

Die verschiedenen Leukämieformen haben nur wenig Gemeinsames: Sie unterscheiden sich in Ätiologie und Pathogenese, in der Herkunft ihrer Zellen, in den klinischen Befunden, in ihrem Verlauf, in ihrer Therapie und schließlich in ihrer Prognose. Aber gerade diese letzten Punkte und die sich daraus ergebenden Konsequenzen sind es, die den Leukämiekranken und seine Angehörigen interessieren: Welche Therapie ergibt sich aus welchen Befunden; wie kann sich dadurch der Verlauf ändern; wie kann die Verlaufsänderung beurteilt werden und welchen Einfluß hat sie auf die Prognose? Für den Patienten und seine Angehörigen ergibt sich daraus die Frage, was von ihnen getan werden kann, um die Situation des Kranken zu verbessern. Im folgenden soll daher auf die einzelnen Krankheitsbilder detailliert eingegangen werden.

Die akuten Leukämien

Da sich die akuten Leukämien, vor allem die akute lymphatische (ALL) und die verschiedenen Formen der akuten myeloischen Leukämie (AML), in Verlauf, Befunden und Prognose sehr ähnlich sind, sollen sie hier gemeinsam besprochen werden und ihre Unterschiede nur von Fall zu Fall hervorgehoben werden.

Definition

Akute Leukämien sind bösartige Erkrankungen hämotopoetischer Zellen. Sie führen unbehandelt innerhalb sehr kurzer Zeit zum Tod. Gekennzeichnet sind sie durch das massenhafte Auftreten unreifer Zellen (Blasten), die nicht in der Lage sind, weiter auszudifferenzieren (s. S. 40 ff). Sie erscheinen im peripheren Blut, in Knochenmark und anderen Geweben. Die Blasten sind funktionell wertlos. Sie haben einen gemeinsamen klonalen Ursprung, d. h. sie alle sind Angehörige *einer* Familie, theoretisch stammen sie alle von *einer* entarteten Stammzelle ab, die bestimmte Steuerungsfunktionen verloren hat. Dadurch sind diese Zellen dazu »verdammt«, fortwährend in einem frühen Entwicklungsstand zu beharren. Die aus der Kontrolle geratene Ausbreitung der Leukämiezellen im Knochenmark führt zu einer Verdrängung der übrigen blutbildenden Zellen, besonders der Zellen der Erythro- und Thrombozytopoese: *Die normale Blutbildung ist unzureichend oder versagt gänzlich.*

Zu den ersten klinischen und immer vordergründigen Symptomen der akuten Leukämien gehören daher die durch eine Verminderung der Erythrozyten und/oder der Thrombozyten bedingten Erscheinungen – also eine *Anämie* und/oder eine *Thrombozytopenie.*

Symptomatik und klinisches Bild

Die Entwicklung des **Beschwerdebildes,** das den Patienten zum Arzt führt, ist bei den akuten Leukämien – im Gegensatz zu den chronischen, bei denen sich die Vorgeschichte länger zurückverfolgen läßt – meist sehr rasch. Oft werden als erste Symptome eine durch die Anämie bedingte verminderte *Leistungsfähigkeit, Müdigkeit, Abgeschlagenheit* oder *Atemnot* schon bei mäßiger körperlicher Belastung geschildert.

Mir ist noch ein Patient in Erinnerung, der – damals 20jährig – sehr eindrucksvoll schildern konnte, wie ihm als Motorradrennfahrer als erstes die Kraft und »die Luft« fehlten, am Start seine Maschine anzuschieben. Der Hausarzt stellte daraufhin eine Anämie und eine Leukozytose fest. Aus dem Differentialblutbild war es dann auch nicht schwer, die Diagnose einer akuten Leukämie zu stellen.

Häufig führen auch Symptome, die auf die Thrombozytopenie zurückzuführen sind, zum Hausarzt: *Nasenbluten,* nur schwer stillbare *Blutungen* nach Zahnextraktion oder mehr oder weniger banalen Verletzungen; oft sind es auch *»petechiale«, »flohstichartige«,* punktförmige Blutungen, besonders an den abhängenden Körperpartien, zum Beispiel den Schienbeinen, derentwegen der Kranke den Hautarzt aufsucht. Bei Kranken mit einer akuten myelomonozytären Leukämie (AML-M4, s. S. 88) und einer akuten Monozytenleukämie (AML-M5, s. S. 88) lassen Ansammlungen von Leukämiezellen in der Haut, sog. *leukämische Infiltrate,* oft an eine Hautkrankheit denken. Leukämische Infiltrate können auch im Zentralnervensystem, dem Gehirn oder den weichen Hirnhäuten (Meningen) auftreten und zu uncharakteristischen *Kopfschmerzen* führen, zu *Benommenheit* oder *neurologischen Ausfällen,* wie Lähmungen, Gefühls- oder Sehstörungen. Orientiert sich die Diagnostik dann nur an den Einzelsymptomen, kann dadurch eine frühzeitige Diagnosestellung verhindert oder verzögert werden. Dagegen führt eine einfache Untersuchung des Blutbildes meist sehr schnell zur richtigen Verdachtsdiagnose.

Seltener kommt es infolge eines Mangels an funktionstüchtigen weißen Blutkörperchen zu – eher örtlich begrenzten – Infektionen der Mandeln, des Zahnfleisches oder am Darmausgang (z. B. perianale Abszesse). Aber auch ohne nachweisbare Entzündungen tritt oft hohes *Fieber* auf.

Bei der **körperlichen Untersuchung** des Kranken fallen bei den verschiedenen Krankheitsformen in unterschiedlichem Maß Vergrößerungen von Milz, Leber und/oder Lymphknoten auf. So sind bei einem Teil der lymphatischen Formen (ALL) *Lymphknoten-* und *Milzschwellungen* oft vorhanden, während bei den myeloischen Formen (AML) Lymphknotenvergrößerungen selten sind, die Milz jedoch fast immer geschwollen ist.

Blutbild und andere Laborbefunde

Die *Leukozytenzahl* des Blutes kann normal, erhöht oder auch vermindert sein. Bei der akuten lymphatischen Leukämie finden sich bei der Erstdiagnose meist Leukozytenzahlen um 30 000/μl, sehr selten über 100 000/μl; bei einem Viertel der Patienten fallen die Granulozyten sogar unter 500/μl ab. Im Gegensatz dazu sind bei der akuten myeloischen Leukämie die Leukozyten häufiger auf Werte über 100 000/μl erhöht sein. Niedrige oder normale Leukozytenwerte werden sehr oft bei der akuten Monozytenleukämie (AML-M5, s. S. 88) und der akuten Megakaryozytenleukämie (AML-M7, s. S. 88) gefunden. Bei der Mehrzahl der AML-Patienten sind die Leukozyten wenig erhöht (bis 25 000/μl) oder erniedrigt (weniger als 4000/μl).

Im *Differentialblutbild* treten neben den meist nur spärlich vorhandenen ausgereiften Leukozyten (Granulozyten, Lymphozyten, Monozyten) abnorme Zelltypen (je nach der Art der Leukämie: Myeloblasten, Lymphoblasten, Paramyeloblasten u. a.) auf. Dieses Nebeneinander von ausgereiften und völlig unreifen Zellen ist ein Charakteristikum der akuten Leukämie und wird als *»Hiatus leucaemicus«,* auf deutsch etwa »leukämische Lücke«, bezeichnet, da Zwischenstufen der Granulozytopoese zwischen den unreifen und reifen Leukozyten fehlen und somit eine »Reifungslücke« klafft.

Eines der wesentlichen Merkmale der akuten Leukämie ist die zu Beginn der Erkrankung zumeist schon mehr oder weniger ausgeprägte *Anämie.* Fast immer findet sich eine Verminderung des Hämoglobins auf Werte von unter 11 g/100 ml.

Fast ebenso charakteristisch wie die Anämie ist die *Thrombozytopenie,* die bei 90 bis 95 % der Patienten schon bei der Erstdiagnose vorhanden ist. Die Zahl der Blutplättchen liegt meist unter 100 000/μl; eine schwere hämorrhagische Diathese (Blutungsneigung) tritt jedoch zumeist erst bei Werten unter 10 000/μl auf.

Die übrigen Laborwerte sind nur wenig und uncharakteristisch verändert: Die Blutkörperchensenkungsgeschwindigkeit (BSG) ist meist schon zu Beginn der Erkrankung stark beschleunigt; die LDH-(Laktatdehydrogenase-)Aktivität und die *Harnsäure*konzentration sind häufig infolge des gesteigerten Zellumsatzes erhöht.

Auch bei der **zytologischen Untersuchung des Knochenmarks** zeigt sich in typischen Fällen ein sehr eintöniges Bild. Auf dem Höhepunkt der Erkrankung wird es von den charakteristischen Vorstufen der Leukozyten völlig beherrscht, reife Granulozyten oder erythrozytopoetische Vorstufen treten in diesem Stadium der Erkrankung ganz in den Hintergrund. Lediglich in einem frühen Stadium kann das Knochenmark bei oberflächlicher Betrachtung einen fast normalen Eindruck machen. Oft liegen hier pathologische Myeloblasten oder Paramyeloblasten inselförmig zusammen.

Eine weitere zur Klassifizierung der akuten Leukämien wichtige Untersuchungsmethode ist die **zytochemische Differenzierung** der Leukämiezellen (s. S. 35 ff): Mit drei verschiedenen Färbemethoden (POX-, PAS- und NASDA-Färbung) lassen sich zusammen mit den morphologischen Unterscheidungskriterien in der PAPPENHEIM-Färbung (s. S. 32) bei der akuten myeloischen Leukämie sieben Untergruppen voneinander abgrenzen. Bei der akuten lymphatischen Leukämie können mit Hilfe *immunzytologischer Untersuchungen* weitere Untergruppen definiert werden. In Tabelle 2, S. 37 sind die akuten Leukämien und die zu ihrer Diagnose führenden zytochemischen Charakteristika aufgelistet. In der Farbtafel sind mikroskopische Bilder einiger Leukämien wiedergegeben. Sie sollen einen Eindruck davon vermitteln, wie unterschiedlich die Leukämiezellen aussehen.

Einteilung der akuten Leukämien

Die **AML-M1** ist die »klassische« **akute myeloblastische Leukämie.** Die im peripheren Blut und im Knochenmark vorherrschenden Zellen ähneln den normalen Myeloblasten, doch ist der Kern im Verhältnis zur Zellgröße vergrößert und hat mehrere Nukleolen (Kernkörperchen). Das Zytoplasma ist dagegen relativ vermindert und kann rötliche (azurophile) Granula besitzen. Die Summe dieser Blasten muß, um die FAB-Kriterien (s. Tab. 2, S. 37) zu erfüllen, mehr als 30 % der nichterythropoetischen Knochenmarkszellen betragen.

Die **AML-M2** ähnelt der AML-M1, doch haben hier die Blasten in ihrem Zytoplasma als Zeichen einer etwas weiteren Differenzierung zunehmend mehr azurophile Granula und sog. Auer-Stäbchen, bei denen es sich wahrscheinlich um mißgebildete azurophile Granula handelt.

Die pathologischen Zellen bei der **AML-M3** sind charakterisiert durch die für **Promyelozyten** typischen Granula, die allerdings in Größe und Form oft sehr stark variieren, Auer-Stäbchen liegen hier bündelweise zusammen.

Bei der **AML-M4** finden sich Blasten wie bei der AML-M2 zusammen mit Monozyten ähnelnden (= monozytoiden) Blasten. Diese monozytoiden Blasten in der Überzahl charakterisieren dann die **AML-M5:** die **akute Monozytenleukämie.**

Eine **AML-M6** oder **Erythroleukämie** liegt vor, wenn mehr als 50% kernhaltige Erythrozyten-Vorstufen und gleichzeitig mindestens 30% Blasten wie bei der AML-M1 oder AML-M2 gezählt werden. Außerdem finden sich fast regelmäßig erythrozytäre Vorstufen im peripheren Blut.

Die **AML-M7,** die **Megakaryozytenleukämie** ist charakterisiert durch Blasten mit stark variierender Form und Größe, die Ähnlichkeit mit Lymphoblasten wie bei der ALL-L1 und ALL-L2 haben. Zytochemisch und immunzytologisch lassen sich diese jedoch leicht voneinander trennen. Sie leiten sich von den Vorläuferzellen der Megakaryozyten ab und werden daher als Megakaryoblasten bezeichnet.

Bei der **ALL-L1** werden das Knochenmark und das periphere Blut beherrscht von einem einheitlich kleinen Zelltyp mit schmalem, blauem Zytoplasmasaum. Der Kern ist rund mit einem homogenen Chromatingerüst.

Die Blasten der **ALL-L2** haben eine unterschiedliche Zellgröße mit breitem Zytoplasmasaum. Die Kerne sind verschieden geformt und haben ein homogenes, manchmal auch fein gepunktetes Chromatin und einen prominenten Nukleolus.

Bei der **ALL-L3** herrscht ein gleichförmig großer Zelltyp vor mit weitem tiefblauen Zytoplasma, in dem sich auffällige Vakuolen (»Hohlräume«) befinden. Der Kern ist groß, rund bis oval mit homogenem oder auch gepunktetem Chromatin und hat mindestens einen prominenten Nukleolus.

Daneben gibt es noch Formen der akuten Leukämie, die nicht durch das Schema der FAB-Klassifikation erfaßt sind, die akute unreifzellige Leukämie (AUL) und die AML-M0.

Die Blasten der **akuten unreifzelligen Leukämie (AUL)** können morphologisch und zytochemisch weder der myeloischen noch der lymphatischen Zellreihe zugeordnet werden. Immunzytologisch dagegen sind eindeutige myeloische oder lymphatische Differenzierungsmerkmale nachweisbar.

Die **AML-M0** kann als Untergruppe der AUL aufgefaßt werden. Während hier die Blasten morphologisch und zytochemisch ebenfalls keine eindeutigen myeloischen oder lymphatischen Differenzierungsmerkmale aufweisen, lassen sich immunzytologisch zweifelsfrei myeloische Merkmale finden.

Verlauf der akuten Leukämien

Die Prognose der akuten Leukämien konnte in den letzten Jahren deutlich verbessert werden, ist aber auch jetzt noch sehr ernst. Spontanremissionen, also »Heilungen« ohne therapeutische Maßnahmen, waren immer und sind auch heute noch eine absolute Seltenheit. Unbehandelt führt die Erkrankung fast regelmäßig innerhalb weniger Wochen oder Monate zum Tod.

Oberstes Ziel jeder Behandlung ist es daher, eine **Remission** zu erreichen. Allgemein wird derzeit zwischen einer Voll- und einer Teilremission unterschieden. Eine komplette oder Vollremission (abgekürzt: CR) wird als ein Zustand definiert, in dem sämtliche Krankheitszeichen verschwunden, Blutbild und Knochenmark vollständig »normalisiert« sind; der »Blastenanteil« im Knochenmark darf 5% aller kernhaltigen Knochenmarkzellen nicht übersteigen – ein Prozentsatz, der immer noch einer absoluten Gesamtzahl von 10^9 »Blasten« im Organismus des Kranken entspricht. Meist erkennt man aber selbst an diesen unreifen Zellen auch kaum noch pathologische Merkmale. Werden Krankheitsbild, Blut- und Knochenmarksveränderungen lediglich gebessert, ohne daß der Zustand einer Vollremission erreicht wird, spricht man von einer mehr oder weniger guten partiellen oder Teilremission (PR). Kranke, bei denen durch die einschlägige Therapie eine Voll- oder Teilremission erreicht werden konnte, haben im Hinblick auf die Lebenserwartung einen eindeutigen Gewinn.

Aber auch Remissionen sind labile Zustände, die sehr oft wieder in einen Rückfall, ein **Rezidiv** übergehen. Die dann folgenden Remissionen sind in der Regel schwieriger zu erreichen als die Erstremission und meist von kürzerer Dauer. Aus diesem Grund ist auch die Beantwortung der Frage nach dem therapeutischen Vorgehen während der Remission von größter Wichtigkeit.

Prognose der akuten Leukämien

Die Möglichkeit, eine Voll- oder Teilremission zu erreichen, ist bei den einzelnen Untertypen der akuten Leukämien sehr verschieden. So kommen Patienten mit einer akuten lymphatischen Leukämie leichter in eine Remission als Kranke mit einer akuten myeloischen Leukämie, wobei die Remissionen bei einer akuten lymphatischen Leukämie meist auch von längerer Dauer sind als bei einer akuten myeloischen Leukämie.

Gewisse Rückschlüsse auf den Verlauf und die Prognose der Erkrankung ergeben sich auch aus dem Blutbild, das bei der Diagnosestellung vorliegt. Die Prognose ist ungünstiger bei Kranken, die bei der Erstuntersuchung bereits mehr als 25 000 Leukozyten/µl haben. Doch ist auch bei Vorliegen sehr niedriger initialer Leukozytenzahlen (< 2000/µl) der Krankheitsverlauf weniger günstig als bei Zellzahlen zwischen 2000 und 25 000/µl. Von vornherein stark verminderte Erythrozyten- und Thrombozytenwerte sind ebenfalls im Hinblick auf die Prognose ungünstiger. Schließlich bestehen sehr enge Beziehungen zwischen dem das Blutbild bestimmenden Zelltyp und dem Verlauf der Krankheit. In Tabelle 3, S. 91 sind Prognosefaktoren bei Kranken mit akuter myeloischer Leukämie aufgelistet. Diese treffen mit geringen Abweichungen auch für Patienten mit einer akuten lymphatischen Leukämie zu.

Die kompletten Remissionsraten bei der akuten myeloischen Leukämie liegen bei Erwachsenen in großen Therapiestudien mit über 200 Patienten zwischen 53 und 71% (im Mittel 63%), bei Kindern zwischen 70 und 80%. Die 5-Jahres-Überlebensrate *aller* in diesen Studien behandelter erwachsenen Kranken bewegt sich allerdings nur zwischen 10 und 15%, jedoch bis zu etwa 35% bei den Patienten, die durch die Therapie in eine komplette Remission kamen.

Da die *Prognose der akuten lymphatischen Leukämie* sehr viel mehr von unterschiedlichen Faktoren, wie dem Alter des Patienten oder dem immunologischen Typus der Leukämiezellen, abhängt, lassen sich solche Durchschnittswerte bei diesen Patienten schwerer ermitteln. So nimmt beispielsweise die Wahrscheinlichkeit, eine komplette Remission zu erreichen, mit zunehmendem Alter ab: Bei Kindern zwischen 1 und 10 Jahren liegt sie bei 95%, im Alter von über 50 Jahren bei nur mehr 60%.

Bei solchen Zahlen muß man sich aber immer vor Augen halten, daß sie das errechnete Resultat von Therapiestudien sind. In sie gingen gute und schlechte Therapieergebnisse von einer großen Zahl von Patienten ein. Wie bei allen Statistiken können solche Zahlen nur mit sehr großer Vorsicht auf den einzelnen Kranken angewandt werden: Sein individuelles The-

Tab. 3 **Prognostische Faktoren bei akuter myeloischer Leukämie (AML)**

	Bewertung	
	relativ günstig	relativ ungünstig
1. Zeit zwischen Symptombeginn und Diagnose	weniger als 1 Monat	mehr als 3 Monate
2. Allgemeinzustand nach Karnofskyscher Skala (s. Tab. 4, S. 93)	besser als 50%	schlechter als 50%
3. Lebensalter	unter 50 Jahre	über 60 Jahre
4. Blutzellwerte		
a) Thrombozyten	über 100×10^9/l	unter 20×10^9/l
b) Hämoglobin, Erythrozytenzahl	Anämie gering	Anämie stark
c) Granulozytenzahl (reife)	über 500/µl	unter 100–200/µl
d) Leukozytenzahl (vornehmlich leukämische Blasten)	weniger als $5–20 \times 10^9$/l	mehr als $50–100 \times 10^9$/l
5. Zelltyp der Leukämie (AML):		
a) typische AML, Peroxidase positiv	Auer-Stäbchen +	Peroxidase stark positiv
b) undifferenzierte Form (AUL) (Peroxidase negativ, Esterase negativ, Auer-Stäbchen negativ)	ungünstiger als a)	
c) Monozytenleukämie (Esterase stark positiv)	ungünstiger als b)	
d) Blastenschub einer CML	weit ungünstiger als c)	
6. Fieber, klinisch dokumentierte Infektion, mikrobiologisch dokumentierte Infektion	keine	vorhanden
7. hämorrhagische Phänomene	fehlend bis gering	stark, generalisiert
8. zentralnervöse Symptome, psychopathologische Symptome	keine	Meningosis leucaemica, leukämische Infiltrate, zerebrovaskuläre Krankheit
9. kardiovaskuläre Symptome	keine	Zeichen koronarer Herzkrankheit oder Herzinsuffizienz

Tab. 3 **(Fortsetzung)**

	Bewertung	
	relativ günstig	relativ ungünstig
10. bronchopulmonale Symptome	keine	Bronchitis, Pneumonie, sinubronchiales Syndrom
11. gastrointestinale Symptome	keine	Ulkuskrankheit, Proktitis, Abszeß, Salmonellose oder Parasitose
12. leberbedingte Symptome	keine	Hepatopathie ohne oder mit Ikterus
13. nierenbedingte Symptome	keine, endogene Kreatinin-Clearance über 80 ml/min bei 1,73 m^2 KO	signifikante Nephropathie, zum Beispiel durch Hyperurikämie, Infekt, vaskulär bedingt
14. harnwegsbedingte Symptome	keine	chronischer Infekt, Konkremente

rapieergebnis kann besser, aber auch schlechter als der Durchschnitt sein. Immer müssen wir bedenken, daß es in der Medizin niemals sichere Voraussagen geben kann. Alle Prognosen sind nur wahrscheinlich, und der erste Fehler jeder Statistik ist, daß das Wahrscheinliche nicht eintritt, der zweite, daß das Unwahrscheinliche eintritt. Zu bedenken ist ferner, daß jedes Arzneimittel außer der vom behandelnden Arzt gewünschten Wirkung immer auch unerwünschte Wirkungen (= Nebenwirkungen) in unbekannter Zahl hat. Welche Wirkung des Gesamtspektrums aller Wirkungen bei den einzelnen Kranken wirkt, ist stets von vielen individuellen Faktoren abhängig. Statistiken über therapeutische Erfolge und Mißerfolge haben eine große wissenschaftliche Bedeutung und sind ein Wegweiser für das ärztliche Tun, für den einzelnen Kranken sagen sie wenig. Andererseits können statistische Zahlen aber auch dem Kranken helfen, seine Situation realistischer einzuschätzen und zu erkennen, daß trotz der Schwere der Erkrankung Hilfe möglich ist und daß mit der fatalen Diagnose der Schicksalsweg nicht nur in einer Richtung laufen muß.

Tab. 4 **Karnofsky-Skala zur Objektivierung der Fähigkeiten und Möglichkeiten von Patienten (General Performance Status, GPS)**

A. fähig zu normaler Aktivität und Arbeit, keine spezielle Versorgung notwendig	100%	normal, keine Klagen, keine Krankheitszeichen
	90%	fähig zu normaler Aktivität, aber geringe Krankheitszeichen vorhanden
	80%	normale Aktivität und Belastbarkeit, mäßige Krankheitszeichen vorhanden
B. Arbeitsunfähigkeit, kann zu Hause leben, sich um persönliche Sorgen kümmern, jedoch ist Hilfe in manchen Bereichen notwendig	70%	sorgt für sich selbst, unfähig zur Entfaltung normaler Aktivität oder aktiver Tätigkeit
	60%	sorgt meist noch für sich selbst, gelegentliche Hilfe notwendig
	50%	erhebliche Hilfeleistung notwendig, häufige ärztliche Hilfe
C. unfähig zur Selbstsorge, bedarf Pflege bzw. Krankenhauspflege	40%	schwerbehindert, spezieller Hilfe bedürftig
	30%	sehr schwer behindert, Hospitalpflege zweckmäßig, keine Lebensgefahr
	20%	Hospitalpflege notwendig, sehr krank, aktive lebensunterstützende Maßnahmen notwendig
	10%	moribund, rasches Fortschreiten der lebensbedrohlichen Erkrankung

Therapie der akuten Leukämien

Chemotherapie

Durch Intensivierung und Systematisierung der Behandlung akuter leukämischer Erkrankungen sind in den vergangenen Jahren beachtliche Erfolge erzielt worden. Großen Anteil an dieser Entwicklung hat die Bildung überregionaler kooperativer Behandlungsgruppen, die sich zur Durchführung sog. *multizentrischer Studien* (s. S. 79 ff) zusammengeschlossen haben und konsequent erfolgversprechende medikamentöse Kombinationen auf ihre Wirksamkeit prüften und gegeneinander hinsichtlich Nutzen und Risiko für den Patienten abwägten. Auf diese Weise wurden zahlreiche therapeutische Schemata erarbeitet, deren Wirksamkeit und Verträglichkeit trotz aller wissenschaftlichen Vorarbeiten beim einzelnen Kranken individuell getestet werden müssen. So sind Dosierung, zeitliche Folge und Rhythmus der einzelnen Applikationen möglichst weitgehend den individuellen Gegebenheiten jedes einzelnen Kranken anzupassen. Dabei sind außer den initialen Blutwerten vor Beginn der Therapie das Alter des Patienten, sein Allgemeinzustand, seine seelische Verfassung zu berücksichtigen, Vorhandensein oder Fehlen von Zweiterkrankungen oder Komplikationen, der Funktionszustand des Immunsystems und anderer wichtiger Organe Kriterien, deren Reaktion auf die einzelnen Medikamente einkalkuliert werden müssen. Der behandelnde Arzt sollte daher Wirkungsmechanismen und Nebenwirkungen der angebotenen antileukämischen Wirkstoffe möglichst genau kennen und sie mit dem Kranken besprechen: Nur ein aufgeklärter Patient kann eine gute therapeutische Partnerschaft zu seinem Arzt entwikkeln.

Gedankliche Grundlage aller bisher gebräuchlichen zytostatischen Behandlungsverfahren ist die therapeutische Ausnutzung eines großen zelltoxischen Potentials verschiedener Chemikalien unterschiedlicher Herkunft; ihr ideales Ziel ist die Vernichtung sämtlicher Leukämiezellen an allen Orten des erkrankten Organismus. Um dieses Ziel zu erreichen wurden komplizierte Therapieschemata entwickelt, durch die bei einem Minimum an Nebenwirkungen ein Maximum an Wirksamkeit angestrebt wird. Diese Schemata setzen sich aus sehr unterschiedlichen Medikamenten zusammen, die sich in ihrer erwünschten Wirksamkeit gegenseitig unterstützen sollen, gleichzeitig aber infolge des unterschiedlichen Spektrums an unerwünschten Wirkungen der einzelnen Substanzen die Summe aller Nebenwirkungen möglichst gering gehalten wird (s. auch S. 50 f: »Monotherapie – Polychemotherapie«).

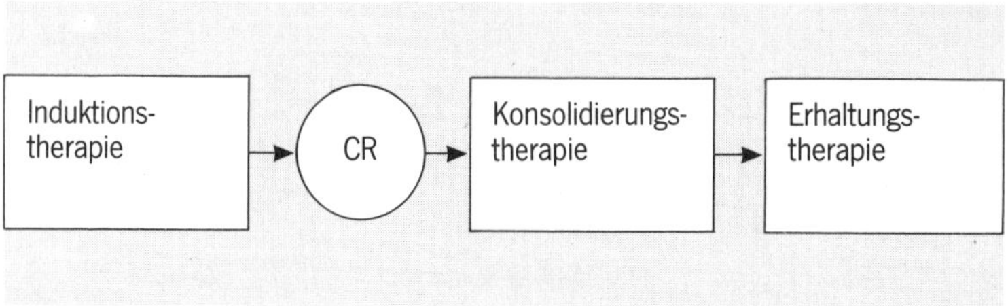

Abb. 12 Die verschiedenen Phasen in der Behandlung der akuten myeloischen Leukämie

Die Therapie der akuten Leukämien setzt sich aus mehreren *Phasen* zusammen (Abb. 12). Ziel der ersten Phase, der *Induktionsphase,* ist es, eine Remission zu induzieren, die dann in der *Konsolidierungsphase* intensiviert und stabilisiert werden soll. Daran schließt sich eine *Erhaltungs-* oder *Dauertherapie* an, die bei anhaltender Remission eventuell über Jahre durchgeführt wird. Die in den verschiedenen Phasen zum Einsatz gebrachten Medikamentenkombinationen unterscheiden sich in den einzelnen Therapiestudien, welche die Wirksamkeit unterschiedlicher Therapiemöglichkeiten miteinander vergleichen und quantifizieren. Um die Kompliziertheit solcher Therapieschemata zu verdeutlichen, ist in Abb. 13 das der »Deutschen Kooperativen AML-Gruppe (AMLCG)« wiedergegeben. Während der Therapiephasen sind in gewissen Abständen Knochenmarksuntersuchungen notwendig, um den Therapieerfolg zu dokumentieren oder bei den ersten Anzeichen eines Rezidivs das Behandlungsschema zu wechseln.

Die *Therapie eines Rezidivs* gestaltet sich insofern immer schwieriger, als die Leukämiezellen *resistent* oder »immun« gegen einzelne oder mehrere Zytostatika werden. Der kranke Organismus hat sich an diese Medikamente gewöhnt, sie zeigen keine Wirkung mehr. Es müssen dann andere und meist auch aggressivere Kombinationen verwendet werden. Diesem Problem kann man jedoch durch eine allogene oder autologe Knochenmarktransplantation bis zu einem gewissen Grad aus dem Weg gehen.

Knochenmarktransplantation

Wie auf S. 71 schon ausführlich dargelegt, gehört die Knochenmarktransplantation (KMT) mehr und mehr zu den Standardtherapien bei Kranken mit akuten Leukämien. Unter besonders günstigen Voraussetzungen können mit Hilfe dieses biologisch schwierigen Verfahrens sogar echte Heilungen erreicht werden – wenn auch zu einem hohen Preis, der in dem erheblichen Konditionierungsrisiko vor der eigentlichen Transplantation, in

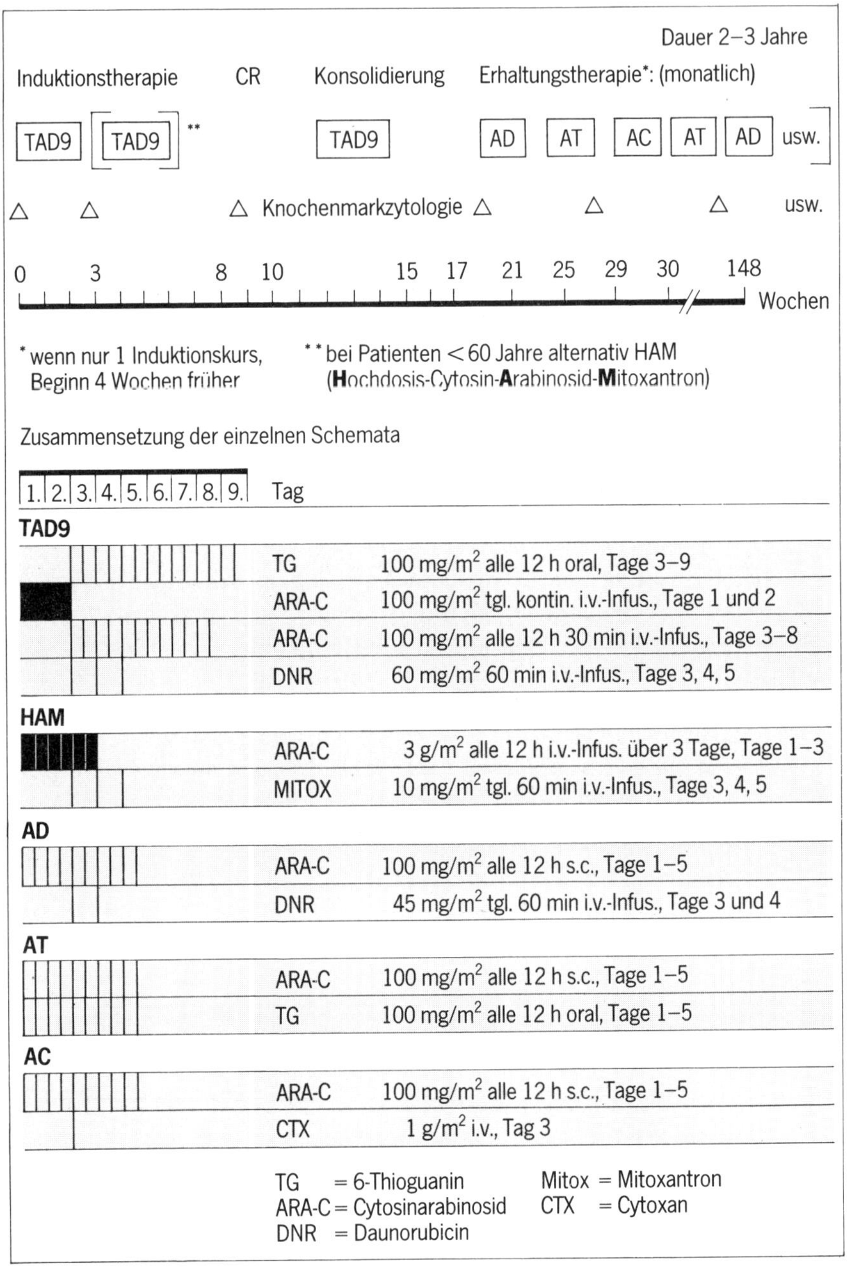

Abb. 13 Schema der AMLCG (AML Cooperative Group) zur Behandlung der akuten myeloischen Leukämie

Farbteil

Farbtafel 1: Schematische Übersicht über die verschiedenen Blutzellen und ihre Vorläufer

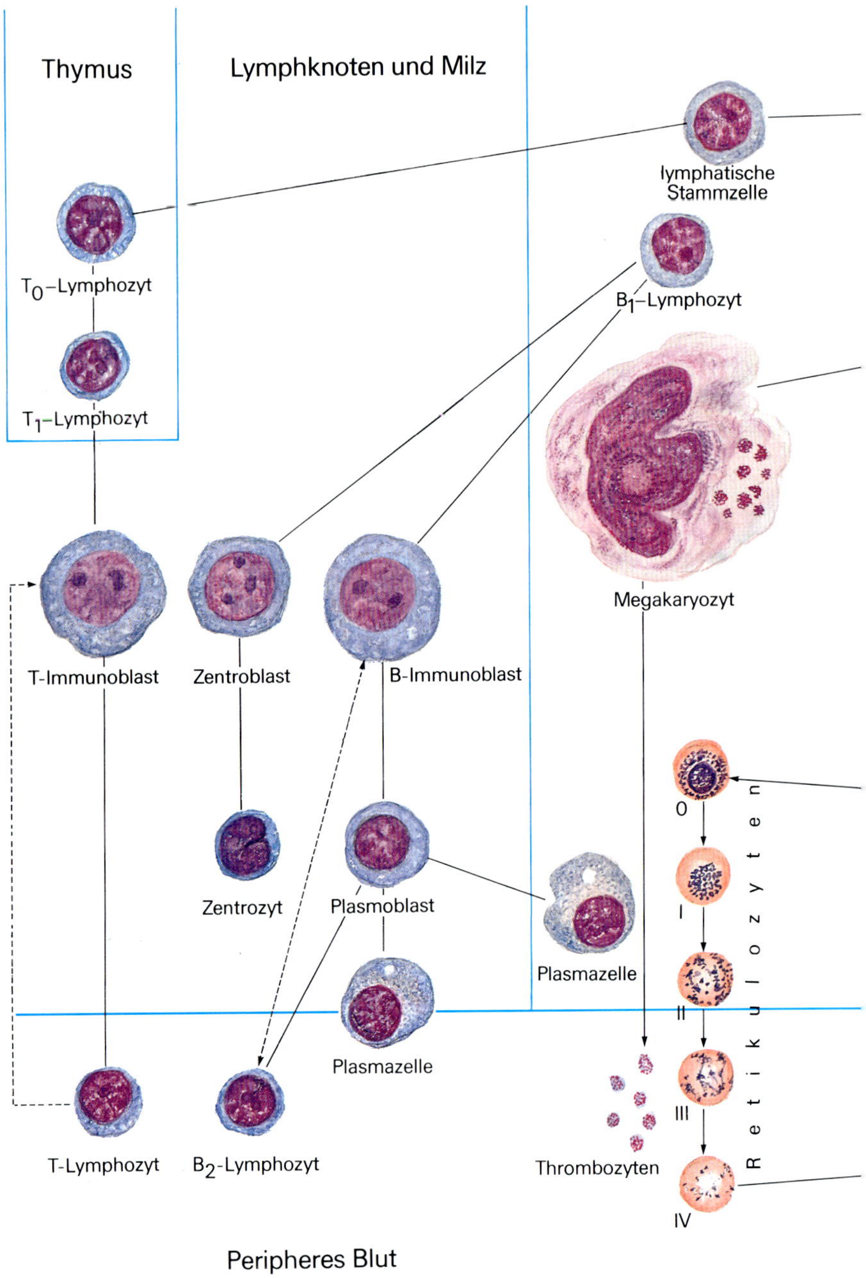

Aus: H. Begemann und M. Begemann: Praktische Hämatologie, Thieme Verlag Stuttgart, New York, 9. Auflage 1989

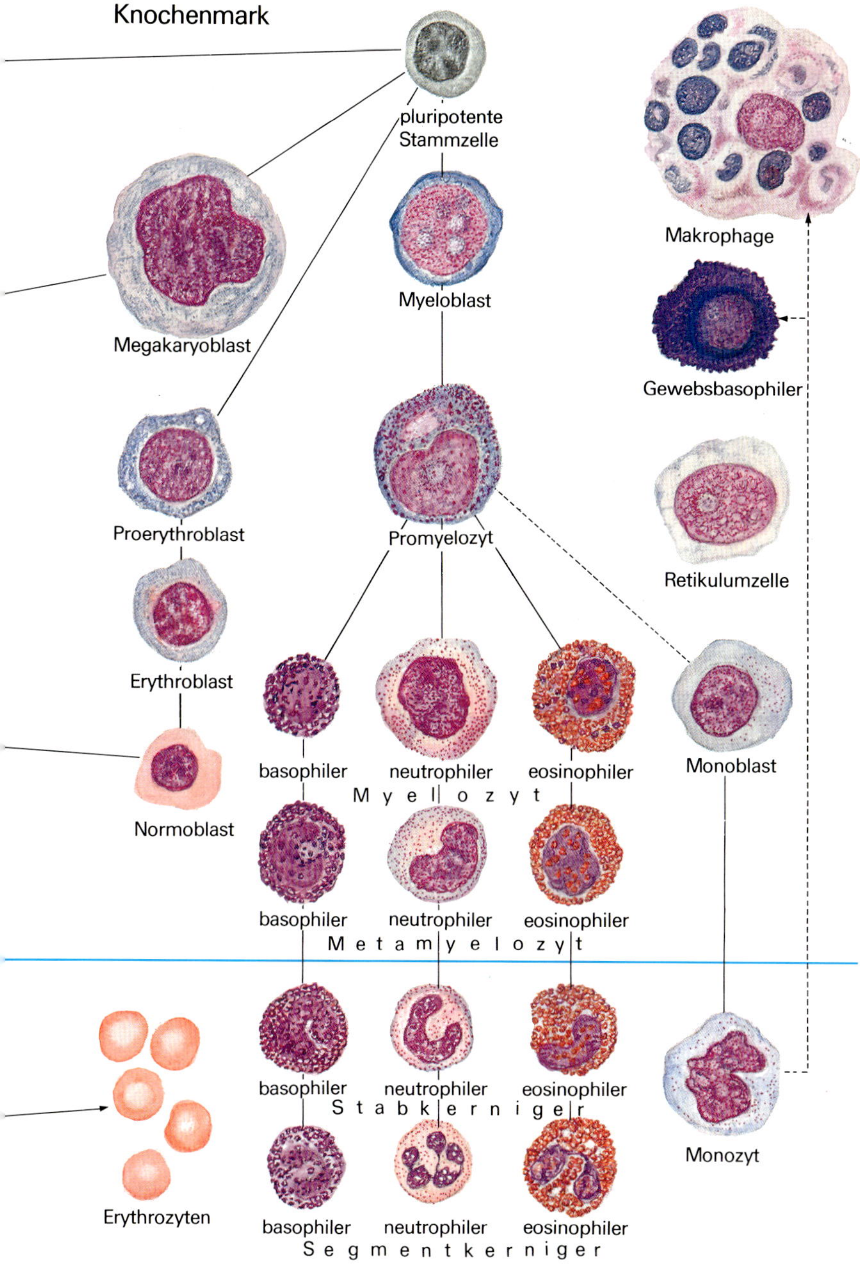
Knochenmark
pluripotente Stammzelle
Megakaryoblast
Myeloblast
Makrophage
Gewebsbasophiler
Retikulumzelle
Proerythroblast
Promyelozyt
Erythroblast
basophiler
neutrophiler
eosinophiler
Myelozyt
Monoblast
Normoblast
basophiler
neutrophiler
eosinophiler
Metamyelozyt
basophiler
neutrophiler
eosinophiler
Stabkerniger
Monozyt
Erythrozyten
basophiler
neutrophiler
eosinophiler
Segmentkerniger

Farbtafel 2: Das normale Knochenmark (ca. 1100fache Vergrößerung)

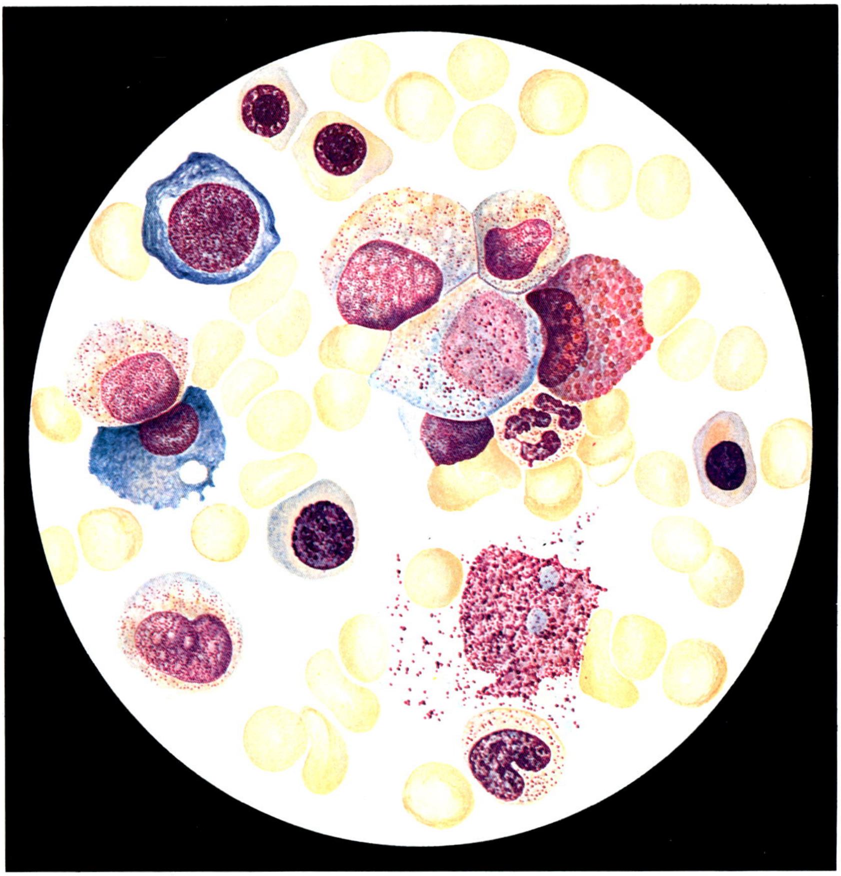

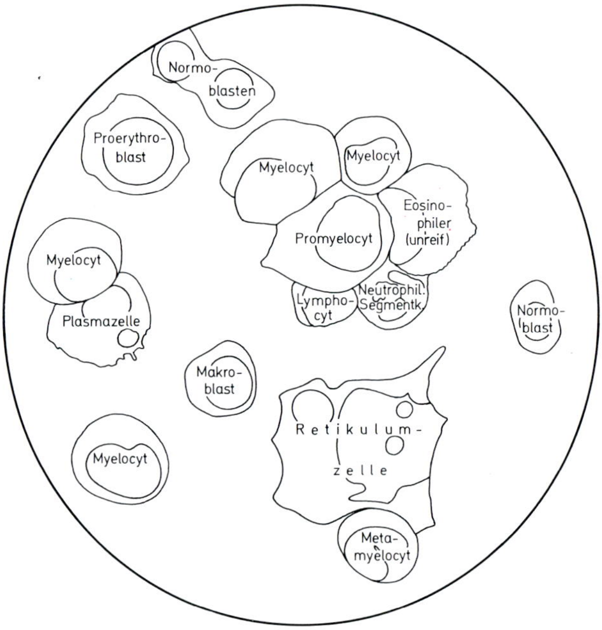

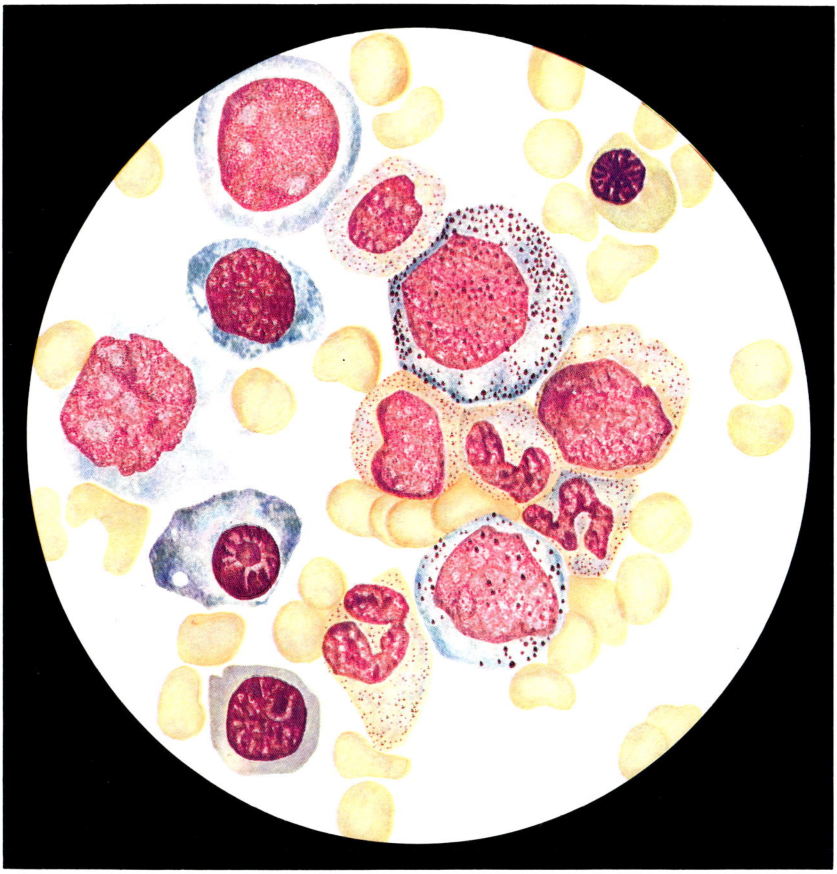

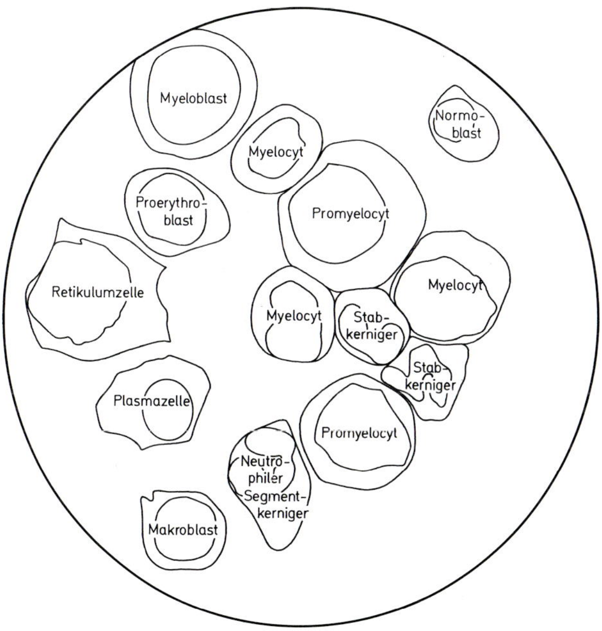

Aus: H. Begemann und J. Rastetter: Atlas der klinischen Hämatologie, Springer-Verlag Berlin, Heidelberg, New York, 4. Auflage 1987

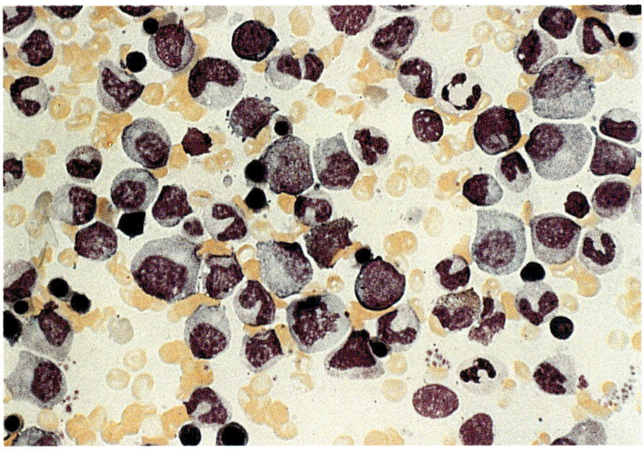

a) normales Knochenmark, Übersicht (ca. 500fache Vergrößerung)

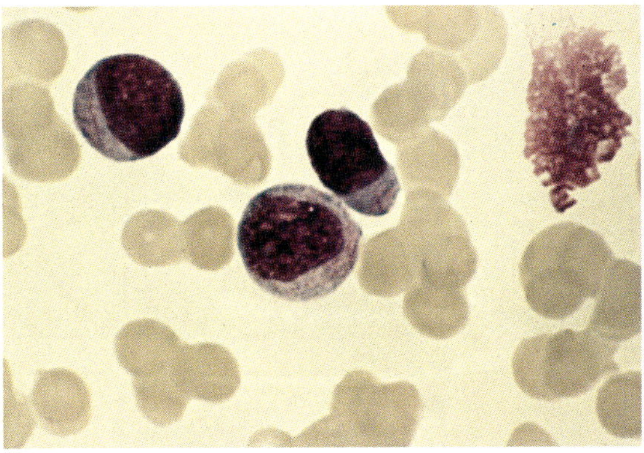

b) AML-M3 (ca. 1000fache Vergrößerung)

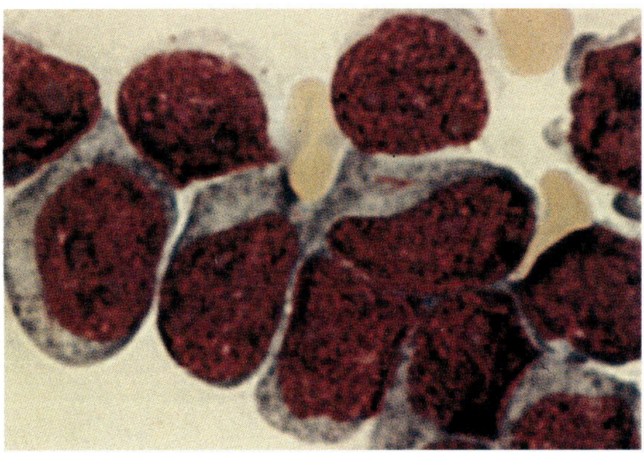

c) AML-M3 mit Auer-Stäbchen (ca. 1200fache Vergrößerung)

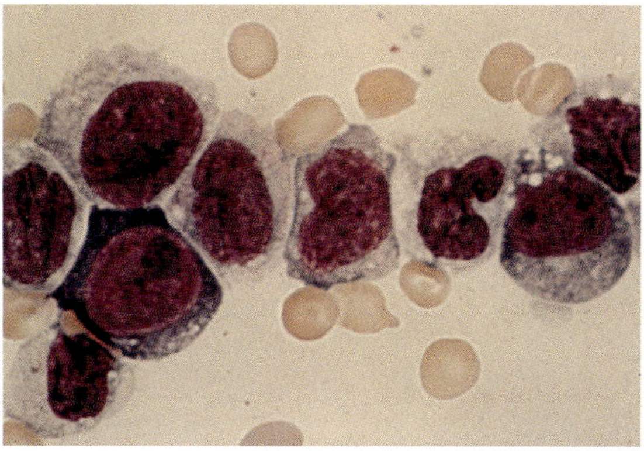

d) AML-M4 (ca. 1000fache Vergrößerung)

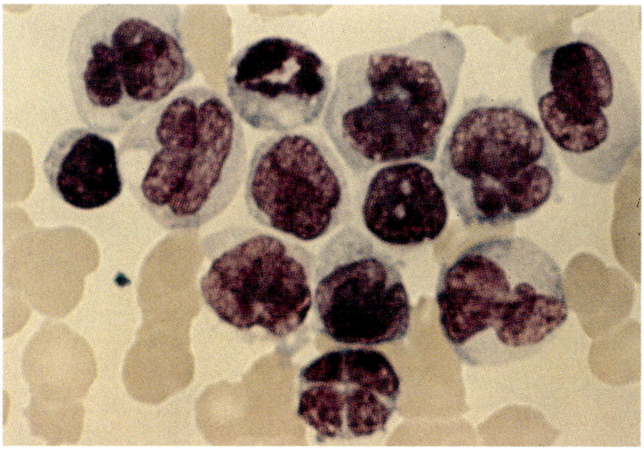

e) AML-M5 (ca. 1200fache Vergrößerung)

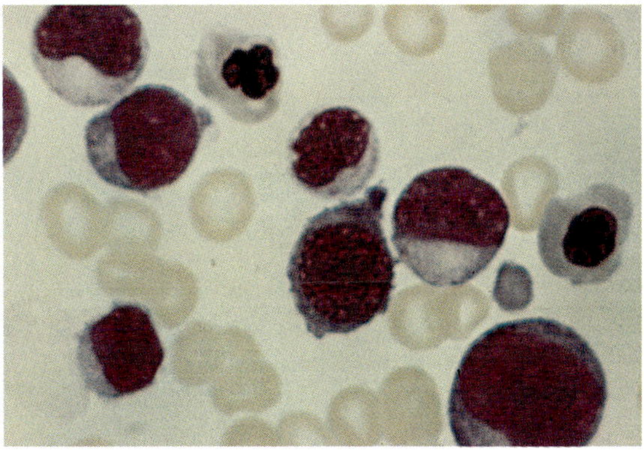

f) AML-M6 (ca. 1200fache Vergrößerung)

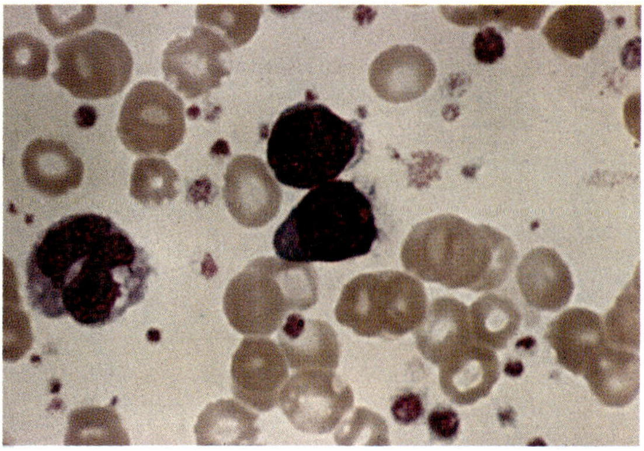

g) AML-M7 mit zahlreichen Thrombozyten unterschiedlicher Größe (ca. 1200fache Vergrößerung)

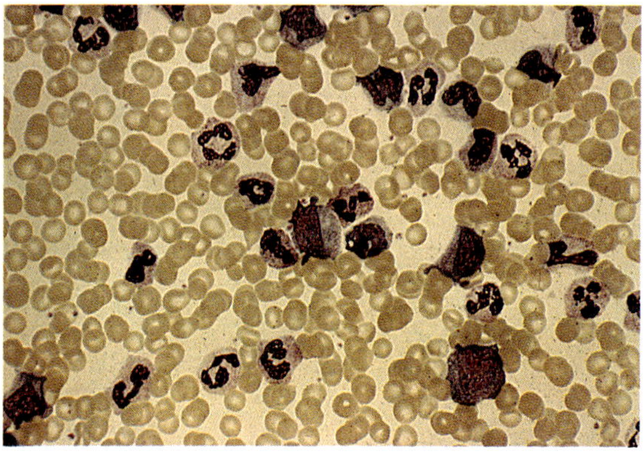

h) CML, peripheres Blut, Übersicht (ca. 500fache Vergrößerung)

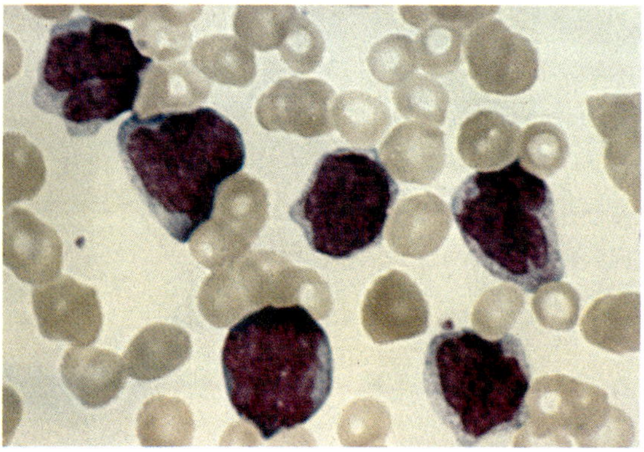

i) CML, peripheres Blut, Übersicht (ca. 1000fache Vergrößerung)

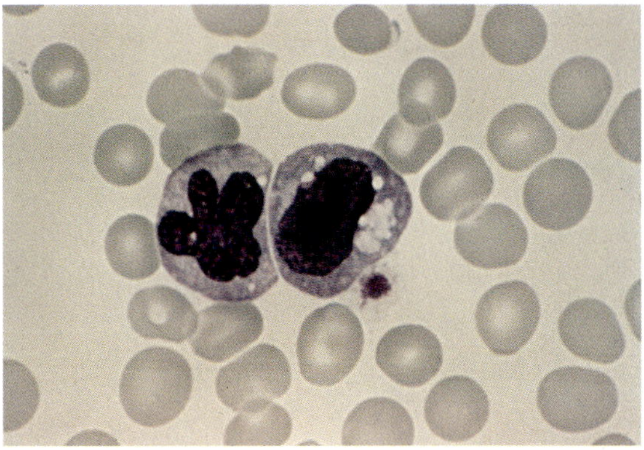

k) Chronische myelo-monozytäre Leukämie, peripheres Blut, Übersicht (ca. 1200fache Vergrößerung)

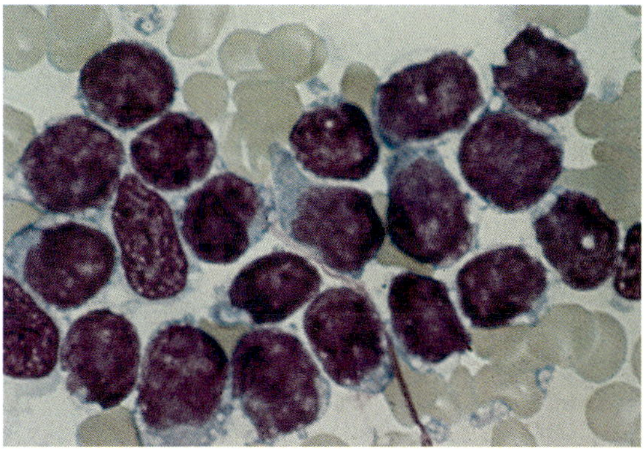

l und m) ALL (ca. 1200fache Vergrößerung)

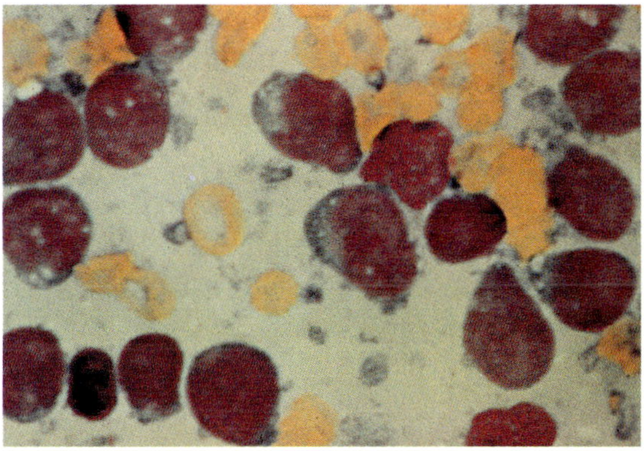

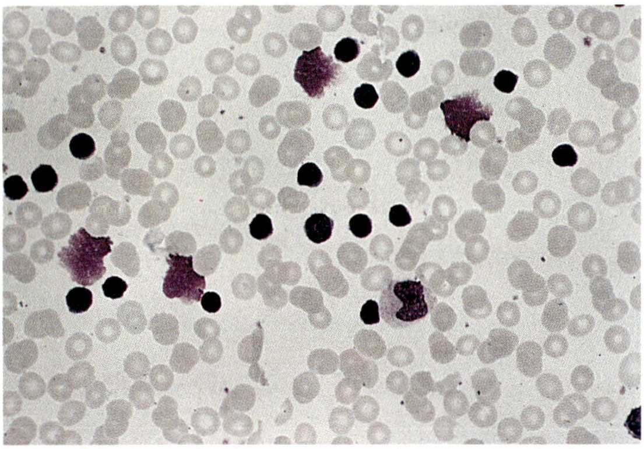

n) CLL mit vier Gumbrecht'schen Kernschatten, peripheres Blut, Übersicht (ca. 500fache Vergrößerung)

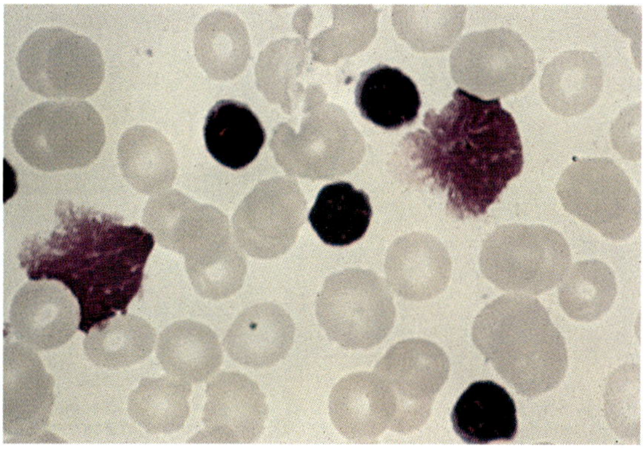

o) CLL,Vergrößerung (ca. 1200fach) aus (m)

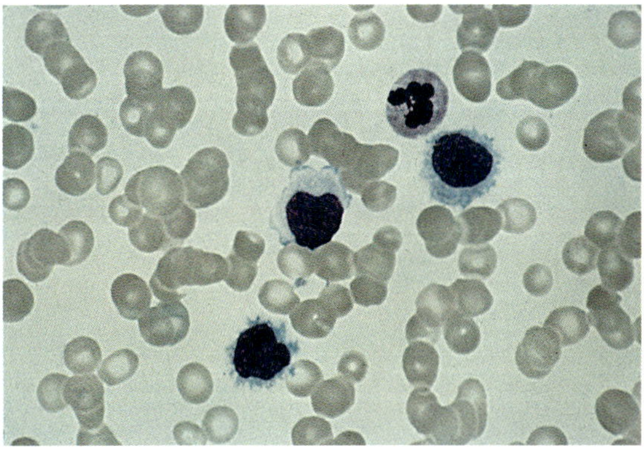

p) Haarzellenleukämie, peripheres Blut (ca. 800fache Vergrößerung)

q) Non-Hodgkin-Lymphome, peripheres Blut (ca. 1200fache Vergrößerung)
links: Zentrozytisch-zentroblastisches NHL
rechts: Immunoblastisches NHL

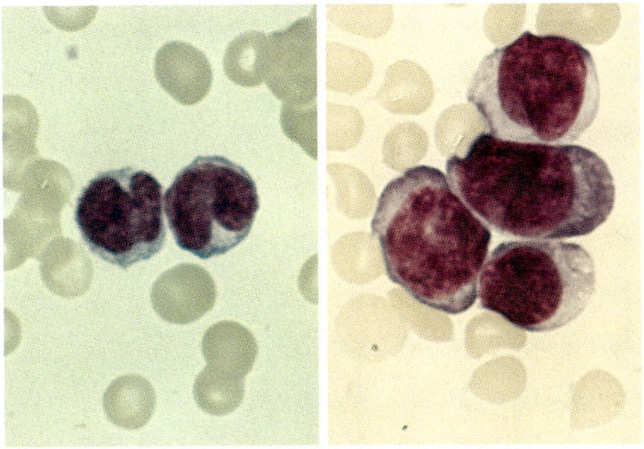

Für die freundliche Überlassung der Zytofotografien danken die Autoren Herrn Prof. Dr. J. Rastetter, Klinikum Rechts der Isar, München

den Frühkomplikationen und – nach allogenen Transplantationen – in der Graft-versus-Host-Krankheit zu sehen ist. An allen Transplantationszentren wird mit großem zeitlichen und materiellem Aufwand nach Methoden und Möglichkeiten gesucht, die ernsten Nebenwirkungen und das hohe Risiko der Knochenmarktransplantation zu vermindern und dadurch die Prognose zu verbessern.

Da die Chance einer Heilung von Patienten mit akuten Leukämien mit Hilfe von Zytostatika allein verschwindend gering ist, sollte möglichst immer auch die Möglichkeit einer Knochenmarktransplantation geprüft werden. Dabei ist es jedoch wichtig, den wahrscheinlichen Nutzen und das Risiko kritisch gegeneinander abzuwägen.

Bei der akuten myeloischen Leukämie wird als optimaler Zeitpunkt für eine *allogene Knochenmarktransplantation* die erste Vollremission angesehen, falls ein möglichst HLA-kompatibler (s. S. 176 ff) Familienangehöriger als Spender zur Verfügung steht. Die Indikation für eine Knochenmarktransplantation mit dem Knochenmark eines Fremdspenders besteht bei Patienten mit einer akuten myeloischen Leukämie nur, wenn die Prognosemerkmale (s. S. 91 f) ungünstig sind; die Transplantation wird meist auch in der ersten oder erst in der zweiten Vollremission durchgeführt. Findet sich kein passender Familien- oder Fremdspender, was immerhin für etwa 80% der Leukämiekranken gilt, kann oder sollte eine *autologe Knochenmarktransplantation* in der zweiten Vollremission angestrebt werden, nachdem das dazu benötigte Knochenmark während der ersten kompletten Remission entnommen und mit entsprechenden Maßnahmen (s. S. 72) vorbereitet wurde.

Weniger einheitlich als bei der akuten myeloischen Leukämie wird die Indikation zur Knochenmarktransplantation bei der akuten lymphatischen Leukämie gesehen. Hier strebt man bei Kranken mit Hochrisikomerkmalen eine allogene Knochenmarktransplantation mit Knochenmark von Familien- oder Fremdspendern in der ersten Teil- oder Vollremission an, bei Patienten mit günstigeren Prognosefaktoren erst in der zweiten Teil- oder Vollremission. Da bei den Kranken mit einer akuten lymphatischen Leukämie nach einer autologen Knochenmarktransplantation das Rezidivrisiko sehr viel höher ist als bei denen mit einer akuten myeloischen Leukämie, wird die Indikation für eine Knochenmarktransplantation kontrovers diskutiert. Auch bei diesen Patienten ist sie abhängig von der Qualität der Prognosefaktoren.

Supportive Maßnahmen

Da die Behandlung von Kranken mit einer akuten Leukämie – wie wir gesehen haben – reich an Nebenwirkungen ist, die den Kranken ernstlich gefährden können, sollen während der Chemotherapie vorbeugende Maßnahmen und gezielte Untersuchungen zur frühzeitigen Erkennung von therapiebedingten Komplikationen regelmäßig vorgenommen werden, um rechtzeitig therapeutisch eingreifen zu können. Solche *»supportiven Maßnahmen«* sind für das Überleben der Leukämiekranken von entscheidender Bedeutung.

Sinken im Verlauf der Therapie die Granulozyten unter 1000/µl ab, muß mit einem erhöhten *Infektionsrisiko* gerechnet werden. Um in solchen Phasen den Patienten möglichst wenig zu gefährden, wird er in einem Einzelzimmer untergebracht, und die Zahl seiner Besucher beschränkt. Kinder werden von Besuchen ganz ausgeschlossen. Besucher und Personal sollten einen Mundschutz tragen und die Hände vor Betreten des Zimmers desinfizieren. Da in ungekochten Speisen Krankheitserreger sein können, ist es für den Kranken ratsam, auf solche zu verzichten.

Wegen der geringen Granulozytenzahl im Blut und der Schädigung des Immunsystems durch Krankheit und Therapie ist der Verlauf von Infektionskrankheiten zumeist untypisch; häufig fehlen die klassischen Entzündungszeichen, auch hohes Fieber ist seltener als sonst üblich. Wichtig ist daher eine häufige gründliche Untersuchung des Patienten mit dem Ziel Entzündungen, die in der Regel von der Haut, dem Magen-Darm-Trakt oder der Lunge mit dem Bronchialsystem ausgehen, zu erkennen. Es hat sich dabei auch bewährt, schon vor Beginn der Therapie Ausscheidungsprodukte (Stuhl, Urin und Sputum) des Kranken und Abstriche von Haut und Schleimhäuten des Patienten bakteriologisch untersuchen zu lassen, um sein spezielles Bakterienspektrum zu kennen und zu wissen, gegen welche Antibiotika diese Erreger empfindlich sind; denn es sind meist die bei intaktem Abwehrsystem ungefährlichen »körpereigenen« Bakterien, die bei schweren Störungen der Körperabwehr zu ernsten Infektionen führen können. Oft werden auch vorbeugend Antibiotika und Antimykotika (gegen Bakterien und Pilze gerichtete Arzneimittel) gegeben.

Das Blutungsrisiko steigt bei den akuten Leukämien mit zunehmender Verminderung der Thrombozytenzahl. Eine untere Zahlengrenze, oberhalb der kein Blutungsrisiko besteht, konnte zwar bisher nicht festgelegt werden, doch sinkt das Blutungsrisiko unter 1%, wenn die Thrombozytenzahl im Blut des Kranken über 20 000/µl steigt. In Abhängigkeit vom Gesamtzustand des Kranken – besonders bei ausgedehnten Schleimhautentzündungen, starkem Erbrechen oder lang andauerndem Husten – müssen Plättchentransfusionen erwogen werden. Um eine Antikörperbildung gegen HLA-Merkmale, die sich in der Thrombozytenmembran befinden, bei zufällig ausgewählten Blutspendern zu vermeiden, kann es sinnvoll sein,

HLA-kompatible Spender heranzuziehen. Dabei ist es auch möglich, daß ein Patient einen oder evtl. mehrere Spender hat, denen mit Hilfe eines Blutzellseparator nötigenfalls mehrfach Thrombozyten in größerer Menge abgenommen werden kann, wobei die übrigen Blutbestandteile dem Spender wieder zurücktransfundiert werden.

Die chronischen Leukämien

Die chronischen Leukämien, vor allem die chronische myeloische Leukämie und die chronische lymphatische Leukämie, ähneln sich in ihrem Verlauf, ihrer Behandlung und Prognose viel weniger, als dies die akuten Leukämien untereinander tun, so daß sie nur schlecht gemeinsam besprochen werden können. Vielmehr werden sie jeweils einer Gruppe von Erkrankungen zugerechnet, mit denen sie bezüglich der erkrankten Organe (Knochenmark bzw. lymphatisches System) sowie der pathophysiologischen Mechanismen, also den Mechanismen ihrer Entstehungsweise, mehr verbunden sind. So wird die chronische myeloische Leukämie jetzt meistens den *myeloproliferativen Erkrankungen* bzw. dem *myeloproliferativen Syndrom (MPS)*, die chronische lymphatische Leukämie den *malignen Lymphomen* bzw. den *Non-Hodgkin-Lymphomen (NHL)* zugerechnet. Auf diese Krankheitsgruppen soll nach der Besprechung der chronischen Leukämien im einzelnen noch kurz eingegangen werden (s. S. 119 ff), zumal gerade zu den Non-Hodgkin-Lymphomen außer der chronischen lymphatischen Leukämie noch einige andere Erkrankungen mit potentiell leukämischem Verlauf gehören, bei denen im Blut pathologische Zellen auftauchen können.

Die chronische myeloische Leukämie (CML)

Definition

Die chronische myeloische Leukämie ist eine chronische Erkrankung des granulozytopoetischen Systems, deren Charakteristikum eine Vermehrung von Granulozyten und ihrer Vorstufen in Blut, in Knochenmark und auch in anderen Organen ohne erkennbare Ursache ist. Die pathologischen Zellen sind nach unserem heutigen Verständnis *klonalen Ursprungs*, d. h. sie sollen von einer einzigen entarteten Zelle abstammen. In über 90 % der Fälle findet sich das sog. Philadelphia-Chromosom (Ph^1-Chromosom, s. S. 41) als Ausdruck dieses krankhaften Zellklons.

Symptomatik und klinisches Bild

Der Beginn der Erkrankung ist immer schleichend. Das Allgemeinbefinden ist zunächst nur wenig oder gar nicht gestört. Dadurch ist es schwierig, bei der Diagnosestellung den eigentlichen Krankheitsbeginn zurückzurechnen. Die Diagnose wird daher meist zufällig gestellt, oft bei einem Arztbesuch aus irgendeinem anderen Grund.

Eine unserer Patientinnen mit einer chronischen myeloischen Leukämie wurde erstmals 1987 zur Abklärung einer leichten, zufällig in einem anderen Zusammenhang aufgefallenen Leukozytose von 14 100 überwiesen. Auffällig war lediglich eine Basophilie von 10%, die schon damals den Verdacht auf eine chronische myeloische Leukämie in einem ganz frühen Stadium aufkommen ließ. Im weiteren Verlauf stiegen die Leukozyten nur sehr langsam an, im ersten Jahr nur um ca. 8000, später schneller. Erst 3 1/2 Jahre nach der ersten, noch vagen Diagnosestellung mußte mit einer Behandlung begonnen werden.

Oft führen den Patienten auch erst die für ein fortgeschrittenes Stadium typischen Krankzeitszeichen zum Arzt, beispielsweise Beschwerden, die durch eine deutlich vergrößerte Milz oder eine Anämie oder eine vermehrte Blutungsneigung ausgelöst wurden. Die Kranken klagen dann über ein zunehmendes Druck- oder Schweregefühl im linken Oberbauch, das oft nach den Mahlzeiten noch zunimmt, oder über allgemeine Schwäche und Mattigkeit, über zunehmende Müdigkeit und Atemnot bei körperlicher Belastung, oft auch über Appetitlosigkeit und Gewichtsabnahme. Die Körpertemperatur kann leicht erhöht sein, auch ohne daß Beschwerden oder Befunde auf einen Infekt hinweisen würden.

Bei der **klinischen Untersuchung** des Patienten läßt sich in den meisten Fällen (bei 94%) eine *vergrößerte Milz* tasten, auch die Leber kann tastbar vergrößert sein. Auffällig ist auch bei etwa drei Viertel der Kranken eine mehr oder weniger umschriebene *Druck- oder Klopfempfindlichkeit des Brustbeins,* die manchmal sogar in ausgesprochene Schmerzen übergehen kann. Nur selten finden sich dagegen schon in der Frühphase *Lymphknotenschwellungen* oder *leukämische Hautinfiltrate,* die als relativ harte, scharf umschriebene, bräunlich, schmutziggraue oder bläuliche, teils runde, teils flache Knoten von Linsen- bis Walnußgröße, die einzeln oder gehäuft in Erscheinung treten können.

Blutbild und andere Laborbefunde

Die *Leukozytenzahl* ist nicht nur von Fall zu Fall sehr wechselnd, sondern weist auch beim gleichen Patienten erhebliche Schwankungen auf. In Abhängigkeit vom Erkrankungsstadium ist sie mehr oder weniger stark erhöht und kann bis auf 500 000/µl und mehr ansteigen.

Im *Differentialblutbild* findet man neben den reifen Granulozyten stets auch unreife Zellformen bis zu den Promyelozyten und Myeloblasten, wobei alle Reifungsstufen vertreten sind: Ein »Hiatus leucaemicus« (s. S. 86), wie er bei der akuten myeloischen Leukämie charakteristisch ist, findet sich bei der chronischen myeloischen Leukämie nicht. Besonders typisch ist auch eine Vermehrung der Basophilen und der Eosinophilen.

Bei etwa einem Drittel der Patienten besteht von vornherein eine *Anämie* mit einem Hb von unter 11 g/100 ml.

Die *Thrombozytenzahl* kann vermindert, aber auch erhöht sein. Dabei können Werte bis über eine Million pro µl gefunden werden. Manchmal ist beim Vorliegen einer solchen Thrombozytose bei der Diagnosestellung eine Entscheidung darüber zu fällen, ob es sich wirklich um eine chronische myeloische Leukämie oder um eine *primäre Thrombozythämie* (PTH, s. S. 119 f) handelt, nur schwer möglich. Das Ausmaß dieser Thrombozytose, wie auch der Thrombozytopenie (und der Anämie) sind für die Festlegung des Therapiebeginns von besonderer Bedeutung.

Von diagnostischer Bedeutung für die Erkennung der chronischen myeloischen Leukämie gerade in Zweifelsfällen ist das Verhalten der *alkalischen Leukozytenphosphatase (ALP)*, deren Aktivität bei der chronischen myeloischen Leukämie regelmäßig stark erniedrigt ist oder völlig fehlt (s. S. 35 f).

Im **Knochenmark** findet sich bei ausgeprägtem Krankheitsbild eine starke Vermehrung der granulozytopoetischen Vorstufen mit einer Betonung der jüngeren Zellformen. Charakteristischerweise ist das Knochenmark sehr zellreich, das quantitative Verhältnis von erythrozytopoetischen zu granulozytopoetischen Zell-Vorstufen ist zugunsten der letzteren verschoben. Die Megakaryozyten sind fast immer stark vermehrt und das nicht nur bei Kranken mit einer Thrombozytose im peripheren Blut. Bei noch nicht voll ausgeprägtem Krankheitsbild ist der Knochenmarkbefund im ganzen aber wenig charakteristisch und kaum von infektiösen oder toxischen Markveränderungen zu unterscheiden. In solchen Fällen können dann meist die Bestimmung der ALP oder/und der Nachweis des Philadelphia-Chromosoms weiterhelfen.

Die **übrigen Laborbefunde** aus dem Blutserum sind weitgehend uncharakteristisch. Als Folge des erhöhten Zellumsatzes finden sich die *Harnsäure* – das Abbau- und Ausscheidungsprodukt der Nukleinsäuren der zerstörten Zellkerne – und das Enzym *Laktatdehydrogenase (LDH)* erhöht. Die *Blutsenkungsgeschwindigkeit* (BSG) kann beschleunigt sein.

Verlauf und Prognose der chronischen myeloischen Leukämie

Bei unbehandelten Kranken kommt es allmählich, oft sehr langsam zu einem Ansteigen der Leukozytenzahl im Blut, die Anämie nimmt zu, Milz und Leber werden größer; das Allgemeinbefinden verschlechtert sich zunehmend, es können hohes Fieber und sogar Zustände von unerklärlicher Bewußtlosigkeit (Koma) auftreten: Die chronische myeloische Leukämie tritt in ihre akute Phase über, kenntlich an dem stark vermehrten Auftreten von Myeloblasten im Blut und Mark, den *Blastenschub* oder die *Blastenkrise.*

Die mittlere Überlebenszeit unbehandelter Patienten mit einer chronischen myeloischen Leukämie lag in der Ära vor Chemotherapie bei etwa 18 Monaten gerechnet vom Zeitpunkt der Diagnosestellung.

Durch die heute möglichen und üblichen Behandlungsmaßnahmen hat sich der Krankheitsverlauf verändert: Als Folge der Behandlung mit Zytostatika und/oder Interferon entwickelt sich bei der großen Mehrzahl der Patienten eine Remission, die im medizinischen Sprachgebrauch auch als *chronische Phase* bezeichnet wird: Die Kranken fühlen sich wieder besser, bekommen Appetit und nehmen an Gewicht zu. Die von der Anämie verursachten Symptome wie Müdigkeit, Abgeschlagenheit und Atemnot – besonders bei körperlicher Belastung – verschwinden wieder. Auch das weiße Blutbild und die Thrombozytenzahl normalisieren sich weitgehend. Das Knochenmark ist kaum von einem gesunden Mark zu unterscheiden.

Die Remission kann mehrere Monate oder sogar Jahre dauern, bis es wieder zu einer allmählich beginnenden, dann stärker werdenden Zunahme der Leukozytenzahl im Blut mit zunehmender Linksverschiebung und zu einer erneuten Größenzunahme von Milz und Leber kommt. Diese Entwicklung wird als *Rezidiv* oder als *akzelerierte Phase* bezeichnet. Meist gelingt es, das erste Rezidiv medikamentös fast ebenso günstig zu beeinflussen wie die Erstmanifestation der Erkrankung. Doch werden die Therapieerfolge von Krankheitsschub zu Krankheitsschub weniger eindrucksvoll; die Dauer der Remissionen wird kürzer und kürzer; die Krankheitssymptome und -befunde lassen sich immer weniger gut beseitigen; es kommt zu einem allmählichen Ansteigen der Blastenzahl in Blut und Knochenmark.

Durch die Behandlungsmöglichkeiten hat sich statistisch gesehen die mittlere Überlebenszeit auf über fünf Jahre nach der Diagnosestellung verbessert. Doch werden auch immer wieder Einzelfälle mit sehr langen Überlebenszeiten von 10, 15, 20 und mehr Jahren beobachtet. Daß statistische Berechnungen im Einzelfall jedoch nur wenig aussagekräftig sind, muß auch hier bedacht werden.

Therapie der chronischen myeloischen Leukämie

Der *Zeitpunkt des Therapiebeginns* richtet sich bei der chronischen myeloischen Leukämie, wie bei allen chronischen Leukämien, weniger nach der Leukozytenzahl im peripheren Blut, als vielmehr nach dem Allgemeinbefinden des Kranken, nach dem Grad der Anämie, der Höhe der Thrombozytenzahl und nach den Beschwerden durch die vergrößerte Milz. Auch jetzt noch basiert die bevorzugte Behandlung der Patienten mit einer chronischen myeloischen Leukämie auf der Anwendung von Zytostatika, doch sollen mehrere zur Zeit durchgeführte klinische Studien zeigen, ob eine frühzeitige Therapie mit Interferon der Behandlung mit Zytostatika möglicherweise ebenbürtig oder gar überlegen ist. Die Therapie der Wahl gerade bei jüngeren Patienten mit einem passenden Spender ist jedoch sicherlich die Knochenmarktransplantation, da nur durch sie eine »Heilung« möglich ist.

Chemotherapie

Zur Behandlung der chronischen myeloischen Leukämie stehen eine Reihe von zytostatisch wirkenden Medikamenten zur Verfügung. Als Mittel der ersten Wahl werden in der Regel *Busulfan,* das unter dem Namen *Myleran* im Handel ist, und *Hydroxyurea* mit den Handelsnamen *Litalir* und *Syrea* angewandt, wobei es von der Erfahrung des behandelnden Arztes abhängt, welchem Mittel er den Vorzug gibt. Beide Mittel werden oral als Tabletten bzw. Kapseln eingenommen und sind in etwa gleich gut verträglich, wobei es unter Hydroxyurea etwas öfter als nach Busulfan-Einnahme zu Nebenwirkungen seitens des Magen-Darm-Traktes kommt. Busulfan hat eine länger anhaltende zytostatische Wirkung als Hydroxyurea. Das hat den Nachteil, daß es schwerer steuerbar ist, also seine Wirkung auch nach Dosisreduktion oder nach dem gänzlichen Absetzen noch einige Tage anhält; es sollen daher besonders zu Anfang der Behandlung häufig Blutbildkontrollen durchgeführt werden, um schon frühzeitig bei einem Abfall der Leukozytenzahl die Dosierung zu reduzieren. (In der Regel wird die Dosis halbiert, wenn die Leukozytenzahl sich halbiert hat, und bei einer Leukozytenzahl von 20 000/µl das Medikament abgesetzt oder auf eine sehr niedrige Dauerdosierung reduziert.) Hydroxyurea ist dagegen leichter zu steuern, seine Wirkung läßt nach, sobald es abgesetzt oder seine Dosis reduziert wurde. Ein Nachteil von Hydroxyurea ist, daß nach einem Absetzen des Medikaments die Leukozytenzahl schon bald wieder ansteigt, weshalb eine Dauerbehandlung notwendig ist. Dagegen kann es nach Absetzen von Busulfan zu einer länger anhaltenden Remission oder einem nur langsamen Anstieg der Leukozytenzahl kommen, weshalb hiermit eher eine Stoßbehandlung durchgeführt wird. Eine ernst zu nehmende häufige Nebenwirkung von Busulfan ist die Fibrosierung von Knochenmark und Lungen. Es wird daher auch nicht bei Patienten angewandt, bei denen möglicherweise eine Knochenmarktransplantation durchgeführt werden soll. Außerdem kann Busulfan durch eine Schädigung der Keimdrüsen zur Unfruchtbarkeit und bei jüngeren Frauen zu klimakterischen (wechseljahrsähnlichen) Beschwerden führen.

Nachdem klinische Studien in den letzten Jahren gezeigt haben, daß die mittlere Überlebenszeit bei Kranken, die mit Hydroxyurea behandelt wurden, länger ist als nach einer Busulfan-Therapie, wird zunehmend mehr der Therapie mit Hydroxyurea als Mittel der ersten Wahl der Vorzug gegeben, trotz des Nachteils einer meist notwendigen Dauerbehandlung.

Außerdem sind bei der chronischen myeloischen Leukämie noch andere Zytostatika wie Chlorambucil (Leukeran) oder Zyklophosphamid (Endoxan) wirksam. Welches dieser Mittel jedoch Anwendung findet, hängt in erster Linie von den persönlichen Erfahrungen des behandelnden Arztes ab. Der Kranke sollte also mit ihm alle Vor- und Nachteile der in Frage kommenden Mittel diskutieren.

Sowohl mit einer Dauerbehandlung wie auch mit einer Intervallbehandlung gelingt es, den Kranken oft über mehrere Schübe hinweg jahrelang zu einem gutem Allgemeinbefinden zu verhelfen, wobei bestimmte Charakteristika der Wirkungsweise bei den verschiedenen Medikamenten berücksichtigt werden müssen (s. o.). Bei den üblichen Dosierungsrichtlinien der einzelnen Substanzen muß das Blutbild regelmäßig, zunächst etwa jeden zweiten Tag, dann zweimal, später einmal in der Woche und schließlich in zwei- bis vierwöchigen Abständen kontrolliert werden.

Behandlung mit Interferon

Durch die Möglichkeit, Zytokine gentechnisch herzustellen, stehen diese Substanzen in so großen Mengen zur Verfügung, daß sie auch therapeutisch eingesetzt werden können (s. S. 69). Bei der Behandlung von Kranken mit einer chronischen myeloischen Leukämie liegen die meisten der in klinischen Studien gesammelten Erfahrungen mit *Interferon-alpha (IFN-α)* vor. Es ist bei dieser Erkrankung gut wirksam und führt in einem hohen Prozentsatz zu Remissionen; Interferon-alpha scheint umso wirksamer zu sein, je früher es eingesetzt wird; unbehandelte Patienten scheinen besser zu reagieren als solche, die bereits zytostatisch vorbehandelt wurden. Bei Patienten, die auf Interferon-alpha nicht ansprechen, kann ein Versuch mit Interferon-gamma erfolgreich sein. Jedoch liegen mit dieser Substanz bisher weniger Erfahrungen vor.

Die Therapie mit Interferon wird von den meisten Patienten gut vertragen. Die hohe Anfangsdosis kann nach einer Therapiedauer von einigen Wochen, sobald eine Remission erreicht ist, auf eine niedrig dosierte Dauerbehandlung reduziert werden. Als häufigste Nebenwirkungen treten Fieber und Gliederschmerzen auf, wie wir alle sie von Erkältungskrankheiten kennen. Diese Beschwerden lassen sich leicht mit entzündungshemmenden Medikamenten wie ASS, Paracetamol oder Kombinationspräparaten dieser beiden Substanzen behandeln und verschwinden oft aber auch von selbst schon nach einigen Tagen. Schwerwiegende Komplikationen, die zu einem Abbruch der Behandlung zwingen, wie allergische Reaktionen oder gravierende Kreislaufbeschwerden sind eher selten.

Ungelöst ist bisher noch die Frage, ob eine Behandlung mit Interferon Vorteile gegenüber der bisherigen Standardtherapie mit Busulfan oder Hydroxyurea hat. Zur Zeit gibt es mehrere multizentrische Studien, deren Ziel es ist, diese Frage zu klären und herauszufinden, ob durch eine Kombinationsbehandlung mit Zytostatika und Interferon noch bessere therapeutische Ergebnisse zu erzielen sind.

Strahlentherapie

Die Strahlentherapie hat bei der chronischen myeloischen Leukämie keine große Bedeutung mehr. Eingesetzt wird sie lediglich zur Behandlung einer erheblichen Milzvergrößerung und der dadurch hervorgerufenen Beschwerden. Hier zeigt sie eine gute therapeutische Wirksamkeit, wobei nicht nur die Milz deutlich kleiner wird, und die Beschwerde entsprechend nachlassen, sondern auch die Blutwerte mit einem Rückgang der Leukozytenzahl und einem Ansteigen der Erythrozyten- und Hämoglobinwerte positiv reagieren können.

Knochenmarktransplantation

Die **allogene** Knochenmarktransplantation (KMT) ist zwar die nebenwirkungs- und komplikationsreichste Behandlungsform der chronischen myeloischen Leukämie, doch ist sie auch die einzige Therapie, die die Aussicht auf eine Langzeitremission oder gar Heilung eröffnet. Das Vorgehen bei einer Knochenmarktransplantation, ihre Risiken und möglichen Komplikationen wurden ausführlich auf S. 73 ff dargestellt. Da die Knochenmarktransplantation gerade bei jüngeren Patienten erfolgversprechend ist, sollten alle Kranken unter 40 (bis maximal 50) Jahren über die Möglichkeit dieser Therapie aufgeklärt werden, gerade auch dann, wenn Geschwister vorhanden sind. Sie sollten dann in jedem Fall einem Transplantationszentrum vorgestellt werden. Dort werden in den letzten Jahren auch Karteien von spendewilligen Gesunden geführt, so daß sogar die Möglichkeit besteht, einen HLA-identischen Fremdspender zu finden. Der günstigste Zeitpunkt zu einer Knochenmarktransplantation ist bald nach Erreichen einer ersten Remission in der chronischen Phase. In der akzelerierten Phase oder im Blastenschub sind die Erfolge wesentlich geringer.

Die **autologe** Knochenmarktransplantation, bei der in der chronischen Phase dem Patienten Knochenmark entnommen, eingefroren und nach entsprechenden Konditionierungsmaßnahmen im Blastenschub zurückgegeben wird, hat bei weitem nicht so gute Therapieerfolge zu verzeichnen wie die allogene Knochenmarktransplantation. Meist gelingt es lediglich, den Krankheitsprozeß erneut in eine chronische Phase zurückzuführen.

Die chronische lymphatische Leukämie (CLL)

Definition

Die *chronische lymphatische Leukämie (CLL)* ist unter den Leukämien die häufigste und am wenigsten bösartige Krankheitsform. Sie ist eine generalisierte Erkrankung der lymphatischen Gewebe und – in ihrer klassischen Verlaufsform – charakterisiert durch eine starke Vermehrung kleiner Lymphozyten im peripheren Blut und eine abnorme Wucherung lymphatischer Zellen in den Geweben, die mit Lymphknotenschwellungen und einer Milzvergrößerung einhergehen kann.

Symptomatik und klinisches Bild

Die Diagnose wird meist zufällig gestellt, wenn bei einer Blutuntersuchung aus irgendeinem anderen Grund eine Lymphozytose auffällt. Häufig sind es auch *Lymphknotenschwellungen,* die den Patienten zum Arzt führen. Die vergrößerten Lymphknoten fallen meistens zuerst am Hals, in den Achselhöhlen oder in den Leistenbeugen auf, sind nicht schmerzhaft, lassen sich untereinander gut abgrenzen und sind im Unterhautgewebe gut verschieblich.

Bei etwa drei Viertel der Patienten ist auch die *Milz vergrößert,* jedoch meist nur wenig – weit weniger als bei Kranken mit einer chronischen myeloischen Leukämie –, so daß sie nur selten Beschwerden macht. Doch auch andere Organe können mitbefallen sein: So finden sich *Hautinfiltrate* oder – wenn auch selten – eine *Beteiligung der Nieren* oder *des Nervensystems.*

Blutbild und andere Laborbefunde

In den klassischen Fällen findet sich im Blutbild der Patienten eine *Leukozytose* mit einer Leukozytenzahl bis zu mehreren Hunderttausend Zellen/μl, im Differentialblutbild nehmen mit zunehmender Gesamtleukozytenzahl die Lymphozyten immer mehr zu, der prozentuale Anteil der Granulozyten wird immer geringer. Typischerweise findet man im Differentialblutbild zahlreiche gequetschte oder zerstörte Zellen, die *»Gumbrecht'sche Kernschatten«* genannt werden.

Im Anfangsstadium der Krankheit ist die Zahl der Erythrozyten und der Thrombozyten in der Regel normal. Erst in fortgeschrittenen Stadien kann es dann auch zu einer *Anämie* und/oder *Thrombozytopenie* kommen. Für diese Entwicklung können zwei gänzlich verschiedene Mechanismen verantwortlich sein: Zum einen können die Zellen (Erythrozyten oder Thrombozyten) vorzeitig beispielsweise in der Milz oder in der Leber abgebaut werden *(Autoimmunhämolyse* oder *Autoimmunthrombozytopenie);* zum anderen kann die Bildung dieser Zellen im Knochenmark durch eine massive Infiltration dieses Organs mit Lymphozyten verdrängt und gestört sein. Gerade bei einer Thrombozytopenie im Verlauf einer chronischen lymphatischen Leukämie kann oft nur eine Sternalpunktion Aufschluß über die Ursache geben: Bei einer verkürzten Lebenszeit der Thrombozyten, also einem vorzeitigen Abbau, ist die Zahl der Megakaryozyten im Knochenmark als Zeichen einer vermehrten Thrombozytenproduktion erhöht, um den Schwund möglichst auszugleichen; dagegen ist sie bei einer Verdrängung durch die wuchernden Lymphozyten vermindert. Leichter ist es die Ursache der Anämie aus den üblichen Blutwerten zu erkennen: Bei einer Hämolyse, der Zerstörung der Erythrozyten in der Blutbahn, ist im Blutserum das *Bilirubin* erhöht, während *Haptoglobin,* ein Hämoglobin-bindendes Serumeiweiß, vermindert ist. Oft fällt den Kranken selbst oder ihren Angehörigen schon vor dem Vorliegen der Laborergebnisse eine starke Gelbfärbung der Haut und der Skleren, also ein Ikterus oder eine »Gelbsucht« auf, die jedoch nicht mit einer ansteckenden Hepatitis (= Leberentzündung) verwechselt werden darf: Es handelt sich hier um einen sog. *hämolytischen Ikterus.*

Bei der *Lymphozytendifferenzierung,* der immunzytologischen Untersuchung der peripheren Lymphozyten, stellen sich diese meistens als B-Lymphozyten dar – die klassische chronische lymphatische Leukämie ist eine B-CLL, eine chronische lymphatische Leukämie mit Vorherrschen von T-Lymphozyten, also eine T-CLL ist mit 2% der Erkrankungsfälle vergleichsweise sehr selten.

Das *Knochenmark* ist – wie oben schon angedeutet – in Abhängigkeit vom Krankheitsstadium mehr oder weniger stark mit kleinen Lymphozyten durchsetzt. Da diese bei der Sternalpunktion auch aus dem peripheren Blut stammen können, ist es zur exakten Bestimmung der Knochenmarksbeteiligung genauer, aus einer oder mehreren Beckenkammbiopsien Gewebeschnitte für eine histologische Untersuchung anzufertigen (s. S. 33). Dabei kann abhängig vom Grad der Lymphozyten-Infiltration die Produktion der übrigen Blutkörperchen mehr oder weniger stark gestört sein (s. o.).

Die übrigen Laborwerte bieten vergleichsweise wenig Pathologisches. Die *BSG* kann bei einem Teil der Kranken für lange Zeit völlig normal bleiben, bei anderen aber fast von Anfang an eine starke Beschleunigung aufweisen, was möglicherweise mit der Bildung pathologischer Eiweiße

(z. B. sog. Kryoglobuline) in den erkrankten Lymphknoten zusammenhängen mag. Auch die Zusammensetzung der Serumeiweiße ist vor allem in späteren Krankheitsstadien verändert. Häufig findet sich im Verlauf einer chronischen lymphatischen Leukämie eine *Hypogammaglobulinämie,* eine Verminderung der Immun- oder γ-Globuline (s. S. 12), da die pathologischen Lymphozyten nicht in der Lage sind, auf entsprechende Antigenreize hin zu Plasmazellen auszudifferenzieren (s. S. 171 ff) und Antikörper zu bilden. In schweren Fällen spricht man dann von einem *Antikörpermangelsyndrom.* Bei Hämolysen findet sich – wie oben bereits erwähnt – eine Vermehrung des Bilirubins, eine *Hyperbilirubinämie,* im Serum.

Verlauf und Prognose der chronischen lymphatischen Leukämie

Die Kranken mit einer chronischen lymphatischen Leukämie haben im allgemeinen eine günstigere Prognose als die Patienten, die an einer chronischen myeloischen Leukämie leiden. Doch muß man grundsätzlich zwischen mehr gutartigen und eher aggressiven Verläufen unterscheiden. Die Kranken mit benignen Formen können nicht selten sogar jahrzehntelang bei ungestörtem Allgemeinbefinden mit einem nur wenig pathologischem Blutbild, nur geringgradigen Lymphknotenschwellungen und unbedeutender Hypogammaglobulinämie als Gesunde erscheinen. Demgegenüber zeigen die Patienten mit aggressiven Verlaufsformen oft von vornherein eine Neigung zu einer stärkeren Leukozytose mit Anämie und Thrombozytopenie, mit einer stark beschleunigten BSG und einer deutlichen Hypogammaglobulinämie, mit erheblichen Lymphknotenschwellungen und einem z. T. schwer gestörten Allgemeinbefinden. Zwischen diesen beiden Verlaufsformen gibt es alle möglichen Übergänge; oft gehen die gutartigen im Laufe der Zeit in die aggressiveren Formen über.

Wie bei allen Leukämien sind Verlauf und Therapie bei den einzelnen Patienten von der Krankheitsausdehnung und verschiedenen Symptomen und Befunden abhängig. Einen guten und einfach zu ermittelnden Maßstab für das Fortschreiten und die Malignität der Erkrankung bietet die Feststellung der *Lymphozytenverdopplungszeit:* Sie mißt den Zeitraum, in dem sich die Zahl der im peripheren Blut auszählbaren Lymphozyten verdoppelt. Rasch proliferierende Verlaufsformen sind prognostisch ungünstiger als langsam proliferierende und bedürfen meist auch früher einer spezifischen Therapie.

Einzelne, prognostisch wichtige Faktoren faßten K. R. RAI und Mitarbeiter sowie J. L. BINET und Mitarbeiter zu logischen Konzepten der *Stadieneinteilung* zusammen, die in Tabelle 5 a und b wiedergegeben sind.

Tab. 5a **Stadieneinteilung der chronischen lymphatischen Leukämie nach RAI**

Stadium 0	Blutlymphozytose von über 15 000/µl und Knochenmarkinfiltration
Stadium I	zusätzliche Lymphknotenvergrößerung
Stadium II	Stadium 0 oder I mit Leber- und/oder Milzvergrößerung
Stadium III	Stadium 0 bis II mit Anämie (Hb unter 11 g/dl)
Stadium IV	Stadium 0 bis III mit Thrombozytopenie unter 100 000/µl

Tab. 5b **Stadieneinteilung der chronischen lymphatischen Leukämie nach BINET**

A	Lymphozytose im peripheren Blut von über 4000/µl; lymphozytäre Infiltration im Knochenmark von über 40%; Hämoglobin über 10 g/dl, Thrombozyten über 100 000/µl, Befall von zwei Lymphknotenregionen.
B	wie Stadium A, aber mit Vergrößerung von mindestens drei Lymphknotenregionen.
C	Blutlymphozytose und Knochenmarksinfiltration wie Stadium A; Anämie mit Hämoglobin unter 10 g/dl und/oder Thrombozytopenie unter 100 000/µl; beliebige Anzahl befallener Lymphknotenregionen.

Therapie der chronischen lymphatischen Leukämie

Der Therapiebeginn der chronischen lymphatischen Leukämie richtet sich nach dem Krankheitsstadium und erfolgt meist im Stadium III nach RAI, da sich in vielen Studien gezeigt hat, daß Kranke in den RAI-Stadien 0 bis II von einer Behandlung keinen Nutzen, sondern allenfalls nur die Last der Nebenwirkungen zu tragen haben. Richtet man sich bei der Indikationsstellung für den Beginn der Therapie lieber nach der BINET'schen Stadieneinteilung, so besteht im Stadium A keine Behandlungsindikation; im Stadium B *kann* in Abhängigkeit von dem Beschwerdebild des Kranken und im Stadium C *muß* dann eine Therapie durchgeführt werden, wenn man den Patienten nicht ernstlich gefährden will. Als Kranker in den Stadien I und II oder A und evtl. B darf sich der Patient nicht von einer stetig ansteigenden Leukozytenzahl beeindrucken oder beunruhigen lassen. Auch wenn diese auf 100 000 und mehr pro µl ansteigt, ist das zunächst noch kein Grund zur Beängstigung, solange Hämoglobingehalt und Thrombozytenzahl im Blut in Ordnung sind. Allein aus einer hohen Lymphozytose kann dem Kranken kein Schaden entstehen. Erst bei einer Leukozytenzahl von

500 000/µl und darüber kann die Fließeigenschaft des Blutes gestört sein, wobei Blutkapillaren durch Leukämiezellen verstopft werden können, was dann zu ernsten Organfunktionsstörungen besonders des Gehirns und der Lunge führen kann.

Eine Indikation zur Chemotherapie ist erst dann gegeben, wenn der Hämoglobingehalt oder/und die Thrombozytenzahl abfallen – sei es durch Verdrängung im Knochenmark oder durch vorzeitigen Abbau (s. S. 109): Das sind die RAI-Stadien III und IV. Auch wenn große Lymphknotenpakete oder die vergrößerte Milz oder sog. B-Symptome (Fieber, Nachtschweiß, Gewichtsverlust) ernste Beschwerden verursachen oder die Leukozytenzahl gegen 500 000/µl ansteigt, besteht eine Behandlungsindikation.

Chemotherapie

Die Behandlung der Wahl, da sie relativ gut verträglich und arm an Nebenwirkungen ist, ist die Kombination aus *Chlorambuzil (Leukeran)* mit *Glukokortikoiden (Prednison = Decortin* oder *Prednisolon = Decortin H)*, die meistens nach dem KNOSPE-*Schema* in Zyklen mit einem Abstand von 14 Tagen oral gegeben wird. Die Anfangsdosis von Chlorambuzil beträgt 0,4 mg pro kg Körpergewicht, also 28 mg bei einem 70 kg schweren Patienten: Die Chlorambuzildosis wird gleichmäßig auf drei aufeinanderfolgende Tage verteilt und von Zyklus zu Zyklus um 0,1 mg pro kg Körpergewicht gesteigert bis eine Wirkung der Therapie oder ernste Nebenwirkungen, vor allem starke Übelkeit und Erbrechen, beobachtet werden. Zusätzlich muß der Patient Prednison- oder Prednisolon-Tabletten einnehmen, und zwar 75 mg am ersten, 50 mg am zweiten und 25 mg am dritten Tag.

Chlorambuzil kann aber auch in Form einer Dauertherapie in einer täglichen Dosierung von 0,08 mg pro kg Körpergewicht zusammen mit Prednison/Prednisolon genommen werden.

Bei ungenügendem Ansprechen auf eine Chlorambuzil-Behandlung sollte auf *Zyklophosphamid (Endoxan)* in einer Dosierung von 100 bis 200 mg pro Tag zusammen mit Prednison/Prednisolon als Dauerbehandlung umgestellt werden.

Eine andere bewährte Medikamentenkombination ist das sog. **COP**-*Schema* bestehend aus *Zyklophosphamid* (**C** von *Cyclophosphamid*, z. B. *Endoxan*), **O***nkovin (Vincristin)* und **P***rednison* oder *Prednisolon*. Dabei kann Zyklophosphamid entweder an fünf aufeinanderfolgenden Tagen oral (400 mg/m^2 Körperoberfläche pro Tag) eingenommen oder am ersten Zyklustag (800 mg/m^2 Körperoberfläche) – zusammen mit 2 mg Vincristin – intravenös gespritzt werden. Das Glukokortikoid wird in einer Dosierung von 100 mg (bzw. 60 mg/m^2) an fünf Tagen oral eingenommen. Das COP-Schema hat sich besonders bei Autoimmunthrombozytopenien und Autoimmunhämolysen bewährt, da dem Medikament Vincristin bei diesen Komplikationen eine stark immunsuppressive Wirkung zustatten kommt. Als unangenehme Nebenwirkung des Vincristin kann es in den Fingern und Zehen zu Gefühlsstörungen kommen, die sich nach Absetzen des Medikaments nur sehr langsam zurückbilden. Vincristin sollte dann durch *Vinblastin (Velbe)* ersetzt werden, das aber gegenüber dem Vincristin den Nachteil hat, daß es myelotoxischer ist.

Ein weiteres wirksames Medikament ist das dem Zyklophosphamid verwandte *Trophosphamid (Ixoten)*, das in einer Dosierung von 25 bis 150 mg pro Tag als Dauertherapie zusammen mit Prednison/Prednisolon verabreicht wird.

Meistens gelingt es, mit diesen Medikamenten, Lymphknoten-, Milz- und Leberschwellungen zu verkleinern sowie die lymphatischen Infiltrationen in anderen Organen zurückzudrängen und gleichzeitig die Anämie oder/und Thrombozytopenie zu bessern, ohne daß aggressivere Therapieschemata zum Einsatz kommen müssen. Im allgemeinen nimmt auch die Zahl der Lymphozyten im peripheren Blut ab und geht auf annähernd normale Werte zurück. In fortgeschrittenen Fällen gelingt eine wesentliche Verminderung der Lymphozyten aber nicht immer. Man sollte dann auch nicht versuchen, eine Normalisierung der Zahl der weißen Blutkörperchen zu erzwingen. Es besteht dabei die Gefahr, daß durch die Summierung der krankheitseigenen mit der durch Zytostatika verursachten Schwächung des Immunsystems Infekte begünstigt werden, die nur schwer beherrschbar sein können.

Behandlung mit Zytokinen

Über die Behandlung mit Zytokinen bei der chronischen lymphatischen Leukämie liegen nur wenig brauchbare Erfahrungen vor. Ein Vorteil der Behandlung mit Interferon-alpha als Monotherapie gegenüber der »klassischen« Therapie mit Chlorambuzil mit oder ohne Glukokortikoide hat sich nicht zeigen lassen. Vielmehr mußten mehrere Studien wegen der Toxizität von Interferon, dessen Dosis in der Hoffnung auf einen Therapieerfolg immer weiter gesteigert wurde, abgebrochen werden, bevor sich ein therapeutischer Effekt nachweisen lies.

Strahlentherapie

Als Unterstützung und Ergänzung zur zytostatischen Chemotherapie kann bei großen Lymphknotenpaketen, die durch die Chemotherapie nur unzureichend kleiner werden und lokale Symptome verursachen, eine örtlich begrenzte Strahlentherapie angezeigt. Auch eine Bestrahlung der Milz kann bei starker Vergrößerung des Organs oder bei Autoimmunzytopenien indiziert sein. Die große Strahlenempfindlichkeit der lymphatischen Gewebe und der Lymphozyten selbst begünstigt solche Therapien.

Knochenmarktransplantation

Über die allogene Knochenmarktransplantation liegen bei der chronischen lymphatischen Leukämie noch vergleichsweise wenig Erfahrungen vor. Das mag daran liegen, daß die chronische lymphatische Leukämie vorwiegend eine Erkrankung älterer Menschen ist, bei denen eine Indikation zu einer Knochenmarktransplantation wegen der erheblichen Nebenwirkungen im Verlauf der Konditionierung aus Altersgründen nicht mehr gegeben ist. Im übrigen gilt in etwa, was im Kapitel über die chronische myeloische Leukämie zur Knochenmarktransplantation gesagt wurde (s. S. 108 f). Um den Stellenwert und den richtigen Zeitpunkt für eine allogene Knochenmarktransplantation bei der chronischen lymphatischen Leukämie zu definieren und die Arbeitshypothese zu belegen, daß die Knochenmarktransplantation bei jüngeren Patienten mit ungünstigen prognostischen Faktoren bereits in einer Frühphase der Erkrankung als Therapie mit einem Anspruch auf Heilung eingesetzt werden kann, sind weitere Untersuchungen an größeren Patientenzahlen und über längere Beobachtungszeiten notwendig.

Zusatztherapien

Das Schicksal vieler Patienten mit einer chronischen lymphatischen Leukämie wird von dem dieser Krankheit eigenen humoralen Immundefekt, dem sekundären Antikörpermangelsyndrom bestimmt, das durch die zytostatische und Kortikoidbehandlung zudem eher verstärkt als gebessert wird. Besonders gefährdet sind Patienten mit der Kombination eines schweren Antikörpermangels und einer Granulozytopenie. Durch die prophylaktische Gabe von **Immunglobulin-Präparaten** als Infusionen kann bei solchen Patienten die Häufigkeit bakterieller Infektionen um etwa 50% reduziert werden.

Die bei der chronischen lymphatischen Leukämie nicht selten beobachteten Immunhämolysen (autoimmunhämolytische Anämie) und Autoimmunthrombozytopenien machen eine **immunsuppressive Behandlung** erforderlich, die sich oft mit der Chemotherapie überschneidet. Auch sind im Verlauf hämolytischer Komplikationen Behandlungen mit einer höheren *Glukokortikoid*-Dosis über längere Zeiträume erforderlich. Diese hohe Dosis von etwa 100 mg Prednison/Prednisolon pro Tag wird langsam reduziert, sobald die Hämolyse zum Stillstand gekommen ist. Oft ist auch eine Dauerbehandlung mit einer mittelhohen Dosis erforderlich. Autoimmunthrombozytopenien sprechen gut auf hochdosierte Gaben von *Immunglobulinen* (ca. 30 g/Tag) als Infusionen oder auf *Vincristin* oder *Vinblastin* an.

Seltene Leukämieformen

Die Prolymphozytenleukämie

Eine Sonderform der chronischen lymphatischen Leukämie ist die Prolymphozytenleukämie (PLL oder B-PLL). Sie ist selten und macht etwa 1 bis 2% aller chronischen lymphatischen Leukämie-Erkrankungen aus.

Im Vordergrund der **Beschwerden** und des **klinischen Bildes** steht eine oft *riesenhafte Milzvergrößerung* bei fehlender oder nur gering ausgeprägter Lymphknotenvergrößerung.

Das **Blutbild** ist immer hochleukämisch mit meist weit über 100 000 Zellen pro µl. Der behrrschende Zelltyp ist etwas größer als bei der chronischen lymphatischen Leukämie, immunzytochemisch handelt es sich in 90% der Fälle um B-Lymphozyten, die jedoch etwas weiter ausgereift sind als bei der chronischen lymphatischen Leukämie.

Die **Therapie** ist insofern problematisch, als die Krankheit schlechter als die chronische lymphatische Leukämie auf Zytostatika, vor allem alkylierende Substanzen wie Chlorambucil und Zyklophosphamid, und Glukokortikoide anspricht. Ein relativ gutes Ansprechen zeigt eine Kombinationstherapie aus Adriamyzin, Vincristin und Prednison. Wenn zumutbar, ist auch eine Splenektomie anzustreben, da eine Milzbestrahlung allenfalls einen vorübergehenden Erfolg zeigt.

Die Haarzellenleukämie

Die Haarzellenleukämie oder hairy-cell-Leukämie (HCL) ist eine seltene Leukämie, die auch wie die lymphatischen Leukämien den Non-Hodgkin-Lymphomen (NHL) zuzurechnen ist. Sie macht etwa 1 bis 2% der Non-Hodgkin-Lymphome aus.

Das **klinische Bild** ist relativ uncharakteristisch. Im Vordergrund der Beschwerden stehen Müdigkeit, Blässe und Leistungsabfall, die auf eine mehr oder weniger stark ausgeprägte Anämie zurückzuführen sind. Gelegentlich verursacht eine Thrombozytopenie eine vermehrte Blutungsneigung. Auch eine sich langsam vergrößernde Milz kann Beschwerden bereiten. Lymphknoten sind dagegen nur selten in erheblichem Ausmaß vergrößert.

Das **Blutbild** zeigt nur selten eine Leukozytose; das Differentialblutbild wird bei einer absoluten und relativen Granulozytopenie von Zellen beherrscht, die etwa Lymphozytengröße haben oder etwas größer sind, einen meist ovalen oder bohnenförmigen Zellkern und mehr oder weniger hellgraublaues Zytoplasma haben. Ihren Namen haben diese Haarzellen durch unregelmäßig ausgeprägte haarförmige Zytoplasmaausläufer (s. Farbtafel). Immunzytochemisch haben sie B-Zell-Merkmale und werden als »Präplasmazellen« angesehen.

Die übrigen **Laborwerte** sind nicht charakteristisch verändert, auch eine Hypogammaglobulinämie, wie sie bei anderen lymphatischen Leukämien häufig ist, tritt kaum in Erscheinung.

Verlauf und Prognose

Die HCL ist eine chronische Erkrankung, wobei deren Verlauf große individuelle Unterschiede zeigt. So wurden auch akute und subakute Verlaufsformen beobachtet, bei denen die Patienten mit und ohne Therapie eine Lebenserwartung von nur zwei Jahren haben. Andererseits wird bei etwa der Hälfte der Kranken eine Überlebenszeit von zehn Jahren und mehr (sogar weit über 20 Jahre) beschrieben. Das Krankheitsgeschehen wird von zunehmender Infektneigung, Anämie und zum Teil auch Thrombozytopenie bei größer werdender Milz geprägt.

Eine **Therapie** ist auch bei der HCL prinzipiell nicht indiziert, solange nicht eine Verminderung der normalen Blutkörperchen, die einerseits durch eine verminderte Produktion im Knochenmark und andererseits durch einen beschleunigten Abbau in der vergrößerten Milz bedingt ist, ernstere Krankheitserscheinungen verursacht. Daher wird gelegentlich eine *Splenektomie* als erste therapeutische Maßnahme empfohlen. Eine Behandlung mit Zytostatika hat eher enttäuschende und manchmal sogar negative Folgen. Lediglich 2-Deoxycoformicin (Pentostatin), das jedoch in Deutschland nicht auf dem Markt und nur über internationale Apotheken zu bekommen ist, soll mit einer Ansprechrate von über 75% – davon meist komplette Remissionen – eine gute Wirksamkeit haben. Die Erkrankung spricht auch sehr gut auf eine Therapie mit *Interferon-alpha-2b* an. Sie führt bei 80 bis 90% der Kranken zu einer Remission, jedoch kommt es häufig nach einem Absetzen der Behandlung zu einem Rezidiv, das aber wieder mit Interferon behandelt werden kann. Gegenwärtig ist die Interferon-Therapie die favorisierte Behandlung dieser in gewisser Weise noch immer rätselhaften Krankheit.

Die Eosinophilenleukämien

Hierbei handelt es sich um sehr seltene Erkrankungen. Ihre Diagnosestellung ist oft dadurch problematisch, da sie nur schwer von einer hochgradigen, aber gutartigen reaktiven Vermehrung der Eosinophilen (Hypereosinophilien oder Eosinophilie-Syndrom) abzugrenzen ist. Von einer Eosinophilenleukämie sollte daher nur dann gesprochen werden, wenn mehrere typische Leukämiesymptome vorhanden und andere Grundleiden (z. B. allergische Reaktionen, Wurmerkrankungen o. ä.) als Ursache für eine reaktive Eosinophilie ausgeschlossen sind. Ausschlaggebend sollte neben einer bestehenden Leukozytose mit hochgradiger Eosinophilie und der allmählichen Zunahme unreifer Zellen in Knochenmark und peripherem Blut vor allem die zunehmende Verschlechterung der Symptome mit fortschreitender Anämie und Thrombozytopenie und der Befall anderer Organe sein.

Im **Verlauf** bestehen enge Beziehungen zu den akuten Leukämien und zur chronischen myeloischen Leukämie. Auch die **Prognose** der Eosinophilenleukämien ist der anderer myeloischer Leukämien ähnlich, die **Therapie** ist dieselbe wie bei diesen.

Die Basophilenleukämien

Diese sind noch seltener als die Eosinophilenleukämie. Die Diagnose als eigenständige Erkrankung zu stellen, wird oft dadurch problematisch, daß eine Abgrenzung gegen eine akute oder chronische myeloische Leukämie mit starker Basophilie schwierig ist. Da aber **Verlauf**, **Prognose** und **Therapie** den myeloischen Leukämien ähneln oder mit ihnen identisch sind, ist es für den betroffenen Kranken in der Regel eine wenig relevante, eher akademische Frage, ob seine Leukämie nun so oder so heißt. **Diagnosekriterien** sind – wie auch bei den Eosinophilenleukämien – das vermehrte Auftreten basophiler Vorstufen in Knochenmark und peripherem Blut.

Die Megakaryozytenleukämien

Die *akute Megakaryozytenleukämie* wurde schon auf S. 88 als Sonderform der akuten myeloischen Leukämie (*AML-M7*) erwähnt. Doch gibt es auch eine *chronische Verlaufsform*. Die Diagnosestellung dieser sehr seltenen Leukämieformen bereitet ähnliche Probleme wie bei den beiden vorgenannten Leukämien: Eine – meistens auch für den Patienten nur wenig relevante – Abgrenzung eines eigenen Krankheitsbildes von einer anderen, akuten oder chronischen myeloischen Leukämie mit Megakaryozytenvermehrung oder einer anderen myeloproliferativen Erkrankung bereitet in der Regel Schwierigkeiten. So gleichen diese Leukämien denn auch den übrigen myeloischen Formen in **Prognose**, **Verlauf** und **Therapie**.

Den Leukämien verwandte Erkrankungen

Wie bereits (s. S. 100) erwähnt, werden einige Leukämien zusammen mit anderen Erkrankungen des Knochenmarks bzw. des lymphatischen Systems zu einer Gruppe von Erkrankungen zusammengefaßt, mit denen sie bezüglich der erkrankten Organe und der pathophysiologischen Mechanismen verwandt sind. So werden die lymphatischen Leukämien den *Non-Hodgkin-Lymphomen (NHL)* und die chronische myeloische Leukämie den *myeloproliferativen Erkrankungen* bzw. dem *myeloproliferativen Syndrom* zugerechnet. Wegen dieser verwandtschaftlichen Beziehungen sollen diese beiden Krankheitsgruppen im folgenden kurz besprochen werden. Schließlich sollen in aller Kürze noch seltene leukämieartige Erkrankungen, die *Erythrämien*, erwähnt werden.

Das myeloproliferative Syndrom (MPS)

Unter diesem Begriff werden verschiedene Erkrankungen des Knochenmarks zusammengefaßt, denen eine Proliferationsstörung des Knochenmarks zugrunde liegt. Ihnen ist gemeinsam, daß bei jeder von ihnen bestimmte Zellen im Knochenmark ohne Bedarf und erkennbaren Sinn produziert werden. So führt eine Überproduktion von Granulozyten zu der uns schon bekannten *chronischen myeloischen Leukämie*. Bei der *primären Thrombozythämie (PTH)* werden zuviel Thrombozyten und bei der *Polycythaemia (rubra) vera (P.v.)* Erythrozyten im Übermaß gebildet. Die *Osteomyelofibrose (OMF)* und *Osteomyelosklerose (OMS)* sind charakterisiert durch eine fortschreitende Verödung der Knochenmarks als Folge einer vermehrten Blutbildung von bindegewebsartigen Fasern (= Fibrose), die dann verhärten (= Sklerose). Außerdem gibt es Mischformen, so etwa die chronische myeloische Leukämie oder die Polycythaemia vera mit Thrombozytose. Chronische myeloische Leukämie, Polycythaemia vera und primäre Thrombozythämie können in eine Osteomyelofibrose oder Osteomyelosklerose übergehen.

Die primäre oder essentielle Thrombozythämie (PTH)

Die primäre oder essentielle Thrombozythämie ist charakterisiert durch eine mehr oder weniger starke, meist im Verlauf von Jahren zunehmende Thrombozytose. Als Kriterium für die Diagnosestellung gilt eine Thrombozytenzahl von über 600 000/µl im peripheren Blut, nachdem eine reaktive Thrombozytose, beispielsweise durch eine chronische Blutung, und eine andere myeloproliferative Erkrankung ausgeschlossen sind.

Die meisten Patienten mit einer primären Thrombozythämie haben keine **Beschwerden**. Bei einem Teil kann es zu Blutungen durch die Funktionsstörung der pathologischen Thrombozyten oder zu Thrombosen kommen. Gelegentlich kann eine vergrößerte Milz ein unangenehmes Druckgefühl im linken Oberbauch hervorrufen.

Im **Blutbild** finden sich vermehrt – mit mehr als einer Million/µl – Thrombozyten, die im Differentialblutbild sehr unterschiedlich groß erscheinen (= Anisozytose der Thrombozyten). So gibt es Makro- und Mikroformen, die teilweise zu Thrombozytenhaufen zusammengeklumpt sind. Im **Knochenmark** fallen vermehrt Megakaryozyten auf, die häufig nestförmig zusammenliegen.

Die **Therapie** der primären Thrombozythämie entspricht der der chronischen myeloischen Leukämie. Doch wird gegenwärtig die Behandlung mit Interferon-alpha, die laut verschiedener Studien eine Ansprechrate von 70 bis 100% haben soll, favorisiert. Die Therapie sollte bei einem raschen Ansteigen der Plättchen oder bei thrombotischen oder Blutungskomplikationen begonnen werden. Zur Vorbeugung von thrombotischen Beschwerden (z. B. Schmerzen in den Finger- und Zehenspitzen oder nervliche Störungen durch kleine Blutungsstörungen im Gehirn) kann eine niedrige Dosis Azetylsalizylsäure (Aspirin, ASS u. a.) von 300 mg pro Tag eingenommen werden.

Die Polycythaemia rubra vera (P. v.)

Diese Erkrankung ist charakterisiert durch eine starke Vermehrung der roten Blutkörperchen und damit des Hämoglobins und des Hämatokrits. Sie muß abgegrenzt werden von sog. symptomatischen *Polyglobulien,* die als Folge von Sauerstoffmangel bei Herz- und Lungenerkrankungen oder in großer Höhe entstehen. Auch hier sind die roten Blutkörperchen mehr oder weniger stark erhöht. Manchmal kann die Unterscheidung recht schwierig sein.

Die Krankheit entwickelt sich langsam und macht am Anfang nur wenig **Beschwerden**. Diese nehmen jedoch mit zunehmender Blutmenge zu, wobei dann in erster Linie über Kopfdruck und Kopfschmerzen mit Ohrensaußen, Schwindel und Schlafstörungen geklagt wird. Oft tritt auch ein schmerzhafter Juckreiz (besonders nach einem heißen Bad) auf. Die Haut und die Schleimhäute der Kranken sind stark gerötet, was oft vor allem im Gesicht auffällt.

Im **Blutbild** sind die Erythrozyten stark vermehrt, bis auf sieben oder gar neun Millionen pro µl oder noch mehr. Auch der Hämoglobingehalt ist – wenn auch nicht parallel zur Zahl der roten Blutkörperchen – deutlich erhöht, so daß die Erythrozyten eher hypochrom sind, also einen verminderten Hämoglobingehalt in den einzelnen Zellen (Hb_E oder MCH) aufweisen. Meistens sind auch die Leukozyten und Thrombozyten erhöht. Das **Knochenmark** ist sehr zellreich; das zahlenmäßige Verhältnis von erythrozytopoetischen zu granulozytopoetischen Zellen ist zugunsten der »roten Vorstufen« verschoben.

Die Art der **Therapie** richtet sich nach der Schwere der Erkrankung. Die einfachste und nebenwirkungsärmste Behandlung erfolgt mit *Aderlässen*, wobei in mehr oder weniger großen Abständen 400 bis 600 ml Blut abgenommen werden. Dabei muß jedoch beachtet werden, daß die – möglicherweise ohnehin meist schon erhöhten – Thrombozytenzahlen weiter ansteigen können. Durch Aderlässe vermindert sich das erhöhte Blutvolumen, und die Fließeigenschaft des Blutes wird auch dadurch besser, daß vermehrt Flüssigkeit aus den Geweben in die Blutgefäße einströmt. Die eleganteste und wirkungsvollste Methode, Erythrozyten aus dem Blut zu entfernen, ist die *Erythrapherese*, bei der mit Hilfe eines Zellseparators selektiv rote Blutkörperchen entfernt und die übrigen Blutbestandteile zurückinfundiert werden. Eine zytostatische Behandlung ist bei schwerem Krankheitsbild mit *Hydroxyurea (Litalir, Syrea)* oder *Busulfan (Myleran)* indiziert.

Die Osteomyelofibrose (OMF) und Osteomyelosklerose (OMS)

Die Osteomyelofibrose und Osteomyelosklerose sind oft das Endstadium anderer myeloproliferativer Erkrankungen, entstehen aber auch, ohne daß eine solche Krankheit vorher bekannt wurde. Sie sind gekennzeichnet durch eine Vermehrung von Bindegewebsfasern im Knochenmark, wodurch dort die Blutbildung zunehmend mehr verdrängt wird. Diese Funktion übernehmen dann die Organe, die sie schon während der Embryonalzeit innehatten: vor allem die Milz und dann die Leber (extramedulläre Blutbildung).

Die wesentlichen **Beschwerden**, über die die Patienten klagen, werden von der oft gigantisch vergrößerten Milz verursacht. Aber auch die Leber kann stark vergrößert sein und ein Druckgefühl im Bauch hervorrufen. Daneben treten auch ähnliche Beschwerden auf wie bei rheumatischen Erkrankungen.

Im **Blutbild** zeigt sich oft eine mehr oder weniger stark ausgeprägte Anämie. Auch die Thrombozytenzahl ist meist vermindert. Die Leukozytenzahl kann erniedrigt oder erhöht sein. Das Differentialblutbild ähnelt dem bei der chronischen myeloischen Leukämie darin, daß sich alle Vorstufen der Granulozytopoese von den Myeloblasten bis zu den reifen Segmentkernigen finden. Daneben sieht man aber auch Vorstufen der Erythrozytopoese. Bei der Sternalpunktion wird in der Regel kein verwertbares Material gewonnen, so daß eine Beckenkammbiopsie notwendig wird, die die Fibrosierung oder Sklerosierung des Markraums zeigt.

Eine zur Heilung führende **Therapie** gibt es auch bei der Osteomyelofibrose und Osteomyelosklerose nicht. Bei fortschreitender Anämie kann ein Behandlungsversuch mit *Glukokortikoiden* durchgeführt werden. Gelegentlich sind auch *Bluttransfusionen* erforderlich. Eine *zytostatische Behandlung* – in erster Linie wiederum mit Busulfan oder Hydroxyurea – ist bei starken Beschwerden durch die vergrößerte Milz indiziert. Diese muß jedoch sehr vorsichtig angegangen werden, um die extramedulläre Blutbildung nicht allzu sehr zu stören. Eine ähnliche Wirkung wie Zytostatika kann auch eine ebenfalls vorsichtig durchgeführte *Bestrahlung* der Milz haben. Über die Behandlung mit Interferon liegen derzeit nur wenig Erfahrungen vor.

Die malignen Lymphome

Unter dieser Bezeichnung wird eine Gruppe sehr unterschiedlicher Erkrankungen zusammengefaßt, deren Gemeinsamkeit darin besteht, daß sie vom lymphatischen Gewebe abstammen. Der Zusatz *»maligne«* (bösartig) soll zunächst nur einmal als Eigenschaft des klinischen Verlaufs verstanden werden und auf die Schwierigkeiten ihrer therapeutischen Beeinflussung hinweisen. Das wohl allgemein bekannteste – wenn auch eher seltene – maligne Lymphom ist der **Morbus Hodgkin** oder die **Lymphogranulomatose**. Auf dieses interessante Krankheitsbild soll jedoch hier nicht eingegangen werden, man könnte darüber ein eigenes Buch schreiben. Vom Morbus Hodgkin werden als eigenständige Gruppe von Erkrankungen die Non-Hodgkin-Lymphome abgegrenzt.

Die malignen Non-Hodgkin-Lymphome (NHL)

Unter diesem Oberbegriff werden alle bösartigen Krankheiten des lymphatischen Systems – eben mit Ausnahme des Morbus Hodgkin – zusammengefaßt. Die einzelnen Erkrankungen sind aber in ihrem klinischen Erscheinungsbild, ihrer Prognose und Therapie sehr unterschiedlich, was nicht zuletzt schon belegt wird durch die bisher besprochenen malignen Lymphome:

die *akute lymphatische Leukämie (ALL,* S. 84 ff*)*,
die *chronische lymphatische Leukämie (CLL,* S. 108 ff*)*,
die *Prolymphozytenleukämie (PLL,* S. 115*)* und schließlich
die *Haarzellenleukämie (HCL,* S. 115 f*)*.

Ganzen Medizinergenerationen bereitete es Schwierigkeiten, die z. T. ineinander übergehenden einzelnen Krankheitsbilder in ein praktikables Schema oder eine Systematik zu pressen. Im deutschen Sprachraum hat sich die sog. **Kiel-Klassifikation**, die unter der Federführung des Kieler Pathologen Prof. LENNERT entwickelt wurde, in den letzten zwei Jahrzehnten durchgesetzt. Sie ist in Tab. 6 zusammengestellt. Ihr liegt der Ge-

Tab. 6

B	T
Lymphome von niedrigem Malignitätsgrad	
Lymphozytisch chronische lymphozytische Leukämie Prolymphozytenleukämie Haarzellenleukämie	Lymphozytisch chronische lymphozytische Leukämie Prolymphozytenleukämie
	Kleinzellig zerebriform Mycosis fungoides, Sézary-Syndrom
Lymphoplasmozytisch/-zytoid (Immunozytom)	Lymphoepitheloid (Lennert-Lymphom)
Plasmozytisch	Angioimmunoblastisch (AILD, LgrX)
zentroblastisch-zentrozytisch follikulär ± diffus diffus	T-Zonenlymphom
zentrozytisch	Pleomorph, kleinzellig (HTKLV1 ±)
Lymphome von hohem Malignitätsgrad	
zentroblastisch	Pleomorph, mittelgroßzellig und großzellig (HTLV1 ±)
Immunoblastisch	Immunoblastisch (HTLV1 ±)
Großzellig anaplastisch (Ki 1 +)	Großzellig anaplastisch (Ki 1 +)
Burkitt-Lymphom	
Lymphoblastisch	Lymphoblastisch
Seltene Typen	*Seltene Typen*

danke zugrunde, daß jedes einzelne Non-Hodgkin-Lymphom durch die ungehemmte Proliferation einer entarteten lymphatischen Zelle auf dem Weg von den unreifen Lymphoblasten zu ausdifferenzierten Plasmazellen oder Effektor-T-Zellen entsteht. Durch komplizierte immunzytologische Methoden kann jedes Non-Hodgkin-Lymphom einer Ursprungszelle auf diesem Differenzierungsweg zugeordnet und nach ihr benannt werden. Dieser Weg und die sich auf ihm befindlichen Zellen sind in Abb. 14 schematisch dargestellt.

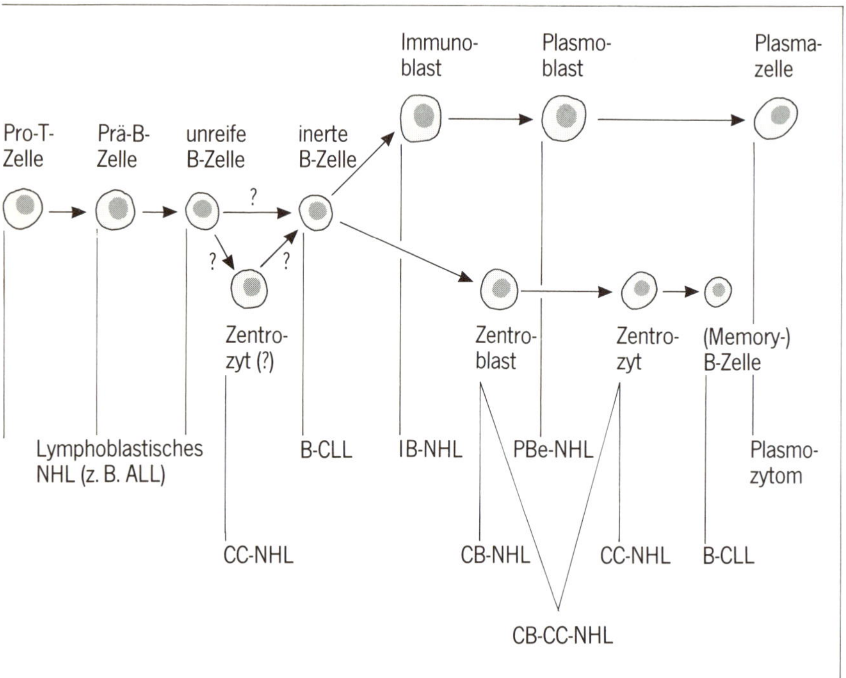

Abb. 14 Die Entwicklung der Non-Hodgkin-Lymphome (NHL) aus den Zellen des lymphatischen Systems. Abkürzungen: ALL: Akute lymphatische Leukämie; B-CLL: Chronische lymphatische Leukämie vom B-Zell-Typ; CB-NHL: Zentroblastisches NHL; CC-NHL: Zentrozytisches NHL; CB-CC-NHL: Zentroblastisch-zentrozytisches NHL; IB-NHL: Immunoblastisches NHL; Pbl-NHL: Plasmoblastisches NHL

So lassen sich die Non-Hodgkin-Lymphome nach verschiedenen Gesichtspunkten unterteilen: nach ihrem Ursprung von T- oder B-Lymphozyten bzw. deren Vorstufen und den aus ihnen weiterdifferenzierten Zellen in T- und B-Zell-Lymphome und nach ihrer Bösartigkeit in Lymphome von niedrigem und von hohem Malignitätsgrad. Die niedrig-malignen Non-Hodgkin-Lymphome enden in der Regel mit - **zytisch** (z. B. zentrozytisches NHL), da sie von Lympho**zyten**, Zentro**zyten** u. a. hergeleitet werden, die hochmalignen mit -**blastisch** (z. B. zentroblastisches NHL), da sie von Zentro**blasten**, Lympho**blasten** u. a. abstammen. Demnach gilt eine »Grundregel«: Je ausgereifter die Ursprungszelle eines malignen Lymphoms ist, um so »gutartiger« ist die sich daraus entwickelte Erkrankung und umgekehrt: Je jünger und weniger ausdifferenziert die Ursprungszelle ist, um so bösartiger ist der Verlauf der resultierenden Krankheit.

Auf Symptome, Verlauf und Therapie der einzelnen Non-Hodgkin-Lymphome im Detail einzugehen, würde den Rahmen dieses Buches sprengen. Wir haben uns daher lediglich auf die Krankheiten mit leukämischer Verlaufsform beschränkt.

Die Erythrämien

Die Erythrämien sind nur insofern mit den Leukämien verwandt, als es sich bei ihnen ebenfalls um sog. *maligne Hämoblastosen*, also bösartige Krankheiten durch Vermehrungen von blutbildenden Zellen handelt. Erythrämien sind gekennzeichnet durch eine pathologische Proliferation kernhaltiger Vorstufen der Erythrozyten im Knochenmark, die dann im peripheren Blut erscheinen und dort zunächst als Leukozyten mitgezählt werden. Man kann eine akute von einer chronischen Verlaufsform unterscheiden.

Die akute Erythrämie
wurde bereits auf S. 88 als Verlaufsform einer **Erythroleukämie (AML-M6)** vorgestellt.

Die chronische Erythrämie
ist eine sehr seltene Hämoblastose, deren Beginn wie bei den chronischen Leukämien meist schleichend ist. Die **Beschwerden** – im Vordergrund Müdigkeit, Abgeschlagenheit, verminderte Leistungsfähigkeit – werden meist durch die zunehmende Anämie, aber auch durch die vergrößerte Milz verursacht. Im **Blutbild** findet sich eine Anämie, die Zahl der Leukozyten erscheint zunächst – wie bei einer Leukämie – dadurch stark erhöht, daß sich die kernhaltigen roten Vorstufen bei der quantitativen Zellzählung

nicht von Leukozyten unterscheiden lassen und daher mitgezählt wurden. Entscheidend ist dann das **Differentialblutbild**, in dem die Erythroblasten sichtbar werden. Auch das **Knochenmark** wird von erythroblastischen Zellen beherrscht. Eine **Therapie** kann mit Zytostatika, evtl. in Kombination mit Glukokortikoiden versucht werden. Bei stärkeren Anämien werden Bluttransfusionen erforderlich sein.

Die psychische Seite

Reaktion auf die Diagnosestellung

Während die krankhaften Vorgänge, die in den vorigen Kapiteln beschrieben wurden, naturwissenschaftlich erforschbaren und beschreibbaren Gesetzmäßigkeiten unterliegen, in die regulierend einzugreifen dem medizinischen Spezialisten vorbehalten bleibt, wobei »nur« eine vertrauensvolle und gewissenhafte Mitarbeit des Patienten gefordert ist, erscheint die psychische Seite der Krankheit zunächst in einem viel diffuseren Licht, stärker individuell als gesetzmäßig geprägt und von daher auch weniger an andere »delegierbar«; es scheint so, als sei man der **Erlebensebene** der Krankheit viel unmittelbarer und ungeschützter ausgeliefert als der **Eigendynamik** körperlicher Vorgänge.

Wir alle unterliegen jedoch auch im psycho-sozialen Geschehen in ungleich stärkerem Maße regelhaften inneren Abläufen und vorgegebenen äußeren Handlungsschemata, als wir gewöhnlich bemerken oder gar reflektieren (bedenken). Sich darüber ein Stück Klarheit zu verschaffen, bedeutet auch, einen Schritt zur Bewältigung der Krankheit zu tun.

Die Verknüpfung von Schockerlebnis beim Erfahren der Diagnose und dem Nicht-wahrhaben-wollen, an einer bedrohlichen Erkrankung zu leiden, ist eine solche »psychische Gesetzmäßigkeit«, die für nahezu alle Patienten gilt. Eine innere Stimme sagt: »Warum gerade ich? Das ist völlig unmöglich, das kann gar nicht sein, ich habe so etwas nicht.« Diese erste Reaktion der Krankheitsverleugnung ist sozusagen »**normal**«. **Funktional** ist sie darüber hinaus insofern, als das tragende Lebensgefühl nicht von einem Moment zum nächsten in sich zusammenstürzt, daß der Boden, auf dem man steht, sich nicht plötzlich wie ein Abgrund auftut. Die Fähigkeit, sich vorübergehend hinter dieser Bastion zu verschanzen, ist von daher nicht nur normal und funktional, sondern auch »**gesund**«. Aber eben nur in Hinblick auf die psychische Verarbeitungskapazität gesund, indem das Selbst Zeit gewinnt, sich der neuen Realität von innen her anzunähern.

Über die psycho-soziale Betreuung vieler Leukämiekranker weiß man, daß die Verarbeitung der Tatsache, an einer **Blut**krankheit zu leiden, ganz besonders hohe Anforderungen an das Selbst des Erkrankten stellt – auch hierin befindet sich der einzelne Kranke in einem gemeinsamen Problemfeld mit seinen (ihm zumeist unbekannten) Mitpatienten und -patientinnen. Wenn eine Tumorerkrankung ein Organ befallen hat (einen Darmabschnitt, die Brust, die Schilddrüse), dann lassen sich die Vorstellungen von einer erkrankten Region und dem nicht befallenen (wesentlich größeren)

»gesunden« Anteil des Körpers voneinander **ab**grenzen und die Krankheit **ein**grenzen; dieser Gedanke wird dadurch unterstützt, daß man den bösartigen Herd oft auch operativ entfernen kann. Anders bei einer Leukämie: Hier erscheinen alle Vorgänge gestreuter, diffuser und von daher heimtückischer und bedrohlicher. Die häufig mit dem Erkrankungsbeginn einhergehenden Fieberschübe und ein schlechtes Allgemeinbefinden tragen noch zusätzlich zu einer starken Angstentwicklung und drohenden Angstüberflutung bei.

Angst, gefolgt von einer anfänglichen Verleugnung des eigenen Zustandes, und depressive Lähmung, verbunden mit Ärger und Wut über das ungerechte Schicksal, das einem zuteil wurde, bestimmen auf der Gefühlsebene die erste Behandlungsphase; die Erfahrung lehrt, daß diese Adaptationsvorgänge bis zu einem viertel Jahr dauern können. Hier bewegt man sich auf einem schmalen Grat: Einerseits ist es wichtig und legitim, nach der Konfrontation mit der Diagnose auf seinem eigenen Rhythmus und dem Anspruch, gerade auch als Kranker für sich ganz eigenständig und aus innerer Überzeugung heraus Entscheidungen zu treffen, zu beharren; andererseits sagt einem die Vernunft, daß hierüber nicht allzuviel kostbare Zeit verlorengehen sollte, indem notwendige Untersuchungen nicht in Gang gesetzt bzw. unterbrochen werden oder der Behandlungsbeginn zu lange hinausgezögert wird. Auch der Versuch, sich außerhalb der Schulmedizin nach weniger »aggressiven«, »natürlicheren« Behandlungsmöglichkeiten umzutun, kann sich zu einem Ausweichmanöver auswachsen, das von den Angehörigen und auch von Hausärzten, die mit der neuen Situation zunächst ebenfalls nur schwer umgehen können, mit unterstützt wird.

Aber auch wenn die ersten schwierigen Wochen und Monate vergangen sind und der Anfangsschock überwunden erscheint, können, je nach Entwicklung der Krankheit, immer wieder neue kritische Phasen eintreten, die eine hohe Anpassungsenergie erfordern und psychisch besonders belastend und aufreibend sind. Eine **starre**, *regelhafte Abfolge* psychischer »Verarbeitungsphasen«, wie sie zuerst von Elisabeth KÜBLER-ROSS, fußend auf ihren Gesprächen mit vielen schwerstkranken Patienten, postuliert wurde, wird weder den jeweils ganz verschiedenen Krankheitsverläufen, noch den unterschiedlichsten Ausgangsbedingungen und Lebenssituationen Betroffener gerecht; viel eher hat man sich von Situation zu Situation ein **Schwanken** zwischen unterschiedlichen Verfassungen vorzustellen, die durch jeweils andere Erlebensweisen bestimmt sind (Abb. 15). Für jeden Leser der Bücher von KÜBLER-ROSS, ganz gleich ob krank oder gesund, mag die Erfahrung eindrucksvoll und auch tröstlich sein, daß über ein Zorn-, Verhandlungs- und Depressionsstadium hinweg in der Sterbephase fast immer ein Zustand eintritt, in dem die eigene Sterblichkeit akzeptiert und schließlich auch mit Gelassenheit angenommen wird.

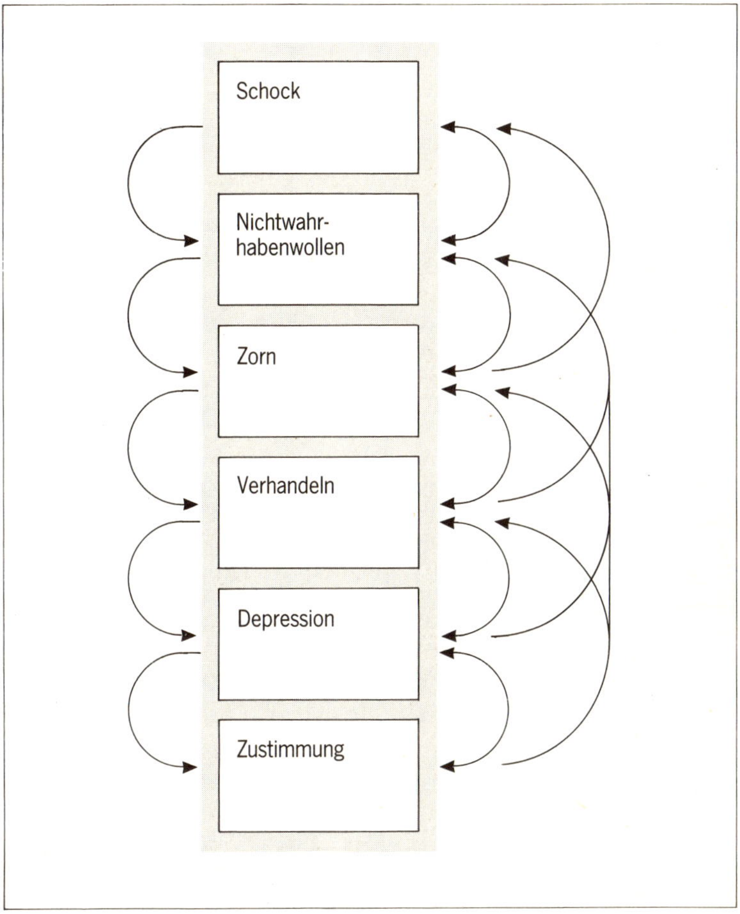

Abb. 15 Phasen der Krankheitsverarbeitung nach E. Kübler-Ross (links) und modifiziert nach eigenen klinischen Erfahrungen (rechts)

Die Bedeutung der Arzt-Patient-Beziehung für die Krankheitsbewältigung

Eine große innere Umstellung und Neu-Einstellung bedeutet für alle chronisch kranken Patienten, auf unbestimmte Zeit medizinischer Hilfe zu bedürfen und von daher in Abhängigkeiten zu geraten, die starke Ängste und Widerstände auslösen.

Im Zentrum des therapeutischen Geschehens steht der behandelnde Arzt, der bei einer leukämischen Erkrankung in der Regel nicht mehr in erster Linie der Hausarzt, sondern ein **Hämatologe** ist.

Zusätzlich wird man im Laufe der Zeit im ambulanten und stationären Rahmen mit einer beträchtlichen Zahl von neuen Ärzten, Krankenschwestern, Arzthelferinnen und Angehörigen anderer Berufsgruppen konfrontiert, mit denen man zurechtkommen muß. Auch wenn sich zu einem Arzt im Krankenhaus ein gutes Vertrauensverhältnis aufgebaut hat, heißt das nicht, daß man diesen bei einer neuerlichen Konsultation wieder dort antrifft oder daß dieser weiterhin für die Behandlung zuständig ist.

Auch hier kann es nur nützlich sein, wenn man als Patient ein wenig über die Logik und das **Funktionieren der Arzt-Patient-Beziehung** und **Gesetzmäßigkeiten des »Medizinbetriebes«** informiert ist.

Die Beziehung zwischen Arzt und Patient ist durch drei vorgegebene Merkmale gekennzeichnet, die diese Beziehung für den Patienten nicht eben leicht handhabbar machen:

1. Bezogen auf die Krankheit ist der Patient **Laie,** der Arzt der **Experte** – eine Überlegenheit, die den Kranken zum Arzt führt, die seine Hilfesuche begründet, die aber auch ein **Machtgefälle** beinhaltet, in dem die Kontrolle über das praktische Vorgehen und die Steuerung von Kommunikation und Krankheitsinformation beim Arzt liegen.
2. Dieses Abhängigkeitsgefälle wird noch dadurch verstärkt, daß der Arzt in einer Situation beruflicher **Routine** handelt, während der Kranke auf Grund seines gesundheitlichen Zustandes in eine **existentielle Notlage** geraten ist, die ihn besonders empfindlich und verletzbar macht.
3. Innerhalb des »Medizinbetriebes« – sei es in einer Arztpraxis oder verstärkt spürbar im Krankenhaus – haben die Ärzte und das Personal »das Sagen«, vom Kranken wird dagegen ein hohes Maß an **Anpassungsbereitschaft** an die Gegebenheiten (Wartezeiten, Untersuchung und Behandlung unter Zeitdruck, unter Umstän-

den schmerzhafte Prozeduren, Kleiderordnung, Zimmerverteilung, Besuchsregelungen usw.) erwartet.

Der Patient ist in eine strukturelle Paradoxie gestellt: Obgleich niemand bestreiten wird, daß ein kranker Mensch vermehrt schonungsbedürftig und insgesamt weniger belastbar ist, ist unsere heutige Krankenversorgung in einer Form organisiert, die den Patienten vor Anforderungen stellt, die von Fall zu Fall selbst einen Gesunden an die Grenze seiner seelischen und körperlichen Kräfte bringen könnte.

Belastungen, auf die man sich als Patient einstellen muß:

- Zeitdruck im Arztzimmer oder bei der Visite
- Wechselnde Ärzte und Schwestern im Krankenhaus
- Konfrontation mit uneinsehbaren und undurchsichtigen Organisationszwängen
- »Abfertigung« statt situativ angepaßter, einfühlsamer Behandlungsatmosphäre
- Wenig Raum zur eigenen Thematisierung unklarer Fragen und Ängste in Gesprächssituationen
- Mangelnde oder mangelhafte Information über Untersuchungs- und Behandlungsmaßnahmen bzw. Belehrung in »Fachchinesisch«

Wie kann man sich als Patient auf diesem unsicheren und bedrohlichen Terrain orientieren?

Vorab sei gesagt, daß während der letzten Jahrzehnte innerhalb der Medizin intensive Bemühungen stattgefunden haben (und noch stattfinden), die Situation von Patienten zu erforschen und eine qualitative Verbesserung ihrer Lage herbeizuführen. So verfügt man heute über ein gut fundiertes Wissen darüber, **welche** psychische und soziale Faktoren **wie** beschaffen sein müssen, um die seelischen Begleiterscheinungen und Folgen im Rahmen einer chronischen Erkrankung günstig zu beeinflussen und sekundären Schäden vorzubeugen.

1. Vom Vertrauen zum Arbeitsbündnis

Weil Dreh- und Angelpunkt aller Behandlungsschritte die Arzt-Patient-Beziehung ist, wird es zuallererst darauf ankommen, eine(n) in der Hämatologie spezialisierte(n) Ärztin oder Arzt zu finden, die/der langfristig erreichbar ist und wo alle Fäden (z. B. die Befundberichte, die Koordination von Spezialuntersuchungen etc.) zusammenlaufen.

Im optimalen Fall treffen ärztliche Kompetenz und das eigene Gefühl, in zuverlässigen Händen gut aufgehoben zu sein, zusammen. Daß dies keineswegs selbstverständlich ist und daß es nicht nur am Patienten liegt, wenn hierbei Dissonanzen auftreten, ist ein Lernprozeß, den jeder Arzt durchlaufen und durchdacht haben muß und an dessen Ende erst ein »guter Arzt« steht. Nicht zwischen *jedem* Arzt und *jedem* Patienten läßt sich eine Atmosphäre herstellen, die die Voraussetzung für die Entstehung von **Vertrauen** erst schafft. Während sich der eine Kranke eine Arzt-Patient-Beziehung wünscht, in der eher klar strukturierend, sachlich und emotional sparsam kommuniziert und reagiert wird, fühlt sich ein anderer hierdurch geängstigt und braucht eine Art von Hilfe, auf der die Gefühlsebene gerade nicht ausgeklammert bleibt, man schon öfter auch ein persönliches Wort wechseln kann. Der eine Kranke möchte therapeutischen Optimismus, vielleicht sogar ein gewisses Maß von kalkulierter Risikobereitschaft spüren, der andere fühlt sich bei einem Arzt sicherer aufgehoben, der sich mit Entscheidungsprozessen Zeit läßt, lieber einmal zu viel als zu wenig abwägt.

Ob »das Klima« stimmt, weiß man als Patient spätestens nach dem zweiten oder dritten Zusammentreffen. Ein **Arztwechsel** sollte möglichst in der **Anfangsphase** der Behandlung, frei von Angst und Schuldgefühlen, dadurch ein »schlechter« Patient zu sein, unter Abwägung aller Vor- und Nachteile in die Wege geleitet werden. Sowohl die heute nahezu überall hohe Arztdichte – Fachärzte eingeschlossen – als auch das hohe Standardisierungsniveau sämtlicher Therapieformen bei Leukämie (die Zeiten der großen medizinischen Koryphäen, zu denen man von weither anreiste, gehören der Vergangenheit an) sind Argumente dafür, eine Behandlungsatmosphäre, die nicht **ent**lastet sondern **be**lastet, **nicht** hinzunehmen. Gerade jetzt könnte es ein innerer Befreiungsschritt und Gewinn sein, von falschen Rücksichten Abstand zu nehmen und in dieser durch die Krankheit entstandenen Grenzsituation nur die eigenen inneren Maßstäbe als Entscheidungskriterien gelten zu lassen. –

Aber auch dann, wenn die Vertrauensbasis stimmig ist, erfordert die erwartbar langfristige Betreuung durch den Arzt noch eine zusätzliche Beziehungsqualität, die der Kranke mit herstellen muß: Ein Vertrauen, das sämtliche Handlungs- und Entscheidungsprozesse dem Spezialisten überläßt, fügt sich nicht in das Wesen einer **chronischen** Erkrankung. Vielmehr muß aus dem anfänglichen Vertrauen heraus allmählich ein **Arbeitsbündnis** hervorwachsen, in dem die gemeinsame und für beide Seiten schwierige und in unterschiedlicher Weise belastende Herausforderung durch die Krankheit konstruktiv aufgegriffen und durchgetragen werden kann. Dabei sollte ein »kompetenter« Patient auf einige Aspekte der Behandlung selbst achten, die für die Wiederherstellung und Erhaltung der psychischen Stabilität von großer Bedeutung sind.

2. »Richtiges« Informiert-sein

Sämtliche Untersuchungen zum **Informationsbedürfnis** gerade auch von leukämiekranken Patienten zeigen, daß das Bedürfnis, über die Krankheit umfassend informiert zu werden, nahezu ausnahmslos **sehr hoch** ist; vor allem höher, als dies im ärztlichen Alltag in aller Regel wahrgenommen wird und Berücksichtigung findet. Dies fängt bei der Mitteilung und Erläuterung der **Diagnose** an, erstreckt sich auf nachfolgende diagnostische Maßnahmen, über die **Therapieschritte** bis zu Fragen der **Prognose.**

Der Übersetzungsvorgang von der Spezialisten- auf die Laienebene mit ihren unterschiedlichen Sprach- und Gefühlsniveaus erfordert Zeit, Geduld, die Bereitschaft und Fähigkeit zuzuhören, Einfühlungsvermögen und das *permanente Gefordertsein durch Patienten,* die sich mit unklaren und halben Antworten nicht zufriedengeben. Weil die medizinischen Arbeitsabläufe und Alltagsroutinen solchem Innehalten gegenläufig strukturiert sind und Widerstand entgegensetzen, ist **das Beharren des Kranken auf Informationen und Kommunikation ein notwendiges Erfordernis.** Der kompetente Umgang mit der Patientenrolle schließt ein, hier **aktiv** zu werden, Auseinandersetzung, vielmehr sogar einmal die Konfrontation zu wagen, auf jeden Fall aber, sich ständig wieder mit seinen Informaitonsbedürfnissen bemerkbar zu machen. Dabei geht es um eine **bestimmte Qualität von Information,** nämlich nicht um abstraktes medizinisches Expertenwissen, sondern um ganz andere Fragen, um die Sinnhaftigkeit diagnostischer und therapeutischer Maßnahmen:

- »Welche konkreten Einschränkungen für mein Leben ergeben sich aus meiner Krankheit?«
- »Was ist der Gewinn und was ist der Preis gezielter Eingriffe in meine geschwächten Körpervorgänge?«

  und vor allem um in die Zukunft gerichtete Perspektiven
- »Wie langfristig muß ich mich mit meiner Krankheit einrichten? Bestehen echte Heilungschancen?«
- »Werde ich auf Dauer von medizinischen Diensten abhängig bleiben und welche Formen zukünftiger Hilfen gibt es?«
- »Mit welchen Dauerschäden durch die Krankheit und durch die Therapie muß ich rechnen?«
- »Wieviel Verzicht könnte dies für mein berufliches und privates Leben nach sich ziehen?«

Wie in jedem wirklichen Dialog ist hier ein gegenseitiges Sich-Ab- und Einstimmen auf das Thema notwendig, das auch die Situation berücksichtigt. Zwischen »Tür und Angel« in der Arztpraxis lassen sich berufliche

Perspektiven nicht klären, die Stationsvisite im Mehrbett-Zimmer ist nicht Zeit und Ort, existentielle Ängste anzusprechen; aber es gibt Gelegenheiten, einen Termin für ein Gespräch unter vier Augen zu vereinbaren. Dieses muß nicht lange dauern, aber es erfordert Sammlung und Konzentration auf beiden Seiten, um Klarheit zu schaffen und Mißverständnisse zu beseitigen, die sonst zu Quellen irrationaler Ängste und zum Nährboden mangelnder Bereitschaft zur Mitarbeit und Einhaltung von Behandlungsplänen werden.

Aus diesen Überlegungen ergeben sich einige wichtige Orientierungslinien für das Gespräch mit dem Arzt:

- **Knappe** Bemessenheit der Zeit im Auge haben, aber trotzdem **kein** Gespräch unter **Zeitdruck** akzeptieren
- Anstreben eines **Vier-Augen-Gespräches** in einem separaten Raum (Arztzimmer) bei geschlossener Tür
- Vorherige Absprache, wenn Angehörige mit dazukommen möchten
- Führen eines **Behandlungskalenders** (Blutwerte, Medikamenten- und/oder -Dosierungsänderungen, Verschwinden oder Auftreten von Symptomen) zur eigenen Orientierung und Kontrolle und als Gesprächsgrundlage
- Im Gespräch **Eigeninitiative** entwickeln, **Themenschwerpunkte** auch selbst setzen
- Möglichst **gezielte** und nicht allgemein gehaltene **Fragen** stellen (Behandlungskalender oder »**Spickzettel**« benutzen!)
- Ansprechen von Befürchtungen, Bedenken oder Vorbehalten gegenüber Behandlungsmaßnahmen, die oft durch Information auszuräumen sind
- **Sofort »nachhaken«,** wenn die Informationen nicht ausreichend verständlich, vage, ausweichend oder unklar formuliert sind
- **Ängste,** depressive Gedanken und andere psychische Begleiterscheinungen, auch wenn es sehr schwer fällt, **selbst ansprechen,** um sie zu »entdramatisieren« oder aber Hilfen zu überlegen.

3. Auswirkungen auf den Krankheitsverlauf

Die vorherigen Überlegungen und Strategien zum Hantieren mit dem Kranksein und der Krankheit wurden nicht nur deshalb so ausführlich zur Sprache gebracht, weil Krankheitsverarbeitung und psychisches Befinden auf das engste miteinander verknüpft sind, sondern viel mehr noch, weil heute als gesichert gilt, daß die **Bewältigungsprozesse Einfluß auf den Krankheitsverlauf selbst** nehmen. Je besser man mit seiner Krankheit »fertig« wird, um so günstiger ist auch die Verlaufsprognose.

Was heißt und worin äußert sich nun ein »besseres« oder ein »schlechteres« Fertigwerden mit der Krankheit?

Auf den entscheidenden Punkt gebracht, unterscheidet es sich am **Umgehen mit der Angst** in dieser bedrohlichen und streßreichen Lebenssituation, die auf allen Ebenen neue psychische Anpassungen erfordert – in der therapeutischen Abhängigkeit, in der Familie, am Arbeitsplatz, im Freundeskreis u. s. f.

Während **Bewältigungsprozesse** (man spricht auch von »**Coping-Strategien**«) um so erfolgreicher verlaufen, je mehr sie zweckbestimmt, flexibel, realistisch und an die gegebenen Möglichkeiten angepaßt erfolgen, spricht man im Gegensatz dazu von **Abwehrvorgängen,** wenn mangelnde Flexibilität, falsche Realitätseinschätzung, Über- oder Unterschätzung der eigenen Möglichkeiten die innere und äußere Anpassung an die neue Situation erschweren oder langfristig immer wieder krisenhaft entgleisen lassen.

Jeder Mensch wird als Kranker auf wechselnde innere Angstauslöser einmal mehr mit realistischen Bewältigungsstrategien, dann wieder mit Abwehr in Form von Verleugnung, Verdrängung, Ablenkung oder Herunterspielen reagieren – entscheidend für eine gelungene oder scheiternde Anpassung ist die **Gesamtbilanz** im psychischen Befinden. Wo eine Hilfs- oder Behandlungsbedürftigkeit anfängt, kann man zunächst nur für sich selbst aus dem eigenen Erleben heraus entscheiden. Wichtig ist zu wissen, daß seelische Schmerzzustände, nicht anders als körperliche Beschwerden, ein verläßliches und ernst zu nehmendes Signal dafür sind, daß sich innere Regulationsprozesse nicht im Gleichgewicht befinden. **Ängste** gehören neben **depressiven Symptomen** zu den am häufigsten auftretenden Begleiterscheinungen ernster körperlicher Erkrankungen.

Umgang mit der Angst

Was ist Angst?

Angst kennt jeder Mensch, genauso wie Zorn, Wut, Freude oder Traurigkeit. Angst tritt in Situationen auf, die als bedrohlich, ungewiß und unkontrollierbar eingeschätzt werden. Wichtig dabei ist aber, daß Angst zwar als unangenehm erlebt wird, jedoch selbst nicht gefährlich ist, im Gegenteil, sie hat eine **wichtige Funktion** in unserem Leben.

Angst hat einen Sinn

Angst ist zum einen sinnvoll und notwendig als ein **Alarmsignal,** das den Organismus in bedrohlichen Situationen warnt und die allgemeine Aufmerksamkeit erhöht. Nähern wir uns beispielsweise beim Autofahren einer Gefahrenquelle oder erwachen nachts von einem Geräusch, wird unser Körper in einen Alarmzustand versetzt, der unsere Sinne, hier besonders das Sehen und Hören, schärft, um eine möglicherweise drohende Gefahr schneller erkennen und abwenden zu können.

Angst ist ebenso ein **normales Gefühl bei einer schweren, chronischen Erkrankung,** deren Verlauf und Ausgang im Ungewissen liegt. Auch hier reagiert unsere ganze Wahrnehmung empfindlicher als sonst, wobei sie verstärkt auf das Körperinnere gerichtet ist und die Tendenz besteht, alle Veränderungen – einschließlich der durch die Angst selbst hervorgerufenen Symptome – mit der bestehenden Krankheit in Verbindung zu setzen.

Wenn die Angst ein sinnvolles Ausmaß übersteigt oder durch angstbedingte Symptome immer neue Nahrung erhält und so gewissermaßen zu einem **Angstkreis** oder **Angst-Perpetuum-Mobile** wird, verliert sie ihre sinnvolle Funktion. Starke Angst trübt den Blick auf die Realität und provoziert unüberlegte Reaktionen, die selbst wieder zu einer Gefahr werden können.

Daher ist es wichtig, mit seiner Angst richtig umzugehen und sie so einzuschätzen und zu steuern, daß sie sich in der Bilanz positiv auswirkt und keinen Schaden anrichtet. Dazu muß man aber die Symptome der Angst erkennen, um sie von Symptomen, die durch die Grunderkrankung hervorgerufen werden oder anderen, eher harmlosen körperlichen oder Befindensstörungen zu unterscheiden.

Wie äußert sich Angst?

Bei Angstzuständen ist das normale Befinden gestört. Es können dabei einzelne oder mehrere der im folgenden dargestellten Symptome auftreten:

Unruhe und Nervosität
Man fühlt sich verkrampft, reizbar, innerlich aufgeregt, ruhe- und rastlos

Starke Besorgnis
Sie kann sich auf konkrete Ereignisse oder Probleme beziehen; oft sind es mehr unbestimmte, rasch wechselnde Ängste, die nur schwer oder gar nicht konkret zu benennen sind

Körperliche Symptome
- Muskelverspannungen, die mit einem Engegefühl in Brust und Hals sowie Rücken- und Kopfschmerzen, Zittern und Bauchschmerzen einhergehen können
- Veränderungen der Blasen- und Darmtätigkeit (Blasendruck, Durchfälle)
- Beschleunigte Atmung, Atemnot und Lufthunger
- Appetitlosigkeit, Übelkeit, Verdauungsstörungen, manchmal auch geringer Gewichtsverlust
- Schwitzen
- Herzklopfen oder -rasen
- Schwindel, Leeregefühl im Kopf, Kribbeln in Händen und Füßen
- Überempfindlichkeit auf Geräusche, Temperaturschwankungen, Berührung oder helles Licht
- trockener Mund

Schlafstörungen
Einschlafschwierigkeiten, frühes Erwachen und unruhiger Schlaf, vermehrte Alpträume

Körperliche Mattigkeit
geringe Ausdauer bei Belastung, Abgeschlagenheit

Störungen des Denkens
Konzentrations- und Gedächtnisschwäche, Schwierigkeiten bei der Informationsaufnahme; Störbarkeit und leichte Ablenkbarkeit, selbst bei einfachen Anforderungen

Solche Symptome, wenn sie auftreten, richtig einzuschätzen und nicht sogleich als eine Verschlimmerung der Grundkrankheit zu werten, ist der erste Schritt, dem »**Angstkreis**« zu entrinnen; dieser wird zusätzlich dadurch genährt, daß man in dauernder Erwartung neuer Ängste oder Angstzustände lebt. Gelegentlich können sich über anhaltende Angstzustände oder eine generalisierte Angst regelrechte **Angst-** oder **Panikanfälle** entwickeln, die einhergehen mit Vernichtungs- bzw. Todesängsten (oft begleitet von Herzrasen) oder dem Gefühl, den Verstand zu verlieren oder etwas Unkontrolliertes tun zu müssen. Sie dauern Minuten bis Stunden und sind gefolgt von einem Erschöpfungsgefühl wie nach schwersten körperlichen Anstrengungen. Diese – bei Frauen wesentlich häufiger als bei Männern vorkommende – Form der Angstkrankheit bedarf dringend ärztlicher Behandlung.

Möglichkeiten zur Angstbewältigung und Angstbehandlung

Grund- und Ausgangsgedanke jeder Therapieform ist, daß Angst eine übersteigerte, aber an sich normale biologische Reaktion darstellt; das Hauptziel aller Behandlungsverfahren liegt darin, daß der Kranke lernt, seine Angst aktiv zu kontrollieren und selbst in den Griff zu bekommen.

Was können Sie selbst tun, um Ihre Angst zu überwinden?

- Suchen Sie die Ursache für den momentanen Angstanfall: Kommen die Symptome oder Mißempfindungen, die die Angst ausgelöst haben, wirklich von Ihrer Krankheit oder sind sie nicht schon aus der Angst selbst entstanden – oder haben sie eine ganz andere Ursache, die auch bei anderen Menschen Ängste auslösen würde (z. B. finanzielle Sorgen oder Probleme am Arbeitsplatz).
- Wenn die Angst durch Symptome oder neue Befunde im Zusammenhang mit Ihrer Leukämie ausgelöst sein sollte, dann führen Sie ein klärendes Gespräch mit Ihrem Arzt (Hämatologen) herbei (s. S. 133 ff).
- Wichtig ist, daß Sie von ängstlich diffusen Gedanken und Befürchtungen auf die rationale Ebene zurückfinden, auf der Sie Ihre Angst bewältigen können. Sich über Ihre Blutkrankheit gut informieren zu lassen, ist dabei die primäre und wahrscheinlich wirksamste Hilfestellung und Entlastung.
- Machen Sie Ihrer Angst Luft. Häufig nehmen Ängste dadurch zu, daß man sich innerlich abkapselt. Sprechen Sie mit Ihren Angehörigen, guten Freunden oder Ihrem Arzt über Ihre Ängste und die auslösenden Momente. Schon durch ein offenes Gespräch kommt man oft aus der momentanen Angstsituation heraus.

- Machen Sie die Erfahrung, daß die Angst nicht der Vorbote einer Katastrophe ist; das nimmt Ihnen Ihre Angst vor neuen Ängsten.
- Halten Sie sich vor Augen, daß die Angsterregung nicht immer weiter ansteigen kann, sondern an einem bestimmten Punkt ganz von selbst wieder nachläßt.

Mit solchen »Maßnahmen« der Selbstbehandlung werden Sie meist lernen können, Ihre Angstzustände zu überwinden.

Gelingt Ihnen das nicht, und die Symptome treten weiter auf oder nehmen noch zu, dann sollten Sie nicht zögern, sich nach psychotherapeutischer Hilfe umzuhören. Als »**Psychotherapie der Wahl**« bei Angstkrankheiten gilt heute die von ärztlichen Psychotherapeuten oder Psychologen durchgeführte **Verhaltenstherapie.** Sie ist die am schnellsten und effektivsten greifende Behandlungsmethode mit den auch langfristig besten Ergebnissen. Das Erlernen von angstabbauenden Strategien anhand von Übungen steht dabei im Zentrum – gleichsam eine Erweiterung und auf den je besonderen Fall zugeschnittene Ausdifferenzierung unserer oben geschilderten »Coping-Strategien«.

Gelegentlich läßt es sich dennoch nicht umgehen, über eine gewisse Zeit die Ängste medikamentös zu behandeln. Besprechen Sie das Für und Wider mit Ihrem Arzt. Nehmen Sie keine Psychopharmaka unkontrolliert von sich aus ein. Bedenken Sie, daß viele dieser Medikamente auch abhängig machen können (zur Angstbehandlung stehen heute durchaus auch sehr wirksame **nicht** abhängig machende Substanzen zur Verfügung) und man auf diesem Wege leicht »vom Regen in die Traufe kommt«.

Umgang mit der Depression

Was ist Depression?

Die Depression als psychische Störung darf nicht mit Traurigkeit oder der in der Alltagssprache geläufigen Bedeutung, in der man leicht einmal sagt: »Ich fühle mich heute so depressiv«, verwechselt werden. Depressionen gehören zu den häufigsten psychischen Reaktionen im Rahmen chronischer Krankheiten und können die Lebensqualität zusätzlich zu der auslösenden Erkrankung, wie etwa einer Leukämie, erheblich beeinträchtigen.

Wie entsteht eine Depression?

Für die Entstehung von Depressionen gibt es verschiedene Ursachen: **hirnorganische,** beispielsweise durch altersbedingte Veränderungen des Gehirns, nach Gehirnverletzungen oder Gehirntumoren; **endogene** (die »klassische« Form der Depression),die sich oft ohne für den Laien nachvollziehbare äußere Einflüsse entwickelt und bei deren Entstehung aufgrund einer Stoffwechselstörung im Gehirn auch erbliche Faktoren eine entscheidende Rolle spielen. **Symptomatische Depressionen** treten als Begleiterscheinung bei körperlichen Erkrankungen und/oder deren Behandlung auf. **Reaktive und Erschöpfungsdepressionen** sind die Folge einer akuten psychischen Traumatisierung oder langfristiger emotionaler Belastungen – Auslösefaktoren, die bei jeder schweren körperlichen Erkrankung mit ins Spiel kommen, aber nicht bei jedem Patienten zu krankheitswertigen psychischen Symptomen führen.

Die ersten beiden Depressionsformen spielen in unserem Zusammenhang keine Rolle.

Depression als Begleiterkrankung

Symptomatische Depressionen können zum Beispiel in der Rekonvaleszenz, der Erholungsphase nach infektiösen Erkrankungen, nach Einnahme von Medikamenten, wie etwa Antibiotika, oder bei zu früher Krankenhausentlassung oder Arbeitsaufnahme entstehen. Chronische Erkrankungen, Schmerzen, körperliche Schwäche und körperliche Beeinträchtigungen, beispielsweise bei funktionellen Störungen des Magen-Darmtrakts können ebenfalls zu Depressionen führen – auch von Leukämien ist das bekannt.

Auch Medikamenten, die während der Behandlung von Leukämien zum Einsatz kommen, werden Depressionen auslösende Nebenwirkungen zugeschrieben; an erster Stelle sind hier Kortikosteroide und Antibiotika, etwa das Co-trimoxazol (Bactrim, Cotrim u. a.), aber auch Zytostatika, wie Bleomycin oder Mithramycin, zu nennen.

Weitaus die meisten Depressionen im Rahmen von Leukämieerkrankungen sind **reaktiv-psychogen** bedingt und stehen im Zusammenhang mit Belastungen und Bedrohungen für das Selbst, die – tatsächlich oder nur vermeintlich – mit der Krankheit einhergehen: Fragen nach der noch verbleibenden Lebenszeit, nach möglichen Schmerzphasen und irreparablen Beeinträchtigungen, nach Einschränkung der Zukunftsperspektive, Sorgen um den Verlust von Rollen und Tätigkeitsfeldern, Veränderungen im familiären Gefüge, vorphantasierte Trennungserfahrungen im Freundeskreis und sozialen Umfeld beeinträchtigen zunehmend das Lebens- und Selbstwertgefühl bis hin zur Ausbildung schwerer und anhaltender Symptome.

Ein Kernproblem bei diesen Depressionen ist, daß Symptome der körperlichen Krankheit (beispielsweise Abgeschlagenheit oder verminderte Leistungsfähigkeit) denen der Depression ähneln oder zum Verwechseln gleichen. Dadurch entsteht für den Patienten der Eindruck, daß sich an seinem – körperlichen – Krankheitszustand nichts ändert und keine Besserung in Sicht ist. Er fühlt sich immer gleichbleibend schwach, müde, antriebsgehemmt, körperlich nicht leistungsfähig und gerät so, je mehr er sich auch körperlich fordert, in eine immer tiefere Verstimmung, wodurch sich der depressive Teufelskreis schließt. Daher ist es wichtig, die Hauptsymptome einer Depression zu kennen.

Wie äußert sich eine Depression?

- **Depressive Verstimmung**
  Man fühlt sich niedergeschlagen, bedrückt, resigniert, verzweifelt, trostlos bis quälend schwermütig. Phantasien, nicht mehr leben zu wollen oder »Schluß zu machen«, treten zeitweise auf
- **Energielosigkeit**
  Diese ist oft nur schwer von den Symptomen der Grundkrankheit zu trennen und äußert sich in Antriebslosigkeit, leichter Erschöpfbarkeit, mangelndem Schwung, fehlender Initiative, Ausdauer und Kraft

- **Innere Unruhe**
  Trotz mangelnden Antriebs fühlt man sich nervös und innerlich vibrierend, fahrig, getrieben und angespannt
- **Minderwertigkeitsgefühle**
  Dazu kommt ein Gefühl des allgemeinen Versagens mit Selbstabwertung und negativer Selbsteinschätzung. Gleichzeitig stellt man sich oft erhöhte Anforderungen bei einer unkritischen Selbstüberschätzung, wodurch das nächste Scheitern schon wieder vorprogrammiert ist
- **Grübelneigung und Konzentrationsstörungen**
  Die von Schuldgefühlen bestimmten Gedanken drehen sich zähflüssig im Kreis, die Denkinhalte wiederholen sich, Probleme können nicht gezielt und konstruktiv angegangen und gelöst werden
- **Schlafstörungen**
  Trotz Müdigkeit und oft gesteigertem Schlafbedürfnis kann man schlecht einschlafen und/oder wacht schon in den frühen Morgenstunden (zwischen zwei und vier Uhr) wieder auf. Die Schlaf»qualität« ist spürbar vermindert
- **Andere körperliche Störungen**
  wie Appetitlosigkeit mit Gewichtsverlust, Übelkeit und Magen-Darm-Beschwerden mit Verstopfung (seltener Durchfälle), Kopfdruck oder Kopfschmerzen, Libido- und Potenzstörungen.

Behandlung von Depressionen

Vor der Behandlung einer psychogenen Depression muß durch eine gründliche Untersuchung ausgeschlossen werden, daß sich hinter Beschwerden wie Müdigkeit, Abgeschlagenheit oder Gewichtsabnahme – um nur einige Symptome zu nennen – nicht doch eine körperliche Ursache, zum Beispiel ein Eisenmangel oder eine Darminfektion verbergen. Oft ist es schon eine Hilfe zu erfahren, daß »nichts Ernstes dahintersteckt«, und wenn bestimmte Beschwerden einer als vorübergehend diagnostizierten psychischen Reaktion zugeordnet werden. Der erste Schritt in die Richtung einer antidepressiven Therapie ist daher auch hier wieder ein möglichst eingehendes aufklärendes Gespräch mit dem behandelnden Arzt, aus dem hervorgeht, daß dem komplexen Beschwerdebild letztlich ein und dieselbe Krankheit zugrunde liegt.

Doch nicht immer gelingt es, über aufklärende Gespräche eine befriedigende Besserung oder gar Beseitigung der Beschwerden zu erreichen. Die Diagnostik und Therapie von Depressionen ist ohnehin aufwendiger und komplizierter als die Behandlung von Ängsten. Welche Behandlungsform – allgemeinärztlich, psychiatrisch, psychotherapeutisch oder medikamentös – bzw. Kombination therapeutischer Richtungen angezeigt ist, wird nur im Einzelfall zu klären sein. Heute erhoffen sich die meisten Patienten die nachhaltigste und wirksamste Hilfe von psychotherapeutischen Gesprächen, nicht zuletzt aus der Vorstellung heraus, daß diese, wenn sie auch nicht zu einer raschen Besserung führen, wenigstens »nicht schaden können« – wobei meist noch hinzugefügt wird: »wie das bei Medikamenten der Fall ist«. Es kommt jedoch sehr auf die klinische Erfahrung und Kompetenz des Psychotherapeuten an, nicht eine neue zusätzliche Überforderungssituation für den Patienten zu schaffen, anstatt Prioritäten zu setzen und eine gezielte **Entlastung** herbeizuführen; das »Aufarbeiten« jahrelang aufgestauter innerer Konflikte kann im Einzelfall gerade nicht die Maßnahme der Wahl im Hier und Jetzt sein.

Ein für den Patienten aussagekräftiges Kriterium der Qualitätskontrolle von Gesprächen liegt darin, ob man sich als depressiver Kranker in seiner Situation verstanden und akzeptiert und ob man sich nach den Gesprächen erleichtert und besser fühlt. Noch immer sind Kranke bereit zu denken, daß sie sich ihren psychischen Problemen »gestellt« und ernsthaft daran »gearbeitet« haben, wenn sie ihre therapeutischen Sitzungen innerlich aufgewühlt, spürbar erschöpft oder am Rande der Verzweiflung verlassen – eine ganz oder gar falsche und gefährliche Auffassung. Auch wenn »Therapieplätze« ein knappes Gut sind, gelten hier die gleichen Maßstäbe, wie wir sie für das »Vertrauen in der Arzt-Patient-Beziehung« bereits in einem früheren Kapitel (s. S. 130 ff) erörtert haben.

Und noch eine weitere Differenzierung: Auch der konstruktive psychotherapeutische Kontakt muß – zu einem bestimmten Zeitpunkt – nicht der »Königsweg« der Therapie sein. Dann nämlich, wenn sich beispielsweise eine ausgeprägte depressive Schlafstörung entwickelt hat. Hier führt oft schon alleine die medikamentöse Behebung dieses quälenden Symptoms die entscheidende Wende zur Besserung herbei, da die Müdigkeit, Abgeschlagenheit und Antriebslosigkeit während des Tages auch Folge eines Schlafdefizits bzw. eines gestörten Schlaf-Wach-Rhythmus sein kann.

Eine **medikamentöse Behandlung** der Depression richtet sich in erster Linie nach dem Beschwerdebild, ob der Patient eher agitiert oder antriebsarm ist oder ob die Symptome mehr körperlich-vegetativ ausgeprägt sind. Im Prinzip stehen drei therapeutische Typen von depressionslösenden Medikamenten zur Verfügung: mit dämpfender Wirkung, mit stimmungsaufhellender Wirkung und mit psychomotorisch aktivierender Wirkung. Die bisher bekannten differenten Antidepressiva (sie machen nicht abhängig!) sind allerdings mit mehr oder weniger starken Nebenwirkungen behaftet, die vor allem zu Beginn der Behandlung auftreten, jedoch dadurch in tolerablen Grenzen gehalten werden können, daß die Dosis langsam gesteigert und bei dämpfenden Substanzen die größte Portion abends bzw. zur Nacht verabreicht wird.

Was können Sie selbst gegen eine Depression tun?

Im folgenden sollen einige Vorschläge gemacht werden, wie die vielen verschiedenen Faktoren, die eine Depression hervorrufen und erhalten, auch in Eigeninitiative angegangen und bewältigt werden können. Die aufgeführten Strategien folgen nicht einer speziellen Reihenfolge, doch erscheint es sinnvoll, mit der Selbstbeobachtung zu beginnen.

Selbstbeobachtung, Teil I

Führen Sie ein Tagebuch über die täglichen Ereignisse, in dem auch einfache häusliche Tätigkeiten und Verpflichtungen aufgeführt sind. Das zeigt Ihnen, daß Sie über den Tag hin etwas zustande bringen, und deckt mögliche positive Situationen und Fähigkeiten auf, die man in negativierter Verfassung nicht so wahrnimmt. Durch das Tagebuch können Sie sich auch ein Bild davon machen, wann Sie Zeit für andere Dinge haben, ob Sie mit bestimmten Verhaltensweisen Ihre Depression fördern oder ob Sie irgend etwas unterlassen haben, was Ihnen helfen könnte, Ihr Selbstvertrauen und Ihren Glauben an die Zukunft wiederzufinden. Schon aber der Rhythmus des täglichen Schreibens, möglichst zu einer festgesetzten Tageszeit, und sei es nur ein einziger Satz, wirkt dem depressiven Sog spürbar und nachhaltig entgegen. Auch spärliche Notizen sind eine nützliche Gesprächsgrundlage beim Arzt oder Psychotherapeuten.

Selbstbeobachtung, Teil II

Hier geht es um unwillkürlich auftretende, zerstörerische Selbstwahrnehmungen, die sich bei bestimmten Ereignissen und Handlungen aufdrängen und ein Gefühl der Hoffnungslosigkeit und des Versagens hinterlassen. Die Tatsache, daß diese destruktive Art zu denken oft ›automatisch‹ abläuft, zeigt, wie untergründig sie wirkt und wie unkritisch man ihr gegenüber geworden ist. Sie sollten versuchen festzustellen, bei welchen Situationen Ihnen welche Gedanken durch den Kopf gehen, und schriftlich den ersten Gedanken festhalten, der Ihnen durch den Kopf geht, wenn Sie mit einer herausfordernden Situation oder einem besorgniserregenden Vorfall konfrontiert werden. So etwa, wenn Sie jemand anruft oder wenn Sie gerade in einer Zeitung etwas über Leukämien gelesen haben oder wenn Sie eine medizinische Untersuchung vor sich haben. Notieren Sie sich die auslösende Situation, den davon ausgelösten ›automatischen‹ Gedanken und Ihre

Emotionen vor und nach diesem Ereignis. Sie können das auch in Form einer Tabelle tun und können dieser dann entnehmen, daß es immer wieder die gleichen Gedanken sind, die Ihnen bei bestimmten Situationen in den Kopf schießen und Ihr Selbstwertgefühl untergraben.

Überprüfen Sie Ihre Gedanken

Wenn Sie über einige Zeit Ihre Gedanken aufnotiert haben, sollten Sie in einem nächsten Schritt diese Gedankenabläufe auf ihren Realitätsgehalt und ihre innere Logik hin analysieren. Fragen Sie sich dann, ob Ihre Reaktion und Ihre daraus resultierende Emotion in einem angemessenen Verhältnis zu dem auslösenden Faktor stehen. Versuchen Sie nun schließlich, Ihre depressiven Gedankengänge neu zu bewerten und stellen Sie ihnen andere, vielleicht realistischere Erklärungen gegenüber. Das könnte etwa folgendermaßen aussehen:

›Automatischer‹ Gedanke: »Meine Freunde meiden mich wegen meiner Krankheit«.

Alternative 1: »Meine Freunde wollen am Abend ihr eigenes Leben führen«.

Alternative 2: »Meine Freunde und Bekannten tun sich vielleicht schwer, mit mir zu sprechen«.

Alternative 3: »Ich bin vielleicht in letzter Zeit etwas schwierig geworden«.

Da manche dieser ›automatischen‹ Gedanken, die Ihre Depression aufrecht erhalten, auf einer perfektionistischen und ›schwarzweiß‹ gemalten Betrachtungsweise beruhen, ist es sinnvoll, mit anderen Menschen über Ihre Einsichten zu sprechen. So können Sie herausfinden, ob Sie wirklich eine »gesündere« Betrachtungsweise Ihrer Probleme gefunden haben.

Führen Sie Gespräche

Mit anderen Menschen zu sprechen oder etwas zu unternehmen, ist das Sinnvollste und Hilfreichste, was Sie selbst für sich tun können, um aus Ihrer Depression herauszukommen. Da jedoch Gespräche mit nahen Angehörigen und guten Freunden oft in »festgefahrenen Bahnen« verlaufen, können sich aufgestaute Spannungen nicht immer abbauen, und sie tun weder Ihnen noch den anderen gut. Es ist daher oft sinnvoll, mit neutralen Personen ein Gespräch zu führen, das neue Blickwinkel und Ihnen eine neue, weniger depressive Betrachtensweise über sich selbst eröffnet; hierin liegt die wichtige Funktion von Selbsthilfegruppen, denen Sie sich anschließen können.

Schätzen Sie Ihre Ziele und Möglichkeiten neu ein

Sie sollten sich vor Augen halten, daß depressive Menschen ihre Ziele oft viel zu hoch ansetzen, wodurch der nächste Mißerfolg schon vorprogrammiert ist, das Gefühl zu versagen unweigerlich heraufbeschworen wird. Schauen Sie daher nicht zu weit nach vorne und greifen Sie nicht zu hoch – Sie haben genug mit Ihrer Krankheit und den mit ihr zusammenhängenden Problemen zu tun. Suchen Sie sich realistische und erreichbare Ziele und konzentrieren Sie sich, wenn möglich, nur auf den gegenwärtigen Tag. Wenn Sie das Pensum, das Sie erledigen wollen, nicht zu umfänglich planen und dadurch auch bewältigen, wird Ihr Selbstwertgefühl wieder neuen Auftrieb bekommen.

Machen Sie sich selbst eine Freude

Vergessen Sie nicht, sich auch Raum für Dinge zu lassen, die Ihnen Freude machen, während Sie Ihr Pflichtprogramm erledigen. Schauen Sie sich einen Film an, sehen Sie fern oder hören Sie Musik, nachdem Sie vielleicht Ihre Wäsche gewaschen haben. Es ist wichtig, unangenehme Pflichten mit angenehmen Dingen zu verbinden. Machen Sie sich auch hier eine Liste über die Dinge, die Sie immer gerne getan haben – sie kann Ihnen helfen, daß Ihnen im rechten Moment das Richtige einfällt. Auf alle Fälle kann sie ein nützlicher Start sein.

Arbeiten Sie wieder

Wenn es Ihre Gesundheit erlaubt (und Ihr Arbeitgeber mitspielt), sollten Sie wieder anfangen zu arbeiten. Die Arbeitsroutine kann zusammen mit der Ablenkung, die sie mit sich bringt, ein gutes ›Gegengift‹ gegen die gedankliche Fixierung auf Ihre Krankheit sein. Und es stärkt das Selbstbewußtsein, in Kontakt mit anderen Menschen wieder etwas Produktives geschaffen zu haben.

Der Kranke in seinem sozialen Umfeld

Familie und Freunde

Die Diagnose »Leukämie« trifft nicht nur den Kranken unvorbereitet und hart, sondern ist auch für Verwandte und Freunde ein Schock, den es erst einmal zu bewältigen gilt. Wie jeder Einzelne damit umgeht, ist individuell sehr unterschiedliche. Einige Ihrer Freunde werden Ihnen aus dem Weg gehen, werden vermeiden, Sie zu sehen. Meistens steckt dahinter eine innere Unsicherheit, wie sie mit Ihnen sprechen sollen oder ob sie immer den richtigen Ton treffen; es macht ihnen Angst, über Krankheit und vielleicht über Tod zu sprechen; oder es schmerzt sie, Sie leidend, möglicherweise auch körperlich verändert durch Gewichtsabnahme oder Nebenwirkungen der Therapie zu sehen. Andere werden im Gegensatz dazu das Bedürfnis haben, immer mit Ihnen über Ihre Krankheit zu sprechen; vielleicht glauben sie, Ihnen damit zu helfen. Beide Reaktionsweisen, die aus Unsicherheit entstanden sein mögen, können für Sie gleichermaßen belastend sein. Aber besonders in der Zeit nach der Diagnosestellung und auch später, wenn eine Therapie durchgeführt wird, sind Sie bei aller eigener Empfindlichkeit auf den physischen und psychischen Beistand Ihrer Verwandten und Freunde angewiesen. Gerade deshalb ist es auch für Sie wichtig zu wissen, was in ihnen vorgeht, welche Unsicherheiten und Ängste sie belasten. Aus diesem Wissen heraus können Sie die richtige Umgangsform mit ihnen bestimmen, wenn Sie dabei einige wenige Dinge beachten:

- Sagen Sie Ihren Angehörigen und Freunden, welche Krankheit Sie haben und welche Behandlungsmaßnahmen durchgeführt werden. Es ist besser, sie erfahren es durch Sie selbst als durch Dritte.
- Drängen Sie sich niemandem auf. Wenn jemand nicht mehr zu Ihnen kommen und mit Ihnen zusammen sein möchte, hat er sicher seine Gründe. Meistens sind es Unsicherheit und Hilflosigkeit, einerseits mit *Ihrer* Situation umzugehen, andererseits *eigene* Ängste einzugestehen und zu rationalisieren, wie sie natürlicherweise immer geweckt werden, wenn Freunde oder Angehörige schwer erkranken. Für manche Menschen ist es besser, sie verdrängen diese Probleme; und dazu gehört auch, daß sie Ihnen aus dem Weg gehen.
- Lassen Sie sich auch nicht dadurch belasten, wenn jemand mit Ihnen ausschließlich und nur über Ihre Krankheit sprechen will. Es kann genauso ein Zeichen von Unsicherheit sein wie das Wegblei-

ben. Wenn Sie nicht über dieses Thema sprechen wollen, sagen Sie es und schneiden Sie ein anderes Thema an.

- Wenn Sie keine Lust haben oder sich zu schwach fühlen, mit anderen zu sprechen, sagen Sie es. Auch sie müssen lernen, mit Ihrer Situation klarzukommen und Ihre Grenzen zu erkennen. Je offener man dabei im Umgang miteinander ist, desto weniger kommen Mißverständnisse und Mißtöne auf.

- Haben Sie aber andererseits auch Verständnis dafür, wenn Ihre Freunde und Verwandten nicht nur über Ihre Krankheit mit Ihnen sprechen möchten. Um Sie herum geht das Leben weiter, und daraus ergeben sich auch für Ihre Angehörigen und Freunde Situationen, Ereignisse und vielleicht auch Probleme, über die man mit Ihnen sprechen möchte. Gerade solche Unterhaltungen können Sie auch von Ihrem Problem ablenken.

- Sagen Sie Ihren Verwandten und Freunden, wenn Sie Hilfe brauchen, vielleicht weil Sie durch Ihre Krankheit oder die Therapie so geschwächt sind, daß Sie – möglicherweise nur vorübergehend – bestimmte Dinge nicht selbst erledigen können. Dabei kann es gut und nützlich sein, die ohnehin schon Hilfsbereiteren nicht über Gebühr zu beanspruchen: Verteilen Sie die Dinge, die Sie erledigt wissen wollen, möglichst gleichmäßig auf alle Hilfswilligen. Überfordern Sie aber Ihre Freunde und Angehörigen nicht. Sollten Sie – vielleicht wieder nur vorübergehend während der Therapie – zu Hause pflegebedürftig sein, scheuen Sie sich nicht, ambulante Pflegedienste zur Entlastung Ihrer Angehörigen hinzuzuziehen. Wenn ein- oder zweimal am Tag eine Krankenschwester oder ein »Zivi« kommt, um Ihnen z. B. beim Waschen zu helfen oder das Bett zu richten, hat Ihre Familie mehr Zeit für Sie. Und die Pflegekräfte tun es auch professioneller.

- Denken Sie manchmal daran, daß es für Ihre Angehörigen schwierig sein kann, mit Ihren psychischen Schwankungen, die zur mentalen Bewältigung Ihrer Erkrankung gehören (s. S. 127 ff), umzugehen. Sagen Sie ihnen immer wieder, daß Ihre Depression oder Ihre Wut nichts mit ihnen zu tun habe und schon gar nicht gegen sie gerichtet sei. Machen Sie ihnen aber auch klar, daß solche Gefühlsschwankungen »normal« und ein wichtiger Teil der Krankheitsbewältigung sind.

- Haben Sie aber auch Verständnis dafür, daß Ihre Angehörigen und Freunde nicht immer »gut drauf« sind. Auch sie müssen Ihre

Krankheit bewältigen und leiden unter der Mitteilung, wie schwer Sie erkrankt sind. Auch sie brauchen Zeit, mit ähnlichen Gefühlsschwankungen wie Sie das Wissen um Ihre Krankheit zu verarbeiten. Erlauben Sie auch einmal ihnen, ihren Emotionen und Gefühlen freien Lauf zu lassen.

- Das sichere Gefühl, nicht allein zu sein, und die Möglichkeit, über Ängste und Gefühle frei sprechen zu können, geben allein schon eine Basis für eine gemeinsame Bewältigung des Krankheitsgeschehens. Oft aber genügt das nicht, um alle Probleme zu lösen. Dann sollten Sie sich zusammen überlegen, wen Sie als Hilfe hinzuziehen können: Freunde, Geschwister, den Hausarzt, einen Pfarrer oder eventuell auch eine Selbsthilfegruppe (s. S. 181). Denn gerade in ihnen kann man lernen, wie andere mit möglicherweise ähnlichen Problemen umgegangen sind.

Erwerbstätigkeit

Fast immer stellen sich auch im Berufsleben durch die Erkrankung Veränderungen ein. Je nachdem an welcher Art von Leukämie Sie erkrankt sind, müssen Sie damit rechnen, über kurz oder lang in Ihrer Berufsfähigkeit beschränkt zu sein und über kürzere oder längere Zeiträume Ihrer Arbeit nur eingeschränkt nachgehen zu können. Damit kommen oft finanzielle und existentielle Sorgen zu den gesundheitlichen Problemen hinzu. In der Regel können diese jedoch durch das »soziale Netz« aufgefangen werden, wenn man ein paar Dinge darüber weiß.

Schwerbeschädigtenausweis

Vielleicht wehren Sie sich innerlich dagegen, durch einen Schwerbeschädigtenausweis als Behinderter »abgestempelt« zu sein. Doch überwiegt meistens der Nutzen eventuelle Nachteile für den Besitzer eines solchen Ausweises. Sie sollten ihn daher beim Versorgungsamt beantragen, sobald Ihnen Ihre Diagnose mitgeteilt wurde, auch wenn noch keine Indikation zu einer Behandlung besteht. Anträge erhält man bei den örtlichen Fürsorgestellen für Behinderte und bei den Amts-, Gemeinde- oder Kreisverwaltungen.

Einen Schwerbeschädigtenausweis erhält ein Patient, bei dem eine nicht nur vorübergehende Erkrankung einen Grad der Behinderung (= Minderung der Erwerbsfähigkeit = MdE) von mehr als 50% zur Folge hat. Das gilt für die meisten Leukämiepatienten, auch wenn z. Zt. keine Therapie durchgeführt wird, durch die Möglichkeit zunehmender Leistungsschwäche, vermehrter Infektionsbereitschaft o. ä. Der Grad der MdE wird vom Versorgungsamt nach Gutachten der behandelnden Ärzte festgesetzt. Da sich die Grade verschiedener Behinderungen, auch wenn sie im einzelnen unter 50% liegen, addieren können, sollten immer alle Gesundheitsstörungen (z. B. Bandscheibenschaden, chronische Magenleiden u. ä.) angegeben werden.

Durch den Schwerbeschädigtenausweis erhalten Sie verschiedene Vergünstigungen. So haben Sie steuerliche Vorteile, einen verstärkten Kündigungsschutz am Arbeitsplatz und Zusatzurlaub. Einen Nachteil kann der Schwerbeschädigtenausweis allenfalls für Arbeitslose darstellen, da sie möglicherweise schwerer Arbeit finden. Ihnen können das Arbeitsamt oder die Fürsorgestelle für Behinderte behilflich sein, da Betriebe ab einer bestimmten Größe einen gewissen Prozentsatz Schwerbehinderter beschäftigen müssen und der Öffentliche Dienst Schwerbehinderte bei gleicher Eignung bevorzugt einstellen muß.

Krankengeld

Die ersten sechs Wochen (im Öffentlichen Dienst auch drei Monate) der Arbeitsunfähigkeit erhält der Kranke Lohn- bzw. Gehaltsfortzahlung durch den Arbeitgeber. Danach bezahlt die Krankenkasse **Krankengeld,** das 80% des (beitragspflichtigen) Lohnes oder Einkommens beträgt. Grundsätzlich wird das Krankengeld ohne zeitliche Begrenzung gewährt, allerdings höchstens für 18 Monate (einschließlich der Zeit der Lohn- oder Gehaltsfortzahlung) innerhalb von 3 Jahren, wenn man wegen derselben Erkrankung arbeitsunfähig erkrankt ist. Vom Krankengeld müssen Beiträge zur Renten- und Arbeitslosenversicherung bezahlt werden.

In der Zeit, während der Patient Krankengeld erhält, wird er in gewissen Abständen zur Begutachtung durch den »Vertrauensärztlichen Dienst« oder »Medizinischen Dienst der Krankenkassen« einbestellt. Dabei handelt es sich um ein ärztliches Gutachtergremium, das die Berechtigung der Krankengeldzahlungen überprüft, um Mißbrauch zu vermeiden. Wie so oft, wenn man von einer Behörde oder Verwaltungseinrichtung vorgeladen wird, bekommt man einen Schrecken und fragt sich, ob man etwas falsch gemacht habe. Ist man an einer schweren chronischen Krankheit, wie z. B. an einer Leukämie, erkrankt, besteht keinerlei Grund zur Beunruhigung, wenn man dorthin bestellt wird. Der Ablauf der Untersuchung wird erleichtert und abgekürzt, wenn der Patient von seinem Arzt die neuesten Befunde, Röntgen- und Ultraschallbilder mitbringt. Ist man aus welchen Gründen auch immer (z. B. weil man bettlägerig oder zu schwach ist) nicht in der Lage, den Medizinischen Dienst aufzusuchen, kann man sich das von seinem Arzt auf dem Einbestellungsformular bestätigen lassen und wird dann zu einem späteren Zeitpunkt wieder vorgeladen.

Rechtzeitig bevor die Zahlungspflicht der Krankenkasse endet, wird der Patient benachrichtigt, um einen Antrag auf Rehabilitation oder bei fortbestehender Arbeitsunfähigkeit einen Rentenantrag zu stellen.

Als Versicherter bei einer privaten Krankenversicherung muß man eine gesonderte Krankentagegeldversicherung abgeschlossen haben, um nach der 6. Krankenwoche nicht ohne finanzielle Unterstützung dazustehen. Die Höhe des Krankentagegeldes richtet sich nach dem mit der Versicherung geschlossenen Vertrag, erst sekundär nach den Einkünften. Selbstständige, die in einer privaten Krankenversicherung sind, können schon zu einem früheren Zeitpunkt – in Abhängigkeit von dem geschlossenen Vertrag – Krankentagegeld beziehen. Das Krankentagegeld wird zumeist auch maximal für 18 Monate gezahlt.

Berufs- oder Erwerbsunfähigkeitsrente

Dauert die Arbeitsunfähigkeit wegen derselben Erkrankung länger als 18 Monate innerhalb von drei Jahren oder liegt Berufs- oder Erwerbsunfähigkeit vor, muß eine Rente bei der Rentenversicherung, in der Regel bei der **Bundesversicherungsanstalt für Angestellte (BfA),** dem zuständigen **Landesversorgungsamt (LVA)** oder einem berufsständigen Versorgungswerk beantragt werden.

Bei der Berentung unterscheidet man zwischen Erwerbsunfähigkeit und Berufsunfähigkeit: **Erwerbsunfähigkeit** ist der Versicherte, wenn er auf nicht absehbare Zeit infolge einer Krankheit eine Erwerbstätigkeit in gewisser Regelmäßigkeit nicht mehr ausüben oder nicht mehr als nur geringfügige Einkünfte durch Erwerbstätigkeit erzielen kann; **berufsunfähig** ist der Versicherte, dessen Erwerbsfähigkeit infolge von Krankheit auf weniger als die Hälfte derjenigen eines körperlich und geistig gesunden Versicherten mit ähnlicher Ausbildung und gleichwertigen Kenntnissen und Fähigkeiten herabgesunken ist. Was versteckt sich hinter diesem Amtsdeutsch? **Berufsunfähig** ist ein Kranker dann, wenn er seinem erlernten Beruf aus gesundheitlichen Gründen nicht mehr nachkommen kann. Bei Berufsunfähigkeit besteht z. B. die Möglichkeit der Umschulung: War man etwa als Handwerker in einem körperlich anstrengenden Beruf tätig, den man jetzt wegen einer Krankheit nicht mehr ausüben kann, kann man mit Unterstützung der Rentenversicherung und des Arbeitsamts einen körperlich weniger anstrengenden Beruf erlernen. **Erwerbsunfähig** ist ein Patient dann, wenn er voraussichtlich überhaupt keinem Beruf, auch keinem körperlich leichteren mehr nachkommen kann.

Voraussetzung für die Zahlung einer Rente wegen Berufs- oder Erwerbsunfähigkeit ist die Erfüllung einer sog. **Wartezeit.** Darunter versteht man die Zeit, in der man vor Bewilligung einer Rente mindestens einer zur Rentenversicherung beitragspflichtigen Tätigkeit nachgegangen sein muß. Nach der derzeit gültigen Gesetzeslage ist die Voraussetzung für die Gewährung einer Berufs- oder Erwerbsunfähigkeitsrente, daß der Patient innerhalb der letzten fünf Jahre vor Eintritt der Berufs- bzw. Erwerbsunfähigkeit mindestens drei Jahre lang eine versicherungspflichtige Beschäftigung oder Tätigkeit ausgeübt hat. Dabei addieren sich die verschiedenen Zeiträume der Erwerbstätigkeit.

Die Höhe der Rente richtet sich grundsätzlich immer danach, in welcher Höhe und wie lange Beiträge zur Rentenversicherung eingezahlt wurden. Die Berufsunfähigkeitsrente ist ein Drittel niedriger als die Erwerbsunfähigkeitsrente; durch sie soll nur die Lohneinbuße dadurch, daß man nicht voll in seinem Beruf tätig sein kann, aber nicht der volle Lohn- oder Gehaltsausfall ausgeglichen werden. Allerdings hat man auch dann einen Anspruch auf die volle Rente, wenn man im erlernten oder zuletzt ausgeübten Beruf nach ärztlicher Ansicht nur noch einer Teilzeitbeschäftigung nachgehen kann, ein entsprechender Teilzeitarbeitsplatz aber nicht vorhanden ist.

Ändert sich nach der Berentung der Krankheitszustand wesentlich, kann – im Falle einer Verschlechterung – eine Berufsunfähigkeitsrente in eine Erwerbsunfähigkeitsrente umgewandelt werden und umgekehrt, wenn der Zustand des Patienten sich bessert.

Besteht eine begründete Aussicht, daß die Berufs- bzw. Erwerbsunfähigkeit durch eine Besserung des Krankheitszustandes in absehbarer Zeit behoben sein kann, kann eine **Rente auf Zeit** beantragt und bewilligt werden. Die Zeitrente wird in der Regel für drei Jahre bewilligt und kann nach Ablauf nochmals um drei Jahre verlängert werden.

Für viele Patienten stellt die Vorstellung, aus dem Berufsleben, das stellvertretend für den aktiven Teil des Lebens angesehen wird, ausscheiden zu müssen, eine nicht zu unterschätzende psychische Belastung dar, die die mehr oder weniger hoffnungslose Stimmung durch die Erkrankung selbst in negativer und fataler Weise noch unterstützt und verstärkt. Wir haben in den vorigen Kapiteln gesehen, wie elementar wichtig eine *gute psychische Verfassung* und die *Hoffnung auf eine Besserung* des Krankheitsgeschehens gerade für diese Besserung sind. Steht man nun nach anderthalb Jahren der Krankheit, die mit Diagnostik, Chemotherapien und Rehabilitationsmaßnahmen sehr schnell vergehen können, vor der Aussicht, bescheinigt zu bekommen, daß man in aller Zukunft nicht mehr in seinem Beruf zu arbeiten in der Lage ist, kann das eine enorme psychische Belastung darstellen, unabhängig davon, ob man etwas mit der zur Verfügung stehenden Zeit anfangen kann oder ob einem »die Decke auf den Kopf fällt«. Um diese Endgültigkeit zu umgehen und aufzuschieben, hat es sich in der Praxis bewährt, daß – zumindest jüngere Patienten – zunächst immer erst eine Zeitrente beantragen und so immer wieder die Möglichkeit haben, in ihren Beruf zurückzukehren. Besprechen Sie, wenn diese Situation, die ja nicht plötzlich und unerwartet über Sie hereinbricht, auf Sie zukommt, mit Ihrem Arzt und evtl. einem Rentenberater alle Vor- und Nachteile. Machen Sie sich aber auch schon frühzeitig Gedanken dazu, was Sie selbst wollen. Ihr Arzt wird Sie sicher in Ihrer Entscheidung unterstützen, wenn Sie zunächst »nur« eine Zeitrente beantragen möchten und Ihnen die entsprechenden Atteste ausstellen, daß in absehbarer Zeit wieder mit der vollen oder teilweisen Aufnahme der Berufstätigkeit gerechnet werden kann. Keine

Leukämie ist in ihrem Verlauf so genau vorhersehbar, daß ein solches Attest nicht vertretbar sein könnte.

Rehabilitationsmaßnahmen

»Rehabilitation kommt vor der Rente«

Nach diesem Grundsatz sollen Renten wegen Minderung der Erwerbsfähigkeit oder wegen Erwerbsunfähigkeit erst bewilligt werden, wenn Maßnahmen zur Rehabilitation, das heißt zur Wiedereingliederung in das Berufsleben, nicht erfolgreich waren oder nicht erfolgversprechend sind.

In den meisten Fällen geht es dabei um eine Kur, doch gibt es auch Rehabilitationseinrichtungen, wo der Patient an einer **Berufsfindungs-** oder **Arbeitserprobungsmaßnahme** oder an einer **Umschulung** teilnehmen kann. Auskunft über solche Einrichtungen geben der Rentenversicherungsträger oder das Arbeitsamt – hier soll jedoch nicht mehr die Rede davon sein, da sie für Leukämiepatienten kaum in Betracht kommen.

Rehabilitationskuren

Für Rehabilitationskuren gibt es eine Vielzahl von qualifizierten Kurkliniken, die z. T. auch auf die Nachbehandlung von Patienten mit bösartigen Erkrankungen, also auch Leukämien spezialisiert sind. Solche onkologisch-hämatologischen Nachsorgekliniken haben den Vorteil einer großen Kompetenz auf dem Gebiet der Blut- und Krebserkrankungen. So sind diagnostische und therapeutische Möglichkeiten gerade auf diesen Patientenkreis abgestimmt, was sehr viele Patienten schätzen. Andererseits haben sie den Nachteil, der für viele Kranke sehr schwer wiegt, daß man tagein tagaus nur mit Mitpatienten zusammen ist, die auch eine maligne Erkrankung haben oder hatten. Daher hat es sich auch bewährt, Rehabilitationskuren in allgemein-internistischen oder gar psychosomatischen Kurkliniken durchzuführen. Wenn Sie vor der Entscheidung für oder gegen eine bestimmte Klinik stehen, fragen Sie Ihren Arzt, am besten ihren behandelnden Hämatologen, da er einen guten Überblick über mögliche Kureinrichtungen und Erfahrungen mit bestimmten Kliniken hat.

Geht aus einem ärztlichen Gutachten hervor, daß ein Patient berufs- oder erwerbsunfähig ist, kann ihn seine Krankenkasse auffordern, einen Antrag auf Rehabilitationsmaßnahmen bei der zuständigen Rentenversicherung zu stellen. Der Antrag wird auch von der Krankenkasse angenommen und weitergeleitet. Dieser Aufforderung muß er innerhalb von zehn Tagen nachkommen, will er nicht seinen Anspruch auf Krankengeld verlieren.

Sollte nach Durchführung der Rehabilitationsmaßnahme die Erwerbs- bzw. Berufsfähigkeit nicht wiederhergestellt sein oder ist die Wiederherstellung nicht absehbar, so gilt der Antrag auf Rehabilitation als Rentenantrag.

Nachkuren

Auch Nach- oder Festigungskuren dienen der Rehabilitation. Sie stehen dem Patienten nach Abschluß einer Erstbehandlung, z. B. nach einer Chemotherapie unter bestimmten Voraussetzungen zu. Diese Kuren sollen den Behandlungserfolg sichern, das Allgemeinbefinden des Patienten bessern und seine körperlichen und seelischen Kräfte wiederherstellen. Diese Kuren sollen noch während oder sobald als möglich nach der Behandlung bei der Krankenkasse beantragt werden, die sie dann gegebenenfalls an den Rentenversicherungsträger weiterleitet.

Voraussetzung für eine Nachkur ist, daß mit ihr eine Besserung oder ein Stillstand der Erkrankung wahrscheinlich ist. Außerdem sollte der Patient reise- und kurfähig sein. Eine derzeit noch durchgeführte Chemotherapie kann, wenn man eine geeignete Kurklinik aussucht, dort weitergeführt werden.

Die Dauer einer Nachkur beträgt normalerweise vier Wochen, kann jedoch bei medizinischer Notwendigkeit verlängert werden. Nachkuren können auch wiederholt werden, in der Regel jährlich einmal bis zum Ablauf von drei Jahren nach beendeter Erstbehandlung. Bei einem Krankheitsrückfall können erneut drei Nachkuren innerhalb von drei Jahren in Betracht kommen.

Bei der Auswahl einer geeigneten Kurklinik sollten Sie sich mit Ihrem behandelnden Hämatologen beraten, der einen guten Überblick über in Frage kommende Kureinrichtungen hat.

Stufenweise Wiedereingliederung

Am Ende der Arbeitsunfähigkeit und möglicherweise nach einer Rehabilitations- oder Nachkur besteht die Möglichkeit, nicht gleich wieder »voll einzusteigen«, sondern zunächst etwa halbtags, dann dreiviertel Tage und erst später wieder ganztags zu arbeiten. Dazu muß Ihnen Ihr Arzt eine Bescheinigung für die Krankenkasse schreiben, aus der hervorgeht, wie lange welche Teilzeitbeschäftigung durchgeführt werden soll: z. B. drei Monate halbe und drei Monate dreiviertel und nach einem halben Jahr schließlich ganze Tage. Sie erhalten dann entsprechend dem zeitlichen Anteil Gehalt oder Lohn und für die restliche Zeit Krankengeld. So besteht die Möglichkeit, daß Sie sich langsam wieder an Ihre Berufstätigkeit gewöhnen können.

Am Arbeitsplatz

Die geschilderten Möglichkeiten, wie im »Sozialstaat« die sozialen Härten, die eine chronische oder langwierige Krankheit mit sich bringt, abgefedert werden können und der Patient mit seiner Familie vor schweren finanziellen Einbrüchen, wie sie durchaus in anderen zivilisierten Staaten (z. B. den USA) die existentiellen Grundlagen zerstören können, schützen und bewahren, geben aber keine Antwort darauf, wie lange ein Leukämiekranker seiner Arbeit nachgehen soll und kann. Das hängt in erster Linie vom physischen und psychischen Gesundheitszustand des Patienten ab: Ob er in der Lage ist, einen vollen Arbeitstag durchzustehen, ohne davon weiteren Schaden zu erleiden. Es gibt Phasen, z. B. während einer Chemotherapie, in denen man einfach nicht arbeiten kann, selbst wenn man wollte. Zu anderen Zeiten ist es mehr oder weniger der eigenen Entscheidung überlassen, ob es geht oder nicht. Dabei spielt immer eine Rolle, wie gerne man an seinem Arbeitsplatz arbeitet: Wenn man sich ausgenützt und wenig anerkannt fühlt, fällt die Entscheidung leichter, nicht hinzugehen; wenn man aber seinen Arbeitsplatz mag und gerne in Gesellschaft seiner Kollegen ist, kann die Berufstätigkeit auch eine gute Ablenkung von möglichen psychischen Problemen sein, die mit der Krankheit zusammenhängen. Diese Ablenkung durch Arbeit sollte man nicht unterschätzen, zumal dadurch, daß man produktiv etwas leistet, auch das möglicherweise angeschlagene Selbstwertgefühl wieder gestärkt werden kann. Die Arbeit sollte aber nicht zu einer solchen Belastung ausarten, daß man sich in der Freizeit nicht mehr davon erholen kann und ein eher gegenteiliger Effekt erreicht wird: Nämlich immer vor Augen zu haben, daß man es eben doch nicht schafft, daß man zu schwach und zu krank ist. Solche Versagenszustände können eine depressive Verstimmung oder manifeste Depression noch verstärken, was dann wiederum die Leistungsfähigkeit zusätzlich einschränkt.

Sie sollten daher, wenn Sie wieder – ganztags oder teilzeit – zur Arbeit gehen wollen und Ihr Arzt auch keine Einwände dagegen hat, mit Ihren Vorgesetzten und Kollegen sprechen, wie Ihr Arbeitsplatz und Ihre Aufgaben eventuell Ihrer Leistungsfähigkeit angepaßt werden können, daß Sie Ihrem Pensum gewachsen sind, ohne eine Last für die Kollegen zu sein. Auch wenn es Ihnen zunächst als schier unüberwindliche Hürde erscheint, mit Ihren Arbeitskollegen und Vorgesetzten über Ihre Krankheit zu sprechen, so werden Sie doch in den allermeisten Fällen sehen, daß Sie nicht nur Mitleid, auf das man auch gerne verzichten kann, sondern auch Hilfsbereitschaft und Kollegialität finden. Versuchen Sie es einfach: Es ist oft besser, sich so den Tag zu strukturieren als sich zu Hause »die Decke auf den Kopf fallen« zu lassen.

Selbsthilfegruppen

Selbsthilfe heißt, sich und anderen aus eigener Initiative heraus zu helfen. In Gruppen schließen sich Menschen zusammen, die an der gleichen Krankheit leiden und damit ähnliche Probleme und Fragen haben. Dadurch, daß man diese in der Gruppe bespricht, kann man zum einen lernen, wie andere ihre Schwierigkeiten bewältigt haben, zum anderen fallen möglicherweise einem selbst oder anderen Gruppenmitgliedern Lösungswege ein, wenn man die Fragen laut formuliert. Meistens hilft das mehr, als wenn man sich allein Wege aus den Problemen überlegt, dabei nach einiger Zeit immer wieder am Ausgangspunkt ankommt und so ins Grübeln verfällt. Gerade psychische Probleme können sich dadurch verstärken, daß man keinen Ausweg aus ihnen findet. Dabei können einem aber andere sehr behilflich sein.

Mittlerweile sind Selbsthilfegruppen weit verbreitet und haben einen festen Platz in der Versorgung von Patienten mit bösartigen oder chronischen Erkrankungen. Einige Kontaktadressen sind am Ende dieses Buches aufgelistet.

Es gibt aber auch nicht wenige Patienten, die etwa sagen: »Ich habe schon mit meinen eigenen Problemen genug zu tun und möchte mich nicht mit denen anderer Leute noch belasten« oder »Meine Probleme sind so, daß mir da niemand helfen kann, wenn ich es schon selber nicht kann«. Vielleicht sind das auch Ihre Gedanken, wenn Sie an eine Selbsthilfegruppe denken, zumal es für Sie vielleicht ungewohnt ist, ihre Probleme vor anderen Menschen auszubreiten. Um die Berechtigung solcher Vor-Urteile zu überprüfen, sollten Sie die innere Barriere überwinden und mit einer Kontaktperson einer Selbsthilfegruppe Verbindung aufnehmen. Sie kann Ihnen den Ablauf einer Gruppensitzung schildern und Sie zu einem späteren Zeitpunkt zu einer Sitzung mitnehmen, damit Sie sich ein eigenes Bild machen können. Vielleicht geht es Ihnen dann auch wie vielen anderen, die in einer Selbsthilfegruppe Geborgenheit und Zuflucht finden.

Lebensweise

Ernährung

Eine spezifische Ernährungsweise für Leukämiekranke gibt es nicht. Aber wie für alle chronisch Kranken, ja alle anderen Menschen auch, gilt für sie, daß sie auf eine »gesunde«, d. h. ausgewogene Ernährung achten sollen. Ausgewogene Ernährung heißt, daß die tägliche Nahrung kalorisch ausreichend sein muß und dem Körper alle notwendigen Nährstoffe (Eiweiß, Fett und Kohlenhydrate) zugeführt werden.

Energiezufuhr

Unfreiwillige Gewichtsabnahme kann bei chronisch Kranken ein alarmierendes Symptom sein. Ihrer Ursache muß immer auf den Grund gegangen werden. Unabhängig davon sollte sie auch Anlaß dafür sein, regelmäßig das Gewicht zu kontrollieren, um bei weiterem Gewichtsverlust gegensteuern zu können. Dabei sollte man sich auch vor Augen halten, daß Schwankungen von ein bis zwei kg durchaus normal sind und noch keinen Grund zur Beunruhigung darstellen. Gerade dann, wenn eine Chemotherapie vorgesehen ist, ist es aber besser, über einige Gewichtsreserven zu verfügen, da sich gezeigt hat, daß aggressive Therapien von eher schweren Patienten besser vertragen werden als von leichten. Kosmetische Gesichtspunkte sollten dabei im Hintergrund bleiben.

Der Energiebedarf des Menschen hängt von seiner körperlichen Tätigkeit ab und setzt sich zusammen aus dem *Grundumsatz,* den der Mensch in Ruhe für seine Vitalfunktionen wie Herztätigkeit, Aufrechterhaltung der Körpertemperatur, Gehirnfunktion usw. benötigt, und dem *Leistungszuwachs,* der sich variabel aus der körperlichen Tätigkeit ergibt. Danach beträgt der tägliche Energiebedarf zwischen ca. 25 kcal (Kilokalorien) pro kg Körpergewicht bei Bettruhe und ungefähr 40 kcal pro kg bei Schwerarbeit.

Ursache eines Gewichtsverlusts ist immer eine »negative Bilanz« zwischen Energieaufnahme und Energieverbrauch. »Schuld« daran können eine *zu geringe Energiezufuhr,* eine *zu geringe Energieaufnahme* des Körpers und schließlich *gesteigerter Energieverbrauch* des Organismus ein.

Zu geringe Energiezufuhr tritt meistens in der Folge von Chemotherapien durch Appetitlosigkeit und Erbrechen auf, kann aber auch ein Symptom einer – vielleicht auch nur unterschwelligen – Depression sein.

Auf das Verhalten bei und die Behandlung von Appetitlosigkeit, Übelkeit und Erbrechen, hervorgerufen durch Zytostatika wurde bereits ausführlich auf S. 55 ff eingegangen. Liegt die Ursache eher in einer depressiven Verstimmung oder gar in einer »handfesten« Depression, sollte man sich nicht scheuen, diese – zumindest vorüberghend – auch medikamentös behandeln zu lassen (s. S. 143 f).

Eine **zu geringe Energieaufnahme** ist in der Regel die Folge von Durchfällen. Diese können ebenfalls durch eine zytostatische Behandlung (s. S. 54 ff) hervorgerufen sein oder eher psychovegetative Ursachen haben. In allen Fällen muß aber eine infektiöse Ursache, etwa durch Bakterien oder Pilze, ausgeschlossen werden. Auf geeignete Maßnahmen zur Behandlung wurde auch schon auf S. 55 eingegangen. Wichtig ist aber auch zu beachten, daß ein Gewichtsverlust bei Durchfällen auch und zu Beginn der Symptome immer durch Flüssigkeitsverlust hervorgerufen ist. Daher müssen zunächst und in erster Linie dieser und der mit ihm verbundene Salzmangel ausgeglichen werden. Diese Mangelerscheinungen sind auch die Ursache dafür, daß man sich bei Durchfall so elend fühlt.

Gesteigerter Energieverbrauch tritt, wenn die Ursache nicht in einer vermehrten körperlichen Tätigkeit liegt, bei Fieber und Infektionen auf. Bei einer Temperaturerhöhung um ein Grad benötigt der Organismus 13% mehr Energie. Aber auch hierbei muß man daran denken, daß eine Gewichtsabnahme auf Flüssigkeitsverlust durch vermehrte Abgabe über die Haut zurückzuführen ist. Daher muß es auch hier das erste Ziel sein, diese Flüssigkeit zusammen mit Salzen am besten durch vermehrtes Trinken oder, wenn das schwer möglich ist, durch Infusionen zu ersetzen. Dann erst muß man versuchen, den Mehrbedarf an Kalorien zu ersetzen, was bei durch das Fieber verursachtem Appetitmangel manchmal Schwierigkeiten bereiten kann. Hier kann Zusatznahrung in jeder Form (also als kleine Zwischenmahlzeiten, als Trinknahrung oder als Präparat zur kalorischen Anreicherung der Nahrung) eine gute Hilfe sein. Oft hat man gerade bei Fieber auch auf Speiseeis Lust, das reichlich Flüssigkeit und – wenn auch nicht gerade vollwertige – Nährstoffe in Form von Fett und Zucker hat.

Was können Sie tun, wenn Sie Gewicht verloren haben?

Gleichgültig, worin die Ursache dafür liegt, sollten Sie sich bewußt um eine kalorisch ausreichende Nahrungszufuhr bemühen, um eine weitere Gewichtsabnahme zu vermeiden. Essen Sie regelmäßig mehrfach täglich kleinere Mahlzeiten und alles, worauf Sie Lust haben. Wenn Sie das Essen wegen Ihrer Appetitlosigkeit »vergessen», essen Sie »nach der Uhr«, vielleicht indem Sie sogar einen Wecker zu Hilfe nehmen. Achten Sie darauf, daß Sie sich ausgewogen ernähren: Alle drei Nahrungsbestandteile (Eiweiß, Fett und Kohlenhydrate) sollten in ausreichenden Mengen vorhanden sein, wobei Sie eiweißreiche Nahrungsmittel bevorzugen sollten. Gönnen Sie sich vielleicht einen Aperitif (Sekt, Sherry, Condurango-Wein oder ähnliches) vor dem Essen. Nehmen Sie Ihre Mahlzeiten in einer angenehmen, ruhigen Atmosphäre zu sich. Wenn der Geruch von Essen Ihnen schon den Appetit vertreibt, bevorzugen Sie kalte Mahlzeiten, sie riechen weniger stark. Trinken Sie nicht oder nur möglichst kleine Mengen zum Essen, da auch Flüssigkeit einen »vollen Magen« hervorrufen kann. Achten Sie aber dennoch auf eine ausreichende Flüssigkeitszufuhr von mindestens zwei Litern am Tag. Zwingen Sie sich nie, Speisen zu essen, die Sie auch sonst nicht mögen oder auf die Sie keinen Appetit haben. Und lassen Sie schließlich nicht das Essen zum Hauptthema in Ihrer Familie werden: Auch das kann einem den Appetit ordentlich verschlagen.

In Phasen, in denen es Ihnen dann wieder besser geht, sollten Sie sich darum bemühen, an Gewicht zuzunehmen, um später, wenn es wieder schlechter geht, Reserven zu haben. Das können Sie durch eine »positive Energiebilanz« erreichen, indem Sie mehr Kalorien zu sich nehmen, als Sie benötigen. Dabei gilt die Faustregel, daß eine zusätzliche Kalorienzufuhr von 500 kcal pro Tag zu einer Gewichtszunahme von einem Pfund in einer Woche führt. Das ist eine Menge, die Sie so nebenher auch dann zu sich nehmen können, wenn Ihr Appetit nicht so gut ist: 100 g Schokolade, Studentenfutter oder Marzipan, 80 g Erdnüsse oder Pistazien, 200 g Trockenobst usw. Auch mit trinkbaren Fertignahrungen (sog. Astronautenkost), die häufig noch dazu eiweißreich sind, können Sie einige Kalorien als Getränk zusätzlich zu sich nehmen. Nachfolgend ist eine Auswahl von z. Zt. erhältlichen Fertignahrungen zusammengestellt (s. Tab. 7).

Zusammensetzung der Ernährung

Die Nahrung liefert uns die Nährstoffe Eiweiß, Fett und Kohlenhydrate sowie Vitamine und Mineralstoffe. Bei der Ernährung kommt es darauf an, die Lebensmittel so auszuwählen und miteinander zu kombinieren, daß sie optimale Nährstofflieferanten sind. Eine Unausgewogenheit der Ernährung führt zu Über- oder – bezweckt bei sog. Abmagerungskuren oder Reduktionsdiäten – Untergewicht und Mangelerscheinungen wie beispielsweise Eisen- oder Vitaminmangel.

Eiweiß (Protein) wird im Darm zu Peptiden und im Körper zu Aminosäuren zerlegt. Es dient dem Körper vorwiegend als Grundstoff für eige-

Tab. 7 **Fertignahrungen z. Zt. im Handel erhältlich**

Handelsname	Kcal/kJ	g Eiweiß
	pro 100 g Fertignahrung	
Biosorb 1500	150/627	6
Biosorb drink	100/418	4
Biosrob MCT	130/543	4
Citrocene, trinkfertig	60/250	3.8
Edarene, trinkfertig	160/669	1
Eiweißkonzentrat Fresenius	73/305	15
Fresubin flüssig, trinkfertig	100/418	3.8
Meritine MCT, trinkfertig	110/460	5
Meritene trinkfertig in Milch	120/502	15.5
Meritine trinkfertig in Wasser	100/418	10.5
Palenum	140/585	11.2
Precitene N, trinkfertig	100/418	7
Precitene, trinkfertig	100/418	2.5
Sportagen, trinkfertig in Milch	119/419	8.6
Sportagen, trinkfertig in Wasser	72/300	6.1
Survimed Instand Fresenius	100/418	4.5

nes Eiweiß beim Aufbau von Zellen oder für Hormone, Enzyme und auch Abwehrstoffe und wird dem Körper vorwiegend über tierische Lebensmittel wie Fleisch, Milchprodukte und auch Eier zugeführt. Allerdings gibt es auch pflanzliche Lebensmittel, die gute Eiweißlieferanten sind. Jedoch kann Eiweiß aus tierischen Produkten besser ausgenutzt und verwertet werden, da es den menschlichen Proteinen ähnlicher ist. Der Mensch benötigt pro Tag 0.8 g Eiweiß pro kg Körpergewicht, ein 75 kg schwerer Mann also 60 g, entsprechend etwa 300 g magerem Fleisch oder 200 g Käse (Emmentaler) oder 260 g Erbsen. Eiweiße liefern 4.1 kcal Energie pro Gramm.

Fett ist konzentrierter Energielieferant, da es pro Gramm 9.3 kcal Energie liefert, mehr als doppelt soviel wie Eiweiß und Kohlenhydrate. Mit fettreichen Nahrungsmitteln werden aber nicht nur Energie, sondern auch fettlösliche Vitamine und essentielle (= lebensnotwendige) ungesättigte Fettsäuren, wie z. B. die Linolsäure, dem Körper zugeführt. Fette mit einem hohen Anteil an mehrfach ungesättigten Fettsäuren, wie z. B. Öle oder Margarine aus Sonnenblumen, Disteln, Weizenkeimen oder Oliven, sind generell solchen aus gesättigten Fettsäuren vorzuziehen, da mehrfach ungesättigte Fettsäuren vom menschlichen Organismus nicht synthetisiert werden können. Diese Fette sind in der Regel auch bekömmlicher als feste Fette wie Rinder-, Schweine- oder Lammfett.

Kohlenhydrate kommen in der Nahrung in Form von Zucker (Trauben-, Frucht-, Milch- oder Haushaltszucker) oder als Stärke, die im Darm zu Zucker zersetzt wird, vor. Eine dritte Form ist Zellulose, die vom Menschen nicht verdaut werden kann und deshalb als Ballaststoff eine wichtige Rolle für eine »normale Verdauung« spielt. Stärkehaltige Nahrungsmittel (Kartoffeln, Gemüse oder Getreideprodukte) haben im allgemeinen einen höheren Anteil an Vitaminen und Mineralstoffen als Lebensmittel, die vorwiegend Zucker liefern wie Süßigkeiten oder Feinbackwaren, und sollen diesen daher vorgezogen werden. Verdauliche Kohlenhydrate, d. h. ohne Ballaststoffe, liefern 4,1 kcal Energie pro Gramm.

Vitamine und Mineralstoffe können vom Organismus nicht selbst hergestellt werden und müssen daher mit der Nahrung in ausreichender Menge aufgenommen werden. Sie sorgen dafür, daß die Stoffwechselvorgänge, wie z. B. Blutbildung und die Infektabwehr, im Körper ungehindert ablaufen. So benötigt der Mensch – um nur einige Beispiele zu nennen – Vitamin B_{12}, das nahezu ausschließlich in tierischen Produkten (Fleisch, Leber und deutlich weniger in Milch) vorkommt, und Eisen zur Hämoglobinbildung und Folsäure zur Synthese von Nukleinsäuren für DNS und RNS (s. S. 165 ff).

Als günstigste **Zusammensetzung der Nahrung** hat sich eine Mischkost mit ungefähr 70% verdaulichen Kohlenhydraten und jeweils etwa 15% Eiweiß und Fetten erwiesen*. Wie man sich daraus seine individuelle Nahrung zusammensetzt, hängt in erster Linie vom eigenen Geschmack ab, ob man beispielsweise lieber Fleisch oder Fisch, Gemüse oder Salat ißt. Doch sollte man mindestens zwei bis drei Mal pro Woche Fleisch oder Fisch essen, um eine ausreichende Eiweißzufuhr zu gewährleisten. Auch sollte man auf eine nährstofferhaltende Zubereitung der Speisen Wert legen: So sollten Lebensmittel vor dem Zerkleinern kurz aber gründlich unter fließendem Wasser abgewaschen, nicht aber gewässert, d. h. in Wasser liegen gelassen werden; zubereitete Speisen sollten nicht lange warm gehalten, sondern im Kühlschrank aufbewahrt und bei Bedarf aufgewärmt werden; Gemüse sollte nicht zerkocht, sondern bißfest gedünstet werden. So kann man sicher sein, daß möglichst viele Nährstoffe, besonders hitzeempfindliche Vitamine erhalten bleiben.

* Nährstofftabellen, aus denen die Zusammensetzung der einzelnen Nahrungsmittel hervorgeht und die bei der Zusammenstellung einer gesunden Ernährung behilflich sein können, sind überall im Buchhandel erhältlich.

Körperliche Betätigung

Zur körperlichen Betätigung läßt sich ganz allgemein nur sagen, daß es keine prinzipiellen Einschränkungen gibt und alles »erlaubt« ist, was man sich zutraut und was machbar ist. Es gibt jedoch einige generelle Empfehlungen: So ist es nicht ratsam, bei einer Thrombozytopenie sportliche, berufliche oder handwerkliche Tätigkeiten auszuüben, bei denen eine höhere Verletzungsgefahr besteht. Bei einer Anämie stößt man in der Regel schon selbst bald an die Grenzen seiner körperlichen Leistungsfähigkeit. Dabei sollte man aber auch immer bedenken, daß man seine – reduzierten – Kräfte nicht überbeansprucht, da es immer wieder zu Frustration führt, nicht so zu können, wie man eigentlich möchte, zumal dies zuweilen mehr ist, als man sich früher, zu gesunden Zeiten zumutete. Solche Versuche der Überkompensation enden häufig in »Frust« und Depression, was für den Krankheitsverlauf kaum förderlich sein kann. Es ist daher sinnvoller und klüger, die Dinge gemach und moderat anzugehen und sich zu schonen, was aber nicht bedeuten soll, daß man nichts mehr tut. So können beispielsweise Fahrradfahren und Spazierengehen oder Wandern das Bedürfnis nach Bewegung gut befriedigen. Außerdem ist körperliche Betätigung ein natürlicher Stimulanz zur Bildung von roten Blutkörperchen bei einer Anämie.

Noch ein Kapitel medizinisches Grundwissen

Die Zelle

Die Zelle ist die kleinste Einheit eines jeden Organismus, der das Attribut »lebend« zuerkannt werden kann. Prinzipiell ist jede Zelle für sich allein lebensfähig und isoliert in geeigneten Medien (beispielsweise einer Gewebekultur) über längere Zeit »am Leben« zu halten. In der Sprache der systemtheoretisch orientierten Biologie ist die Zelle das **kleinste lebende System**. Lebende Systeme sind »autopoetisch« und »selbstessentiell«, was nichts anderes bedeutet, als daß sie in der Lage sind, die zu ihrer Vermehrung und eigenen Regeneration notwendigen Bausteine aus Nährstoffen selbst zu produzieren und zwar in einer Weise, die den Besonderheiten ihrer Individualität angemessen ist. Lebende Systeme sind also mit der Tendenz begabt, ihr Leben zu erhalten und auszudifferenzieren.

Nach dieser sehr theoretischen Einleitung sollen in gebotener Kürze der Aufbau und die Funktion der Zelle besprochen werden, soweit das zum Verständnis des Leukämie-Textes notwendig ist.

Eine Zelle besteht aus einem Zellkern, umgeben von der Kernmembran, aus dem Zytoplasma mit seinen vielfältigen Zellorganellen und der Zellmembran (Abb. 16, S. 165). Nur in Ausnahmefällen hat eine Zelle mehrere Zellkerne, man spricht dann von einer *Riesenzelle*. Erinnert sei hier an die *Knochenmarkriesenzelle*, den *Megakaryozyt*.

Der **Zellkern** beherbergt das für jedes Lebewesen individuelle Erbmaterial, das im »Kernchromatin« als »Gene« gespeichert ist. Das Chromatin organisiert sich bei der Zellteilung (s. u.) zu Chromosomen. Das eigentliche Erbmaterial ist in der *DNS* (*Desoxyribonukleinsäure*, Abb. 17, S. 166) »materialisiert«, d. h. gespeichert oder codiert. Die DNS wird gebildet aus einer langen Kette, die ihrerseits aus vier verschiedenen Bausteinen (Nukleotiden) besteht, die in unterschiedlicher Reihenfolge hintereinander angeordnet sind (S. 166 f). Dabei beinhaltet die Reihenfolge der Nukleotide die Codierung der Erbeigenschaften. Dieses Erbmaterial beherbergt nicht nur die Information für die Individualität eines jeden Lebewesens, von der bei der Fortpflanzung immer wieder ein Teil an die Nachkommen weitergegeben wird, sondern ist auch für die Organisation innerhalb des Körpers während des ganzen Lebens verantwortlich. So steuert es die Funktion jeder einzelnen Körperzelle so differenziert, daß beispielsweise eine Blutzelle als Blutzelle, eine Nervenzelle als Nervenzelle oder eine Drüsenzelle als solche arbeitet.

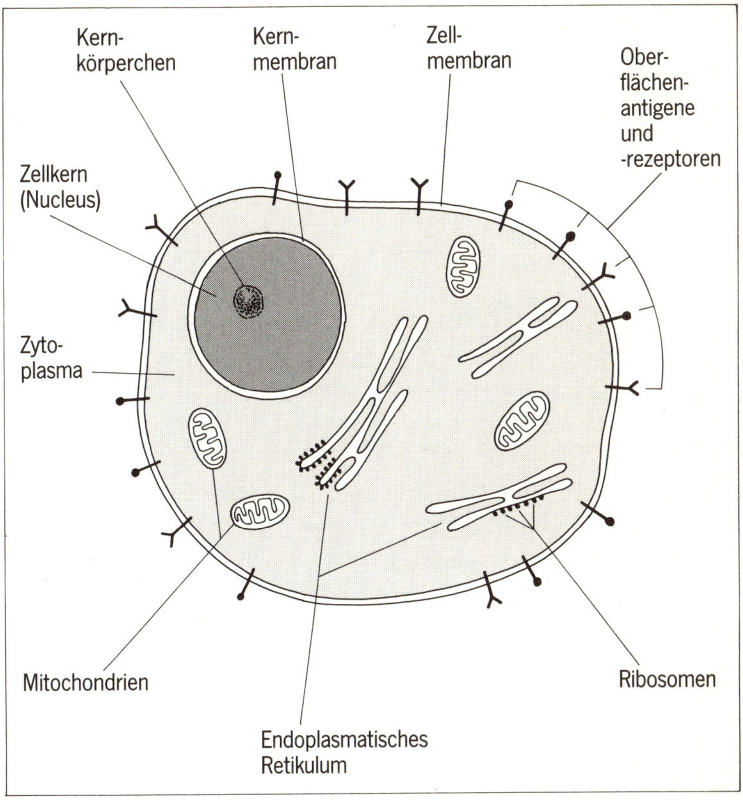

Abb. 16 Die Zelle mit ihren Organellen

Bei der Zellteilung (s. u.) verdoppelt sich zunächst die Zahl der Chromosomen, und aus jeweils einem Chromosomensatz (beim Menschen 23 Paare) bilden sich dann die neuen Zellkerne. Dadurch wird gewährleistet, daß die »Tochterzellen« untereinander und mit der »Mutterzelle« genetisch identisch sind.

Die »Befehle« des Zellkerns werden mittels *RNS (Ribonukleinsäure)*, die der DNS chemisch sehr ähnlich ist, an bestimmte Zellorganellen im **Zytoplasma** übermittelt. Wie Organe im Körper dessen Funktionsfähigkeit gewährleisten, dienen *Zellorganellen* zum einen der Lebenserhaltung der Zelle, zum anderen setzen sie die Befehle des Zellkerns um und gewährleisten die spezielle Funktion der Zelle als Teil des Organismus. Stellvertretend für die verschiedenen Zellorganellen seien hier das **endoplasmati-**

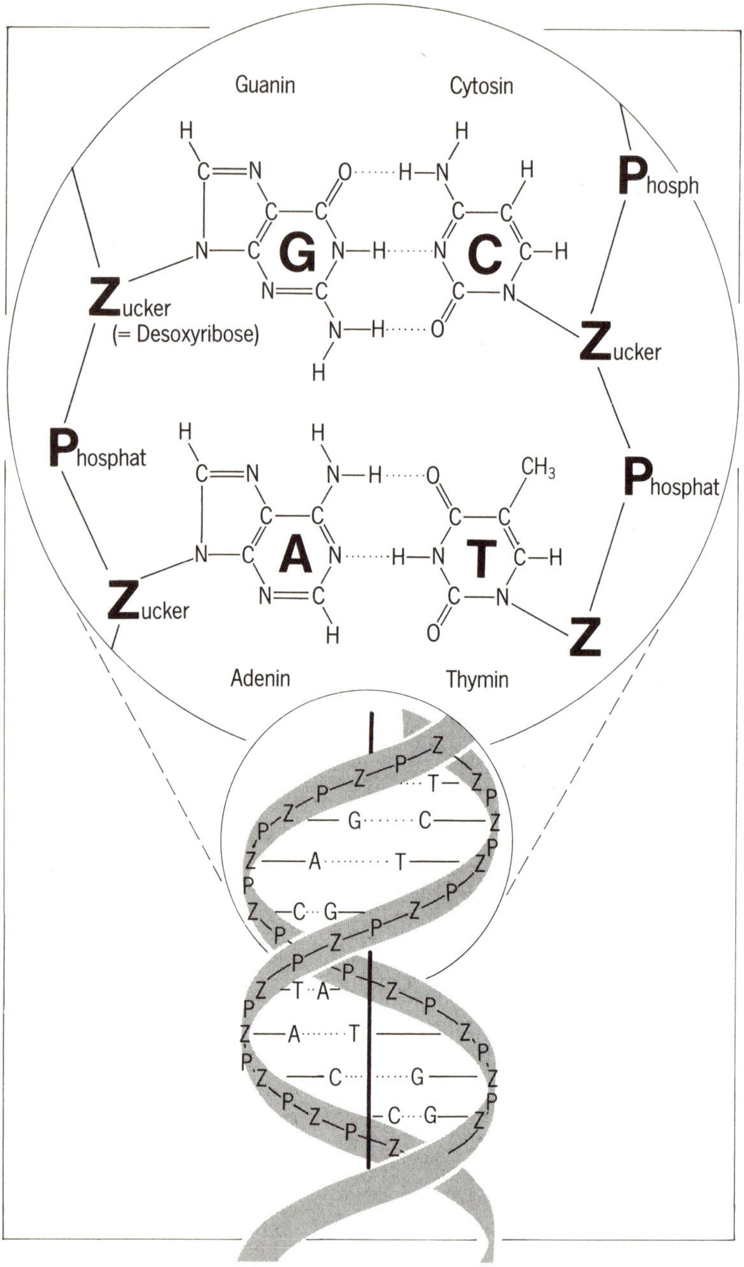

Abb. 17 Die Struktur der Desoxyribonukleinsäure (DNS)

sche Retikulum und die **Mitochondrien** genannt. Das endoplasmatische Retikulum ist ein »Kanalsystem«, auf dessen Oberfläche *Ribosomen*, kleine Kugeln, sitzen, die eine wichtige Funktion bei der Eiweißsynthese der Zelle haben. Die Mitochondrien sind »das Kraftwerk der Zelle«: Sie produzieren Energie für die Zelle aus Sauerstoff und Zucker.

Die **Zellmembran** umgibt die Zelle, schützt das intrazelluläre Milieu und reguliert den Austausch beispielsweise von Salzen, Nähr- und Abfallstoffen mit dem extrazellulären Raum. Über *Rezeptoren*, »Reizempfänger« in der Zellmembran, erhalten die Zelle bzw. der Zellkern als Organisationszentrale Informationen, welche die Aktivität der Zelle beeinflussen, etwa wann die Drüsenzelle ihr Sekret produzieren und ausschleusen soll. Auch die HLA-Merkmale (s. S. 176 ff) haben ihren Sitz in der Zellmembran.

Der Lebenszyklus einer Zelle und die Zellteilung

Das Leben einer Zelle beginnt, wenn sie mit der Zellteilung aus einer Mutterzelle entsteht, und endet mit ihrer Teilung in zwei Tochterzellen oder mit ihrem Zelltod. Dieser Lebenszyklus zwischen zwei Zellteilungen, *Mitosen*, wird als *Intermitosezyklus* bezeichnet und setzt sich aus verschiedenen Phasen zusammen (Abb. 18, S. 169): Die **G1-Phase** ist die intensive Wachstumsphase der Zelle, RNS- und Proteinsynthese laufen auf Hochtouren. Sie ist zeitlich sehr variabel und dient der »Materialbeschaffung« für die **S-Phase** (Synthese-Phase), in der die DNS-Replikation (d. h. die Verdoppelung der DNS) stattfindet: Aus einem Chromatinfaden, einem *Chromatid*, werden zwei Chromatinfäden, sog. Schwester-Chromatiden. Die S-Phase hat eine relativ konstante Länge, die beim Menschen etwa sieben bis acht Stunden dauert. Das Ende der Replikation markiert den Beginn der **G2-Phase**, in der Korrekturen bzw. Reparaturen an den neuen DNS-Strängen vorgenommen und spezifische, zur Zellteilung notwendige Proteine, wie zum Beispiel Enzyme, synthetitisert werden. Liegen während der G2-Phase die Chromatiden entwunden als Netzwerk vor, dann kündigt eine zunehmende Spiralisierung – Kondensierung – das Nahen der Mitose an.

Nicht alle Zellen sind zu allen Zeiten zur Vermehrung bereit. Manche Zellen, wie ausdifferenzierte Nervenzellen und die meisten anderen »Organellen« unseres Körpers, bleiben zwar vital, teilen sich aber nicht mehr, sondern kommen ihren speziellen Funktionen nach. Andere, wie die »Memory«-Lymphozyten, ruhen, bis sie wieder mit »ihrem« spezifischen Antigen in Kontakt kommen (s. S. 173), um sich dann wieder zu teilen. Diese Ruheperiode wird als **G0-Phase** bezeichnet.

Die **Mitose** (Abb. 18, S. 169) ist die eigentliche Zellteilung. Sie läuft in sechs aufeinanderfolgenden Stufen ab. Sobald am Ende der G2-Phase alle Chromosomen kondensiert vorliegen, ist die erste Phase der Mitose, *die Prophase*, erreicht. In menschlichen Zellen befinden sich zu diesem Zeitpunkt 46 (23 Paare) Chromosomen, von denen jedes aus zwei Chromatiden besteht. In der Prophase löst sich der Nucleolus auf, es bildet sich der Spindelapparat. In der folgenden *Prometaphase* löst sich die Kernmembran auf. Der zunächst außerhalb des Zellkerns liegende Spindelapparat bekommt direkten Zugang zu den Chromosomen, die Spindelfasern ziehen von den beiden Zentriolen (Spindelpole), die an die Zellpole gewandert sind, zu den Zentromeren (Spindelfaseransatzstellen) der Chromosomen. Anschließend ordnen sich – in der *Metaphase* – die an den Spindelfasern fixierten Chromosomen in der Äquatorialebene der Zelle an. Sie ist unterschiedlich lang und wird von der *Anaphase* abgelöst, in der die einzelnen Chromatiden der Chromosomen jeweils an die entgegengesetzten Pole der Zelle gezogen werden.

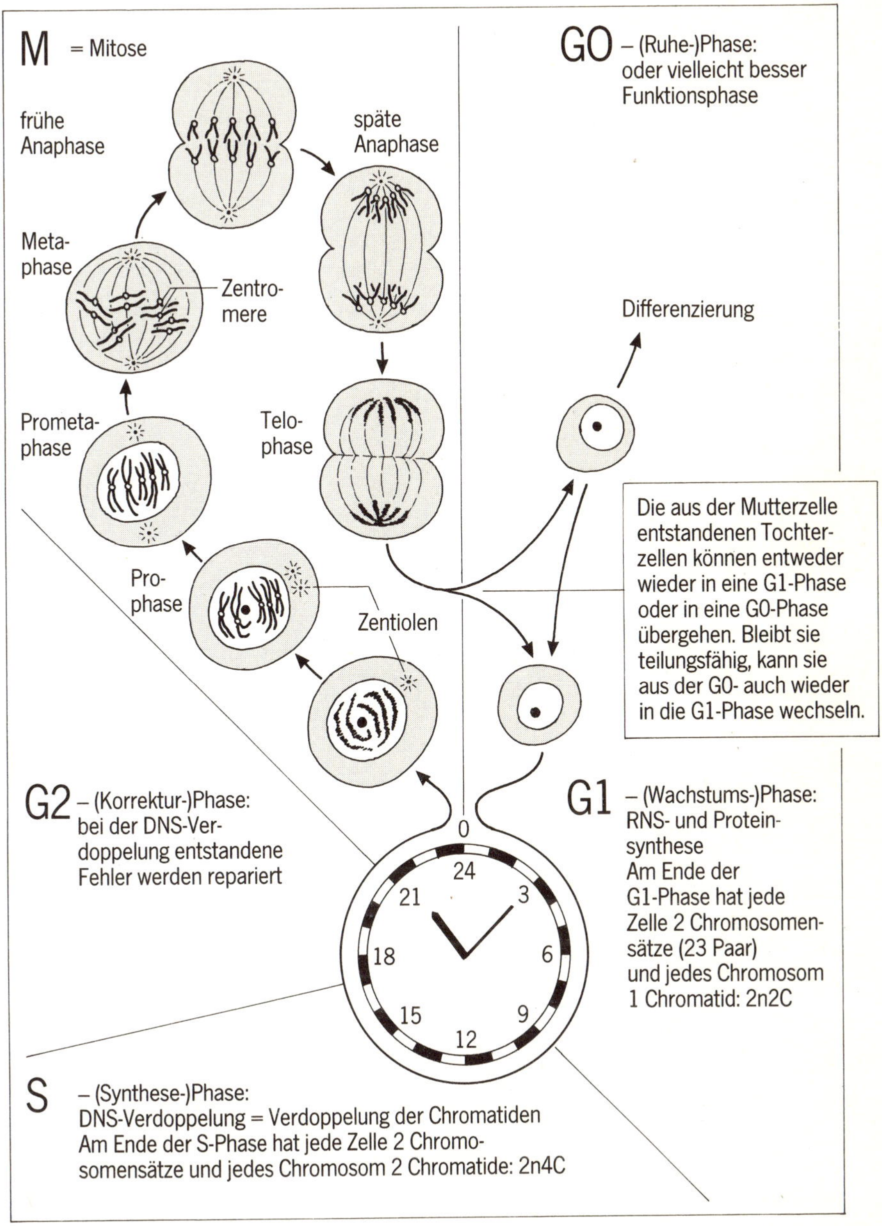

Abb. 18 Der Generationszyklus der Zelle und die Mitose

Die *Telophase* schließt die Zellteilung ab: In der Äquatorialebene bildet sich ein Teilungsring, der den Zell-Leib einschnürt und in zwei Zellen trennt; um jedes Chromatidenpaket bildet sich eine neue Kernmembran aus, die Chromosomen lockern sich wieder auf – dekondensieren –, und die Nukleoli formieren sich wieder.

Die Funktion des lymphatischen Systems

Grundbegriffe und Prinzipien der Immunantwort

Das Immunsystem des Menschen und der höheren Wirbeltiere ist neben dem menschlichen Zentralnervensystem das komplizierteste Regelsystem, das die Evolution hervorgebracht hat. Seine Aufgabe ist die *spezifische Abwehrleistung* unseres Organismus. Es hat die Fähigkeit zwischen *»Selbst«* und *»Nichtselbst«* zu unterscheiden und gegen Fremdantigene reaktive Schutzmaßnahmen zu ergreifen. Es operiert daher system- und nicht organbezogen. Reaktionspartner des Immunsystems sind Antigene und Antikörper, Komplement und Zellen.

Antigene sind körperfremde Substanzen, gegen die das Immunsystem spezifisch reagiert. Es gibt lösliche Antigene wie zum Beispiel Fremdeiweiß (von Pflanzen und Tieren) und zellgebundene Antigene, etwa in der Zellmembran von Tieren und von anderen Menschen, gegen die beispielsweise nach einer Übertragung von Fremdblut oder der Transplantation eines von einem anderen Menschen stammenden Organs (allogene Transplantation) Abwehrreaktionen in Gang gesetzt werden.

Die Art der Abwehrreaktion ist abhängig von der Größe des Antigens: Gegen **lösliche Antigene**, wie Fremdeiweiße oder virale bzw. bakterielle Antigene, die von Makrophagen nach der Phagozytose wieder ausgeschieden werden (s. S. 17), werden *Antikörper* gebildet; gegen fremde Zellen reagiert das Immunsystem mit einer *zellulären Immunantwort*. Diese beiden prinzipiellen Formen der Immunreaktion sind nicht streng voneinander zu trennen, sondern kommen im Prozeß der normalen Funktion meist gleichzeitig neben- und miteinander verknüpft vor.

Die Antikörperbildung oder humorale Immunantwort (Abb. 19)

Gelangen Bakterien oder Viren in unseren Organismus, werden sie – wie oben (s. S. 17) schon beschrieben – von Makrophagen phagozytiert und »verdaut«, d. h. in lösliche »Einzelstücke« zerlegt, die als »Antigene« Verwendung finden. Gleichzeitig produzieren die so aktivierten Makrophagen Interleukin 1 (IL-1, s. S. 21 ff). Die von den Makrophagen »mundgerecht« vorbereiteten Antigene stimulieren zum einen ruhende B-Lymphozyten in den Primärfollikel der Lymphknoten und werden zum anderen gleichzeitig von den Makrophagen – in ihrer Funktion als antigenpräsentierende Zellen – ruhenden Helfer-T-Lymphozyten übergeben. Dieser Vorgang ist an die gleichzeitige Anwesenheit von MHC-Klasse-II-Antigen gebunden (s. dazu

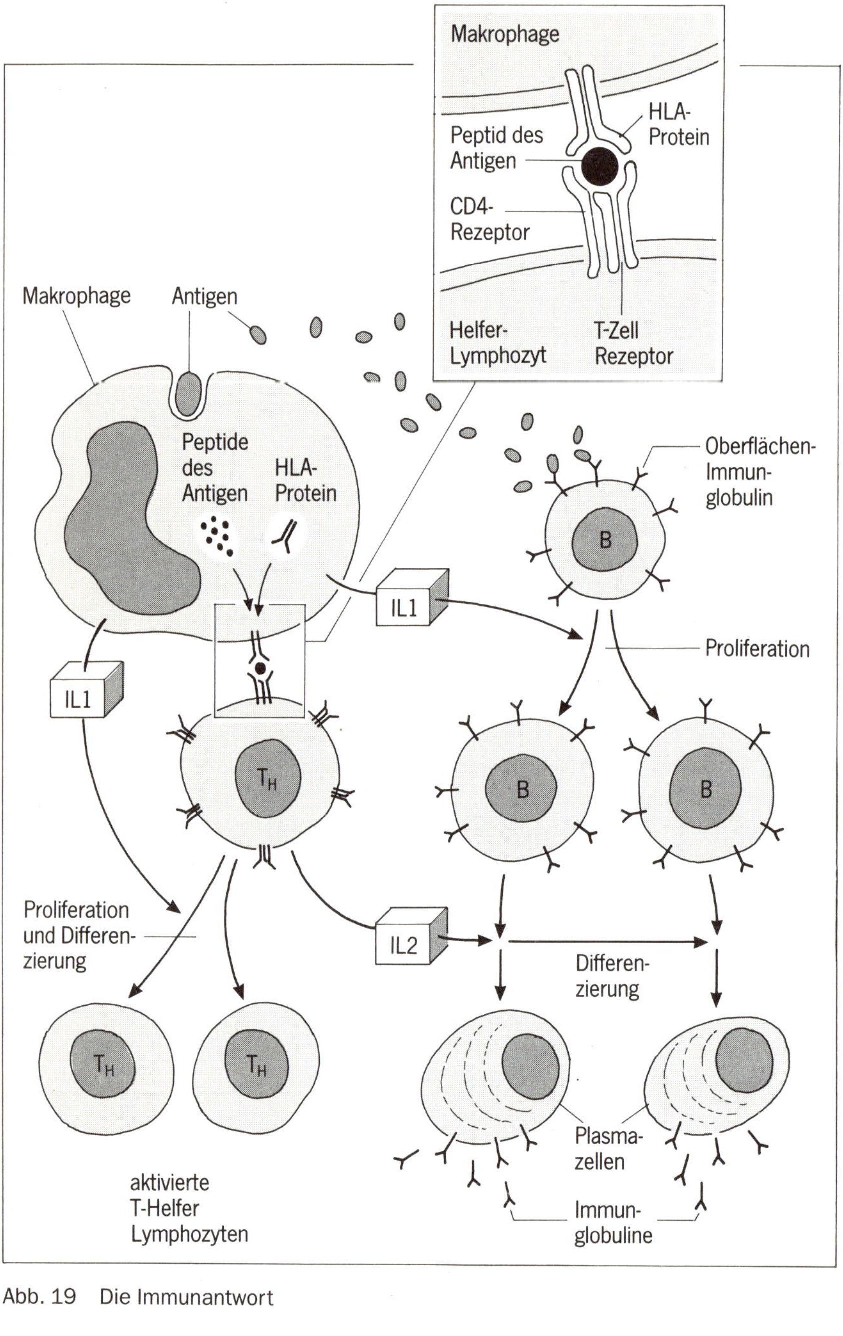

Abb. 19 Die Immunantwort

S. 176 ff: **Das HLA-System**). Von dem IL-1 werden sowohl die B- als auch die T-Lymphozyten aktiviert, die dadurch zur Proliferation und Differenzierung angeregt werden. Die aktiviert Helfer-Zellen bilden noch andere Zytokine (IL-2, -4, -5 und -6 sowie Gamma-Interferon), die zur weiteren Differenzierung der B-Zellen notwendig sind. Gleichzeitig entwickeln sich auch antigenspezifische *Suppressor-T-Lymphozyten*, welche die Immunreaktionen hemmen bzw. ganz unterbrechen, wenn das Antigen eliminiert ist. Auf diese Weise können durch das Zusammenspiel zahlreicher funktionell unterschiedlicher Zellen Immunreaktionen sehr fein gesteuert und aufeinander abgestimmt werden: Durch die Helfer-Zellen werden sie aktiviert, durch die Suppressor-Zellen gebremst, sobald das die Reaktion auslösende Antigen beseitigt ist.

Die durch Antigen und Zytokine der Helfer-T-Zellen aktivierten B-Lymphozyten teilen sich zunächst und differenzieren dann zu antikörperbildenden *Plasmazellen* und zu Gedächtniszellen (*memory cells*), die bei einem späteren erneuten Kontakt mit dem selben Antigen aktiviert und unter Umgehung der langwierigen Proliferations- und Differenzierungsschritte sofort zu Plasmazellen werden. Auf diese Weise wird die unterschiedliche Dynamik von Erst- und Wiederholungsreaktionen des Organismus gegen ein- und dasselbe Antigen gesteuert (wie z. B. bei einer Erst- und Auffrischimpfung).

Mit komplizierten immunzytologischen Methoden lassen sich verschiedene Zellen als Zwischenstufen dieser Differenzierung identifizieren (Abb. 14 auf S. 124): Zentroblasten, Immunoblasten, Plasmoblasten, Zentrozyten und lymphoplasmozytoide Zellen, die schon das Immunglobulin M (IgM) sezernieren können. Dieses Immunglobulin, das etwa fünfmal so groß ist wie das endgültige Immunglobulin G (IgG; Abb. 20), läßt sich schon ein bis vier Tage nach dem ersten Antigenkontakt im Serum nachweisen und erreicht nach etwa einer Woche seine maximale Konzentration, die dann wieder mehr oder weniger rasch abfällt. Bei Infektionskrankheiten gibt die IgM-Konzentration (= der IgM-Titer) im Serum Auskunft darüber, ob es sich um eine frische oder ältere Infektion handelt. Erst knapp eine Woche nach dem Antigenkontakt ist ersten IgG nachweisbar. Es erreicht seinen maximalen Titer nach etwa zwölf Tagen und fällt nur sehr langsam wieder ab. Durch seine Anwesenheit kann noch nach Jahren durch eine Blutuntersuchung festgestellt werden, ob man eine bestimmte Infektionskrankheit durchgemacht hat oder ob eine früher erfolgte aktive Schutzimpfung noch wirksam ist. Bei einem erneuten Kontakt mit dem Antigen, beispielsweise nach einer Auffrischimpfung, steigt der IgG-Titer rasch wieder infolge einer Aktivierung der entsprechenden »memory-cells« an.

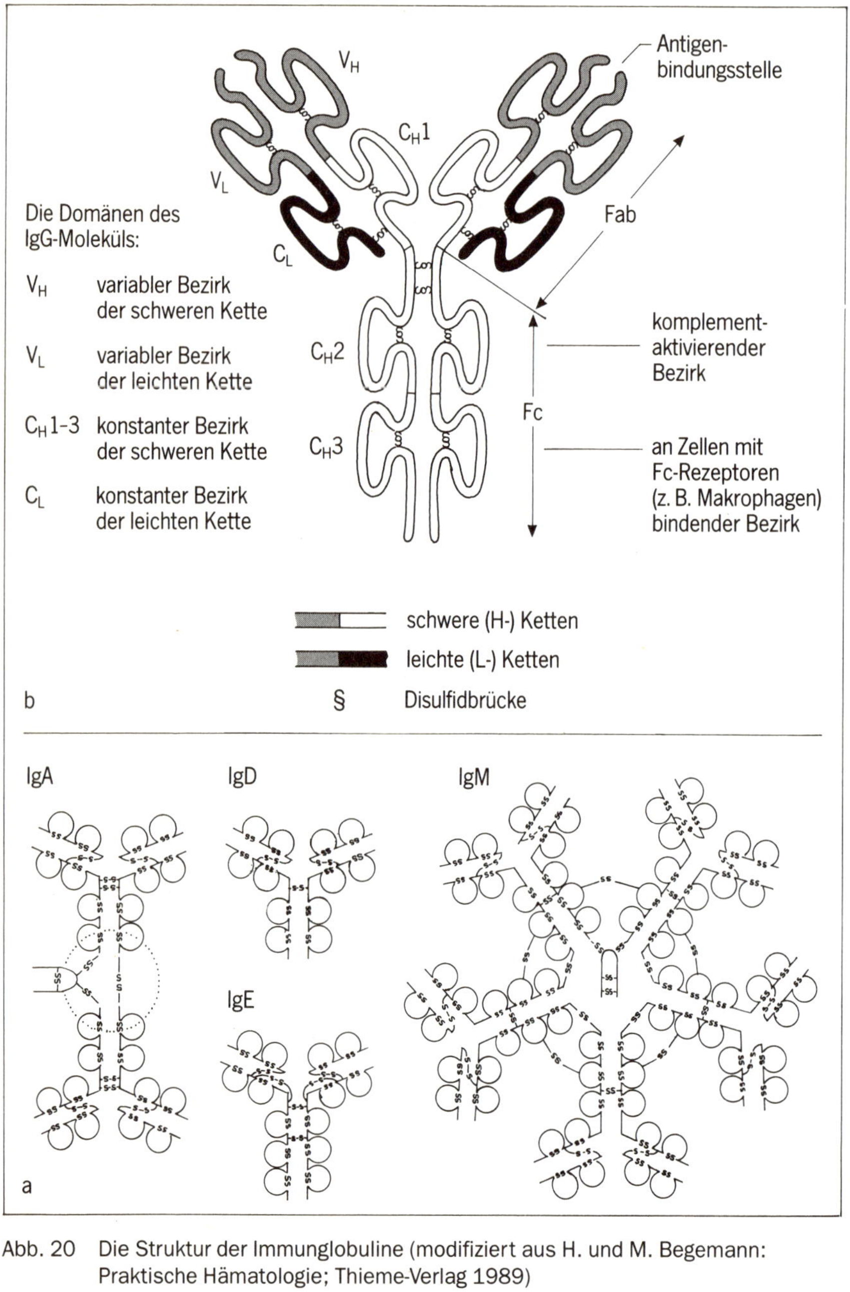

Abb. 20 Die Struktur der Immunglobuline (modifiziert aus H. und M. Begemann: Praktische Hämatologie; Thieme-Verlag 1989)

Die Immunglobuline haben eine sehr komplizierte chemische Struktur, die kurz am Beispiel des IgG-Moleküls erläutert werden soll (Abb. 20). Dieses setzt sich aus jeweils zwei schweren H-Ketten und leichten L-Ketten zusammen. Dabei sind die beiden H-Ketten über Disulfid-(S-S-)Brücken miteinander verbunden. An jeder H-Kette ist ebenfalls mit einer S-S-Brücke eine L-Kette befestigt. Die einzelnen H- und L-Ketten bilden in sich vier bzw. zwei Schleifen, die auch über S-S-Brücken zusammengehalten werden. An ihrem gemeinsamen Ende bilden je eine H- und L-Kette eine zangenförmige Figur, die *Antigenbindungsstelle*, die streng spezifisch mit einem Antigen einer bestimmten chemischen Konstruktion reagiert. Die H-Ketten der verschiedenen Immunglobulin-Klassen (IgA, -D, -E, -G und -M) unterscheiden sich in ihrer Aminosäurensequenz und in ihrer Länge voneinander und werden mit alpha (α), delta (δ), epsilon (ϵ), gamma (γ) und my (μ) bezeichnet. Bei den leichten Ketten gibt es zwei verschiedene Typen, die mit kappa (κ) und lambda (λ) bezeichnet werden. Das den Antigenbindungsstellen entgegengesetzte Ende des Ig-Moleküls, an dem nur noch die beiden schweren Ketten beteiligt sind, wird als Fc-Region bezeichnet. Dort verbindet sich das Ig-Molekül mit einem Fc-Rezeptor eines Makrophagen, nachdem es mit einem Antigen reagiert hat. Auf diese Weise werden Antigen-Antikörper-Komplexe »entsorgt«. Verstärkt werden diese Vorgänge durch bestimmte *Komplementfaktoren*.

Die einzelnen Komponenten des **Komplementsystems**, das hier nur der Vollständigkeit halber als Teil des Immunsystems kurz erwähnt werden soll, finden sich im Kreislauf in inaktiver Form. Sie werden unter anderem durch Antigen-Antikörper-Komplexe, Viren, Enzyme und Endotoxine (Giftstoffe von Bakterien) aktiviert. Aktivierte Komplementfaktoren sind für bestimmte immunologische Vorgänge wie zum Beispiel die Zerstörung fremder Zellen durch Immunglobuline, die Phagozytose von Antigen-Antikörper-Komplexen oder Bakterien durch Makrophagen als *biologisches Verstärkersystem* erforderlich. Daneben beeinflußt es auch andere Entzündungsstellen und das Gerinnungssystem bei Entzündungen.

Die zelluläre Immunantwort

Als *zelluläre Immunantwort* oder besser *zellvermittelte Immunantwort* wurde ursprünglich die Immunreaktion bezeichnet, die in erster Linie durch Lymphozyten und Makrophagen und weniger durch Antikörper hervorgerufen werden. Da sich zellvermittelte und humorale Immunreaktion jedoch nicht vollkommen voneinander trennen lassen, wird der Begriff der zellvermittelten Immunantwort in einem allgemeineren Sinn für jede Immunreaktion gebraucht, bei der Antikörper eine nur untergeordnete Rolle spielen. Das Endprodukt der zellulären Immunantwort ist der antigenspezifisch reagierende zytotoxische T-Lymphozyt: Ruhende zytotoxische T-Zellen binden – wie auch die Helfer-T-Zellen – keine freien bzw. löslichen Antigene, sie erkennen Antigen als fremd nur in Verbindung mit zellgebundenen HLA-Merkmalen (s. S. unten). Die stimulierten und aktivierten zytotoxischen T-Lymphozyten treten ihrerseits in engen Kontakt mit den Zielzellen, deren Membrandurchlässigkeit sich durch diesen Kontakt vermehrt, wodurch die Zellen aufquellen und platzen. Aber auch Antikörper können (z. B. virusinfizierte körpereigene oder fremde) Zellen zerstören: Nach antigenspezifischer Stimulation und Produktion durch Plasmazellen, wie sie oben beschrieben wurden, reagieren diese streng antigenspezifisch mit den Oberflächenantigenen der Zielzelle, die dann von sog. *NK-Zellen* (**N**atürliche **K**illerzellen) zerstört werden. Die NK-Zellen, die auch als Null-Zellen bezeichnet werden, da sie nicht die Oberflächenmerkmale der B- oder T-Lymphozyten besitzen, reagieren Antigen-unspezifisch über Fc-Rezeptoren mit den Fc-Enden der auf der Zielzelle festsitzenden Antikörper.

Das HLA-System

Im HLA-System wird eine Reihe verschiedener Antigene, die in der Zellmembran aller Körperzellen vorkommen, zusammengefaßt. Da sie erstmals an Leukozyten nachgewiesen wurden, tragen sie die Bezeichnung »**H**uman **L**eukocyte **A**ntigen«. Die Hauptfunktion des HLA-Systems ist die Unterscheidung von *»Selbst«* und *»Nichtselbst«*. Es ist das für die individuelle Integrität des Organismus verantwortliche Überwachungsorgan und schützt damit den Körper vor den Folgen eigener immunologischer Irrtümer und vor Aggressoren von außen. Über die Zellen des Immunsytems werden transplantierte Organe oder Zellen, wenn sie ein anderes HLA-Muster auf der Oberfläche tragen, als fremd erkannt und abgestoßen oder bei Übereinstimmung der HLA-Merkmale – bei »Gewebeverträglichkeit« – toleriert. Ebenso werden auch eigene Körperzellen als fremd erkannt, wenn sich an deren Oberflächen Veränderungen vollzogen haben, sei es durch genetische Mutationen, Viren oder andere körperfremde Stoffe. So werden im Prinzip auch Zellen als »fremd« erkannt, die bei weiterem Wachstum zu gutartigen oder bösartigen Tumoren werden können.

Die genetische Steuerung des HLA-Systems geht vom kurzen Arm des Chromosoms 6 aus, wo der HLA-Komplex oder MHC (s. S. 188) lokalisiert ist. Im HLA-Komplex sind im wesentlichen vier verschiedene Loci (s. S. 187) kodiert: HLA-A, -B, -C und -D bzw. -DR, eine Genkarte des HLA-

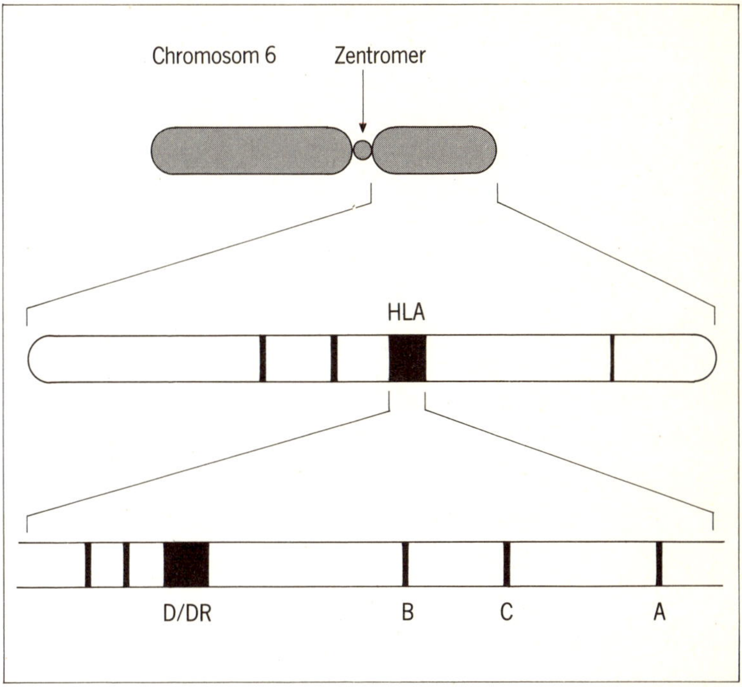

Abb. 21 Das HLA-System

Komplexes ist schematisch in Abb. 21 wiedergegeben. Da HLA-D-Antigene nur durch technisch sehr komplizierte Verfahren, die für den Alltagsgebrauch zu aufwendig sind, nachgewiesen werden können, werden üblicherweise die HLA-DR-Antigene bestimmt. Von jedem Locus sind wiederum zahlreiche Allele (s. S. 184) bekannt, so ca. 25 Allele von HLA-A, knapp 60 von HLA-B, 10 von HLA-C und über 20 von HLA-DR. Daraus ergeben sich rein rechnerisch immens große Variationsmöglichkeiten, die sich jedoch dadurch reduzieren, daß bestimmte HLA-Merkmale in verschiedenen Rassen sehr unterschiedlich häufig vorkommen, zum Beispiel HLA-A1 bei den Europiden bei 14%, bei den Mongoliden bei 1% und bei den Negriden bei 8%, oder überhaupt sehr selten sind, wie zum Beispiel HLA-B27, das gehäuft bei bestimmten Autoimmunkrankheiten nachgewiesen werden kann, mit 3,4% bzw. 1,6% und 1,9% bei den genannten Hauptrassen des Menschen. Da die menschlichen Zellen über einen doppelten Chromosomensatz verfügen, werden von jedem Locus zwei Merkmale nachgewiesen:

Abb. 22 zeigt den Stammbaum der Familie einer unserer Patientinnen (R.T.), die an einer chronischen myeloischen Leukämie erkrankt war und inzwischen mit guten Erfolg knochenmarktransplantiert wurde; Spenderin war ihre HLA-identische Schwester E.T.-F.

Die Gene bzw. die Genloci des MHC werden entsprechend der Funktion und biochemischen Struktur ihrer Genprodukte in zwei Klassen unterteilt: MHC-Klasse-I- und -Klasse-II-Gene. MHC-Klasse-I-Gene sind HLA-A, -B und -C, ihre Genprodukte, die HLA-A-, -B- und -C-Antigene, finden sich auf der Oberfläche aller kernhaltigen Körperzellen, aber auch auf Thrombozyten und – in abgeschwächter Form – auf Erythrozyten. HLA-Klasse-II-Gene sind HLA-D bzw. -DR, ihre Produkte, HLA-D- bzw. -DR-Antigene, finden sich vor allem auf B-Lymphozyten – insbesondere auf Lymphoblasten –, auf antigenpräsentierenden Zellen (Monozyten/Makrophagen) und einigen anderen Zellen, nicht aber auf Thrombozyten, Granulozyten, nichtaktivierten T-Lymphozyten und Fibroblasten.

Die wichtigste Funktion des HLA-Systems ist – wie oben bereits ausgeführt – die Unterscheidung zwischen »Selbst« und »Nichtselbst« und seine Beteiligung beim Start einer Abwehrreaktion. Dabei ist zur Erkennung von Fremdantigen durch T-Lymphozyten die gleichzeitige Anwesenheit von autologen HLA-Merkmalen erforderlich:

Das Fremdantigen wird der nichtaktivierten Helfer-T-Zelle durch den Makrophagen mit Hilfe des MHC-II-Oberflächenantigens präsentiert; dieses setzt sich aus zwei Eiweißketten zusammen, zwischen denen das Antigen gleichsam wie zwischen zwei Händen gehalten wird; die ruhenden zytotoxischen T-Zellen erkennen dagegen auf den Zielzellen (z. B. virusinfizierten Zellen) Antigene nur in Verbindung mit den HLA-A- und -B-Merkmalen. Bei der Immunreaktion gegen körperfremde Zellen (z. B. nach einer Transplantation) genügt dagegen allein die Erkennung fremder HLA-Merkmale, um eine humorale und zelluläre Reaktion zu starten.

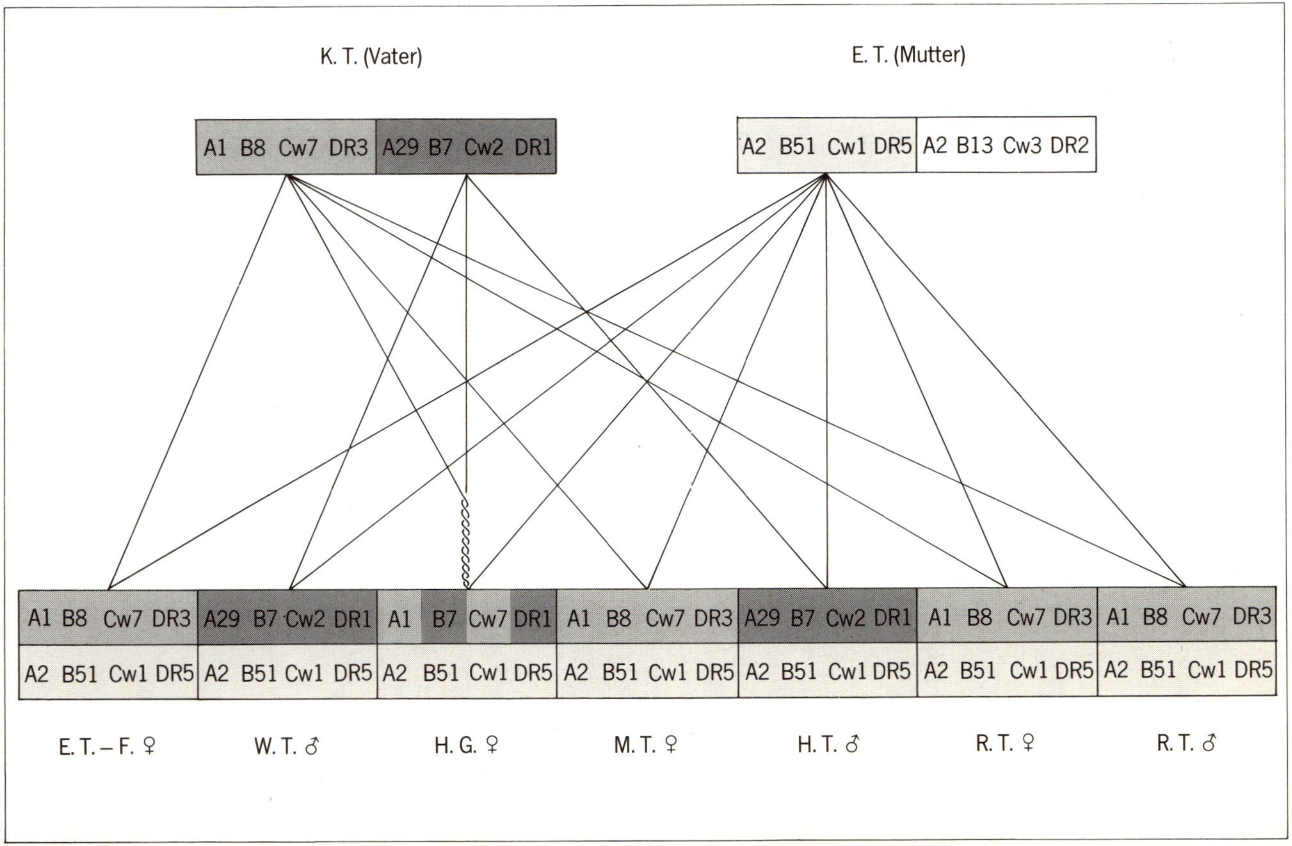

Abb. 22 Stammbaum der Familie T.: Bei H. G. hat ein sog. Crossing-over zwischen den Genorten B und C der beiden Chromosomen stattgefunden

Schlußwort an den Patienten

Sie haben nun viel über das Blut und die gefürchtetsten Blutkrankheiten, die Leukämien, erfahren und müssen das Gelesene zunächst »sich setzen lassen« und verarbeiten. Manches wird Ihnen wegen der Komplexität des Stoffs auf Anhieb nicht klar geworden sein, so daß Sie den Text noch einmal und vielleicht ein drittes Mal lesen müssen. Einiges werden Sie vielleicht später, wenn sich im Krankheitsverlauf Veränderungen ergeben haben, wieder nachschlagen. Aber immer soll das Gelesene und Gelernte eine Basis sein, auf der Sie sich mit Ihren behandelnden Ärzten auseinandersetzen. Stellen Sie Fragen zu allem, was Ihnen nicht klar ist, und lassen Sie sich über alle Veränderungen im Verlauf Ihrer Krankheit informieren, damit bei Ihnen möglichst keine Unsicherheiten und Gedankengänge aufkommen, die zu Ihrer Beunruhigung beitragen und ein Keim für neue Ängste sein können. Sie müssen dabei allerdings bedenken, daß es auch erfahrenen und routinierten Ärzten oft nicht leicht fällt, ihren Patienten eine Verschlimmerung ihres Krankheitszustandes mitzuteilen; fragen Sie deshalb so lange nach, bis Ihr Informationsbedürfnis gestillt ist. Passen Sie für solche Gespräche, die etwas mehr Zeit in Anspruch nehmen, den richtigen Zeitpunkt ab – nicht gerade, wenn vormittags die Stationsroutine mit Blutabnahmen und Untersuchungen auf Hochtouren läuft. Sie werden dann kaum ein offenes Ohr finden und kein für Sie befriedigendes Gespräch auf den Weg bringen können, sonder eher »kurz abgespeist« oder – vielleicht noch schlimmer – als »nervig« behandelt werden. Verabreden Sie sich für ein ausführliches Gespräch lieber zu einer ruhigeren Zeit, wenn Ihr Arzt nicht unter dem Druck der Routine steht, sondern sich mehr Zeit nehmen kann. Machen Sie sich vielleicht vorher Notizen über das, was Sie wissen wollen, und nachher über das, was Sie besprochen haben. Auf einem solchen Protokoll kann dann das nächste Gespräch aufgebaut werden. Auf diese Weise können Sie ein gleichwertiger Partner in dem Team aus Patient, Ärzten und Pflegepersonal werden und die Durchführung und Planung Ihrer Therapie mitgestalten.

Nützliche Adressen

Bei den nachfolgend aufgelisteten Organisationen können Sie mit weiterem Informationsmaterial versorgt werden

Krebsinformationsdienst
Deutsches Krebsforschungszentrum
Im Neuenheimer Feld 280
69120 Heidelberg
Tel. 0 62 21/41 01 21

Deutsche Krebshilfe e. V.
Thomas-Mann-Str. 40
53111 Bonn
Tel. 02 28/72 99 00

Leukämiehilfe München e. V.
Spilhofstr. 42
81927 München
Frau Dr. B. Landen
Tel. 0 89/9 57 82 79

Leukämie Liga e. V.
Abt. für Hämatologie
Medizinische Klinik
Heinrich-Heine-Universität Düsseldorf
Moorenstr. 5
40225 Düsseldorf
Tel. 02 11/3 11-77 20

Selbsthilfe nach Knochenmarktransplantation (KMT)
Andreas Czerwionke
Verbindungsstr. 13
40764 Langenfeld
Tel. 02 12/6 01 97

Marita Bogatz
Tucholskystr. 9
44141 Dortmund
Tel. 02 31/59 21 53

S. E. L. P.
Selbsthilfevereinigung zur Unterstützung erwachsener Leukämiepatienten e. V.
Juffernkamp 21
48167 Münster
Tel. 0 25 06/67 68

HOPE e. V.
Häusliche Onkologiepflege
Frohschammerstr. 14
80807 München
Tel. 0 89/3 56 73 36

Weitere Auskünfte, vor allem Kontaktadressen von Selbsthilfegruppen erhalten Sie über

Förderkreis Krebskranker Kinder e. V.
Büchsenstraße 22
70174 Stuttgart
Tel.: 07 11/29 73 56

Förderverein für krebskranke Kinder e. V.
Elsa-Brandström-Straße 6
79111 Freiburg i. Br.
Tel.: 07 61/49 92 25

Förderverein für krebskranke
Kinder e. V.
z. Hd. Herrn Rau
Beim Nonnenhaus
72070 Tübingen

Genesendenhilfe e. V.
Danziger Straße 15
20099 Hamburg
Tel.: 0 40/24 69 76

Nationale Kontakt- und
Informationsstelle zur Anregung
und Unterstützung von
Selbsthilfegruppen
Albrecht-Achilles-Straße 65
10709 Berlin
Tel.: 0 30/8 91 40 19

Selbsthilfegruppe der Eltern
hämatologisch und onkologisch
erkrankter Kinder
Groten Hoff 13
22359 Hamburg
Tel.: 0 40/6 03 84 87

oder über die Deutsche Krebsgesellschaft und ihre Landesverbände:

Deutsche Krebsgesellschaft e. V.
Paul-Ehrlich-Str. 41
60596 Frankfurt
Tel. 0 69/63 00 96-0

Berlin
Deutsche Krebsgesellschaft
Landesverband Berlin e. V.
Tel. 0 30/7 72 90 90

Bremen
Deutsche Krebsgesellschaft
Landesverband Bremen e. V.
Tel. 04 21/32 51 69

Düsseldorf
Gesellschaft zur Bekämpfung
der Krebskrankheiten NW e. V.
Tel. 02 11/7 33 66 55

Erfurt
Thüringische Krebsgesellschaft
e. V.
Poliklinik für Innere Medizin
Tel. 03 61/79 27 40

Halle
Deutsche Krebsgesellschaft
Landesverband Sachsen-Anhalt
e. V.
Luther Universität
Tel. 03 45/67 23-14(-15)

Hamburg
Hamburger Krebsgesellschaft e. V.
Universitätsklinik
Tel. 0 40/4 60 42 22

Hannover
Arbeitsgemeinschaft für Krebsbekämpfung des Landes
Niedersachsen e. V.
Tel. 05 11/81 50-91(-92)

Kiel
Schleswig-Holsteinische
Krebsgesellschaft e. V.
Tel. 04 31/9 42 94

Koblenz
Krebsgesellschaft Rheinland-Pfalz e. V.
Beratungsstelle für Tumorkranke und ihre Familien
Tel. 02 61/3 10-47(-48)

Marburg
Hessische Krebsgesellschaft
Tel. 0 64 21/1 57 33

München
Bayerische Krebsgesellschaft
Tel. 0 89/53 11 75; 53 95-24(-25)

Potsdam
Deutsche Krebsgesellschaft
Landesverband Brandenburg e. V.
Tel. 03 31/87 12 36

Saarbrücken
Landesverband für Krebsbekämpfung und Krebsforschung im Saarland e. V.
Tel. 06 81/4 00 30

Schwerin
Deutsche Krebsgesellschaft
Landesverband Mecklenburg-Vorpommern e. V.
Krankenhaus Schwerin
Tel. 03 85/51 41

Stuttgart
Krebsverband Baden-Württemberg e. V.
Tel. 07 11/8 48-28 56

Zwickau
Sächsische Krebsgesellschaft e. V.
III. Medizinische Klinik
Tel. 03 75/52 33 23

Erklärung medizinischer Fachausdrücke

akzeleriert
[latein. accelerare = beschleunigen]: beschleunigt; die akzelerierte Phase bei der CML ist ein Krankheitsabschnitt, in dem die Befunde und Symptome sich deutlich zunehmend verschlechtern

Allele
verschiedene, alternative Merkmale, die auf einem Genort kodiert sein können. Jedes Individuum hat auf jedem der beiden Chromosomen jeweils ein Allel: z. B. A und B bei der Blutgruppe AB

allogen
fremd; bei der allogenen Knochenmarktransplantation erhält der Patient Knochenmark von einem »fremden« Spender, d. h. von einer anderen Person, mit der der Kranke durchaus verwandt sein kann (s. S. 72)

Aminosäure
organische Säure, in deren Kohlenstoffgerüst ein oder mehrere Wasserstoffatome durch eine Aminogruppe ($-NH_2$) ersetzt sind. Aminosäuren sind die Bausteine der → Peptide und → Proteine

Anamnese
[griech. anámnesis = Erinnerung]: Vorgeschichte einer Krankheit, d. h. die darauf bezüglichen Angaben des Patienten (Eigenanamnese) oder seiner Umgebung (Fremdanamnese)

Antagonisten
[griech. ant... = gegen und latein. agere = bewirken, betreiben]: Gegenspieler (Muskeln, Nerven, Substanzen). Pharmakologisch sind Antagonisten Stoffe, die die Wirkung anderer Substanzen, z. B. Vitamine oder Gifte, behindern oder aufheben

Antibiotikum
(Mehrz. Antibiotika): Medikament, das in den Stoffwechsel von Bakterien eingreift und so deren Vermehrung hemmt oder diese abtötet (z. B. Penicillin). Es gibt auch → zytostatisch wirksame Antibiotika (s. S. 50)

Antigen
körperfremde Substanz, gegen die das Immunsystem nach Kontakt hochspezifische → Antikörper bildet

Antikörper
von Zellen des Immunsystems (s. S. 171 ff) gegen → Antigene gebildete, hochspezifische Eiweißmoleküle (Immunglobuline: s. S. 175)

Antimetabolite
[griech. ant... = gegen und metabolé = Wandel, Umgestal-

tung]: Stoffe, die aufgrund ihrer chemischen Ähnlichkeit mit bestimmten Stoffen – hier vor allem Nukleotide – im Stoffwechsel (»Metabolismus«) deren Platz einnehmen und so bestimmte Stoffwechselvorgänge behindern

Applikation
[latein. applicare = hinzufügen]: Verabfolgung einer heilenden Maßnahme, z. B. eines Medikaments: parenterale A. [griech. para = vorbei und énteron = »Inneres«, Darm] »am Darm vorbei«, unter Umgehung des Magen-Darm-Trakts, z. B. Zufuhr von Medikamenten als intravenöse (i. v.), subcutane (s. c.) oder intramuskuläre (i. m.) Injektion in eine Vene, unter die Haut bzw. in einen Muskel; orale A. [latein. os = Mund]: Gabe von Medikamenten (Tabletten, Säfte, Pulver, Tropfen o. ä.) durch den Mund (p. o. von per os)

Arterie
Blutgefäß, das Blut vom Herzen in die Gewebe führt; Körperarterien transportieren sauerstoffreiches Blut in die Peripherie, Lungenarterien sauerstoffarmes Blut in die Lungen

autolog
körpereigen; bei der autologen Knochenmarktransplantation erhält der Patient zuvor ihm selbst entnommenes und vorbehandeltes Knochenmark (s. S. 72)

Bechterew'sche Erkrankung
(Morbus B.): Entzündliche Erkrankung der Zwischenwirbelgelenke

benigne
gutartige (z. B. bei → Tumoren)

Biopsie
[griech. bíos = Leben und ópsis = Betrachtung]: Entnahme von Gewebe zur → histologischen Untersuchung

Blasten
[griech. blastaneîn = keimen, sich entwickeln]: frühe Zellen in der → Hämatopoese

Carcinom
→ Karzinom

Chemotherapie
wird häufig mit → Zytostatikabehandlung gleichgesetzt. Unter Chemotherapie versteht man aber auch die Behandlung mit → Antibiotika. Chemotherapie ist also ein übergeordneter Begriff, unter dem sowohl die antibakterielle als auch die zytostatische Behandlung zusammengefaßt werden, ganz allgemein Therapien, die mit chemisch synthetisierten Medikamenten erfolgen

Cortison
→ Glukokortikoide

Cytostaticum
→ Zytostatikum

Diagnose
[griech. diágnosis = das Unterscheiden]: richtige Erkennung

und Benennung einer Krankheit aufgrund der → Anamnese und der Untersuchung

Differenzierung
Ausreifung und Spezialisierung von Zellen und Geweben mit dem Ziel eine bestimmte Funktion auszuüben: z. B. Differenzierung unreifer → Blasten zu reifen → Leukozyten

dorsal
[latein. dorsum – Rücken]: zum Rücken gehörig oder zum Rükken gerichtet

Dosis
[latein. dos = Gabe]: festgelegte Menge, z. B. bei Arzneimitteln oder Röntgenstrahlen (Strahlendosis)

Eiweiße
= → Proteine

Erythrozyten
[griech. erythrós = rot und kýtos = Zelle]: rote Blutkörperchen

Fibrosierung
[latein. fibra = Faser]: bindegewebige (faserige) Durchsetzung eines Organs

Gewebe
durch spezifische Leistungen gekennzeichneter Verband gleichartig entwickelter = »differenzierter« (→ Differenzierung) Zellen: z. B. Binde-, Stütz-, Muskel- oder Nervengewebe

Glukokortikoide
in der Nebennierenrinde produzierte, entzündungshemmende Hormone (z. B. Cortison) und von diesen abgeleitete synthetische Präparate (z. B. Prednison, Prednisolon u. a.)

Graft-versus-Host-Reaktion
[engl. graft = Pfropfreis, versus = gegen, host = Wirt]: »Transplantat-gegen-Wirt-Reaktion«; die immunologische Reaktion von transplantiertem immunkompetentem Gewebe (z. B. Knochenmark) gegen den Transplantatempfänger

Granula
[Mehrz. von latein. granulum = das Körnchen]: Körnchen in Leukozyten

Hämatopoese
[griech. haîma = Blut und poieîn = schaffen, bilden, tun]: Blutbildung

Histologie
(Adj.: histologisch) [griech. histós = Gewebe und lógos = Wort, Lehre]: Wissenschaft und Lehre vom Feinbau der Körpergewebe

HLA-Komplex
[von engl. **H**uman **L**eukocyte **A**ntigen]: → MHC-Komplex

Hormon
Wirkstoff, der durch innere Sekretion (= Ausscheidung) bestimmter Zellen und Organe (Hormondrüsen) in die Blutbahn übergeht und spezifische physiologische Wirkungen (z. B. Steuerung der Sekretion anderer Drüsen oder bestimmter Stoffwechselvorgänge) ausübt

humoral
[latein. humor = Feuchtigkeit, Flüssigkeit]: eine (Körper-)Flüssigkeit betreffend

Immunglobuline
→ Antikörper

immunsuppressiv
eine Immunantwort unterdrükkend

Infusion
[latein. infundere = hineingießen, hineinschütten]: → intravenöse Zufuhr größerer Flüssigkeitsmengen evtl. mit Medikamenten, Nährstoffen o. ä. meist tropfenweise (Dauertropf)

Injektion
[latein. inicere = hineinbringen, einflößen]: Einspritzung, Gabe von Medikamenten o. ä. mittels einer Spritze

intramuskuläre Injektion
→ Applikation

intrathekale Applikation
Injektion von Medikamenten in den → Liquor cerebrospinalis nach einer Lumbalpunktion (s. S. 52)

intravenöse Injektion
→ Applikation

Ionisierende Strahlen
bewirken beim Durchgang durch Materie eine Bildung von Ionen aus neutralen Atomen und Molekülen. Röntgen- sowie radioaktive α-, β- und γ-Strahlen sind ionisierend

Isotope
[griech. ísos = gleich, tópos = Ort]: Abarten eines chemischen Elements mit gleicher Ordnungszahl (Kernladung) und daher gleichen chemischen Eigenschaften, aber verschiedener Massenzahl. Radioaktive Isotope unterscheiden sich von den stabilen Atomen eines Elements nur durch ihre Abgabe → ionisierender Strahlen

Kapillaren
[latein. capillus = Haar]: kleinste Blut- und Lymphgefäße

Karzinom
bösartige Geschwulst, Krebs

Kortison
→ Glukokortikoide

Leukämie
[griech. leukós = weiß und haîma = Blut]: deutsch etwa »Weißblütigkeit«, bösartige Vermehrung der weißen Blutkörperchen

leukämogen
Leukämie verursachend

Leukozyten
[griech. leukós = weiß und kýtos = Zelle]: weiße Blutkörperchen

Liquor cerebrospinalis
Gehirn-Rückenmark-Flüssigkeit

Locus
Mehrz. Loci [latein. locus = Ort]: Genort, bestimmter Ort auf einem Chromosom

Major Histocompatibility Complex
etwa »Haupt-Gewebeverträg-

lichkeits-Komplex«, HLA-Komplex (s. S. 176 ff)

Makrophagen
[griech. makrós = groß und phageîn = essen, fressen]: phagozytierende Zellen, Freßzellen

maligne
bösartige (z. B. bei → Tumoren)

Melancholie
[griech. mélas = schwarz und cholé = Galle]: historischer Begriff für trübsinnige Gemütsverfassung oder schwermütige Verstimmung, die mit der »schwarzen Galle« aus der Milz in Zusammenhang gebracht wurden (s. S. 28 f)

Metabolismus
[griech. metabolé = Wandel, Umgestaltung]: Stoffwechsel

MHC
→ Major Histocompatibility Complex

Mutation, genetische
[latein. mutare = verändern, verwandeln]: Veränderung an einem Chromosom meist während der Zellteilung, die nicht in der G2-Phase korrigiert wird

myelotoxisch
das Knochenmark schädigend

Nukleolus
[latein. nucleolus = Kernchen]: Kernkörperchen

Nukleus
[latein. nucleus = Kern]: Zellkern

Onko-
[griech. ógkos = Masse, Geschwulst]: Bestandteil der Begriffe Onkologie (Wissenschaft und Lehre von den Krebserkrankungen), Onkogene (s. S. 42) und onkogen (= krebserregend)

orale Applikation
→ Applikation

Pathophysiologie
[griech. páthos = Leid, phýsis = Natur und lógos = Wort, Lehre]: Wissenschaft und Lehre von den krankhaft gestörten Lebensvorgängen und deren Entstehung

Peptide
Moleküle, die sich aus einigen (bis 100) Aminosäuren zusammensetzen

Phagozytose
[griech. phageîn = essen, fressen und kýtos = Zelle]: aktive Aufnahme fester Partikel in das Zellinnere

Physiologie
[griech. phýsis = Natur und lógos = Wort, Lehre]: Die Wissenschaft und Lehre von der belebten Natur (im weiteren Sinne) bzw. von den normalen Lebensvorgängen (im engeren Sinne) beschäftigt sich mit der normalen Funktion des Körpers und seiner Teile

Pinozytose
[griech. pineîn = trinken und kýtos = Zelle]: Aufnahme von gelösten Stoffen in das Zellinnere

Prognose
[griech. prógnosis = Vorherwissen]: vorausschauende Beurteilung des Verlaufs und des Ausgangs einer Erkrankung

Proliferation
Vermehrung von Zellen und Geweben

Proteine
große Moleküle (Makromoleküle), die sich aus (über 100) Aminosäuren bzw. aus → Peptiden zusammensetzen

Pulpa
[latein. pulpa = (eßbares) Fleisch und Fett]: rote und weiße Pulpa sind Bestandteile der Milz

Punktion
[latein. pungere = stechen]: Entnahme von Gewebe zur → zytologischen oder → histologischen Untersuchung

Rehabilitation:
im sozialmedizinischen Bereich Maßnahmen zur Wiedereingliederung sozial, geistig (-seelisch) und körperlich benachteiligter Personen (»Behinderter«) in das Berufs- und Privatleben

Remission
[latein. remissio = Verminderung]: vorübergehendes Nachlassen chronischer Krankheitszeichen ohne Erreichen einer Genesung

Retikulozyt
[latein. reticulum = Netz und griech. kýtos = Zelle]: jugendlicher → Erythrozyt, in dessen Zytoplasma mit einer Spezialfärbung ein bläuliches Netz sichtbar gemacht werden kann

Rezidiv
[latein. recidere = zurückfallen]: Neuauftreten akuter Krankheitszeichen, Rückfall nach einer → Remission

Riesenzelle
Zelle mit mehreren Zellkernen, z. B. Knochenmarksriesenzelle = Megakaryozyt

Sinus
[latein. sinus = bauschige Rundung, Falte]: feine aufgeweitete Blutgefäße in Lymphknoten und Milz

Sklera
Lederhaut (= »das Weiße im Auge«)

subcutane Injektion
→ Applikation

Symptom
[griech. sýmptoma = Begebenheit, Krankheitserscheinung]: subjektives und objektives Krankheitszeichen

Therapie
[griech. therapeía = Bedienung, Pflege, Heilung]: Behandlung

Transfusion
[latein. transfundere = übertragen]: → Infusion von Blutkörperchen: Bluttransfusion, Ery-

throzytentransfusion, Leukozytentransfusion, Thrombozytentransfusion

Transplantation
: Verpflanzung lebender Organe, Gewebe oder Zellen an eine andere Stelle des selben Organismus = → autologe Transplantation oder von einem Spender auf einen anderen Empfänger = → allogene Transplantation

Trisomie
: bei der G-21-Trisomie ist das Chromosom G-21 nicht paarweise, sondern dreifach vorhanden

Tumor
: (latein.): Geschwulst; es gibt gutartige (benigne) und bösartige (maligne) Tumore

Vene
: Blutgefäß, das Blut von der Peripherie zum Herzen führt; Körpervenen transportieren sauerstoffarmes Blut zum Herzen, Lungenvenen sauerstoffreiches Blut aus den Lungen

Zentralnervensystem (ZNS)
: Gehirn und Rückenmark im Gegensatz zum peripheren Nervensystem

ZNS
: → Zentralnervensystem

Zytologie
: (Adj.: zytologisch) [griech. kýtos = Höhlung, Zelle und lógos = Wort, Lehre]: Wissenschaft und Lehre vom Aufbau und von der Funktion der Zelle

Zytostatikum
: (Mehrz.: Zytostatika): Medikament, das die Zellvermehrung oder das Zellwachstum hemmt

Sachverzeichnis